任之堂

临床中药心悟①

任之堂悟道中医丛书

余 浩 编著

全国百佳图书出版单位

中国中医药出版社

·北 京·

图书在版编目（CIP）数据

任之堂临床中药心悟 . 1 / 余浩编著 . —北京：中国
中医药出版社，2023.12（2024.5 重印）
（任之堂悟道中医丛书）
ISBN 978-7-5132-8393-9

Ⅰ . ①任…　Ⅱ . ①余…　Ⅲ . ①中草药—用药法　Ⅳ .
① R28

中国国家版本馆 CIP 数据核字（2023）第 183114 号

中国中医药出版社出版

北京经济技术开发区科创十三街 31 号院二区 8 号楼
邮政编码　100176
传真　010-64405721
三河市同力彩印有限公司印刷
各地新华书店经销

开本 710×1000　1/16　印张 15.75　字数 255 千字
2023 年 12 月第 1 版　2024 年 5 月第 2 次印刷
书号　ISBN 978-7-5132-8393-9

定价　69.00 元
网址　www.cptcm.com

服 务 热 线　010-64405510
购 书 热 线　010-89535836
维 权 打 假　010-64405753

微信服务号　zgzyycbs
微商城网址　https://kdt.im/LIdUGr
官 方 微 博　http://e.weibo.com/cptcm
天猫旗舰店网址　https://zgzyycbs.tmall.com

如有印装质量问题请与本社出版部联系（010-64405510）
版权专有　侵权必究

前　言

本书系本人为任之堂中医村一年制学员授课内容的录音整理而成。大多数学员虽为中医爱好者，但他们已自学中医数年，中医功底不比学院派差，其中亦不乏高学历人才，甚至还有北京大学的研究生。为了将这门课程讲好，本人也是煞费苦心，不遗余力。在课程讲解过程中，本人主要注重以下四个方面：

第一，现代教材对药物的论述。

第二，《神农本草经》对药物的重点描述。

第三，从道家角度、象思维角度对药物进行分析。

第四，本人临床用药和服药的心得体悟！

为将此中药课程讲好，本人将这些年来对中药、医道的理解全盘托出，毫无保留。本人所讲内容均以《中药学》（第五版，上海科学技术出版社）为蓝本，同时结合自身多年临床心得加以发挥。书中散在诸多临床心得和实践效方，均为本人无数次实践总结所得，用之临床颇有效验，绝无虚言。

本书诸多观点虽然是本人临床心悟与实战经验，但终归是一家之言，不足之处，在所难免，如有不妥，望大家积极批评指正。

在本书即将付梓之际，感谢出版社工作人员的辛苦努力，也感谢负责录音整理和文字校对工作的朋友。愿大家齐心协力，为中医之发展贡献自己的力量！

余　浩

2023 年 8 月 6 日

目 录

第三章 ◇◇ 清热药

第四章 ◈ 化湿药

第五章 ◈ 利水渗湿药

第六章 ◈ 温里药

第七章 ◈ 泻下药

第八章 ◈ 祛风湿药

第九章 ◈ 安神药

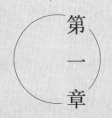

第一章

中药总论

大家已经学了中医基础理论、中医诊断学、人体解剖学……对中医应该有个粗浅的认识了。我想在讲之前问大家几个问题：你们对中药治病是怎么理解的，中药是怎么治病的？

学生一：中药治病就是利用中药的偏性来纠正人体的偏性。人体内偏寒的时候就用偏热的药来消除寒性从而治疗疾病。

学生二：我理解的中药就是利用它的四气五味来调和人体的气和血，使其达到平衡。四气就是寒、热、温、凉；五味就是酸、苦、甘、辛、咸。

大家对中药都有了一定的了解，那么药在人体是怎么让你舒服起来的？刚才这位同学说的以热治寒，以寒治热。但是现在大家往往都分不清药物的寒热，并且很难分辨出自身的寒热。病证是真寒假热，还是真热假寒？是上热下寒，还是里热外寒？"纸上得来终觉浅，绝知此事要躬行"。我们要去深度理解什么是真正的寒，什么是真正的热，每个药材都要搞清楚。很多时候我们记了太多概念，认为寒凉的东西不好，这也不敢吃，那也不敢吃。我们要有个清晰的认识，慢慢地要形成自己的世界观。很多知识可以学，不过还要经过自己的加工。你在学习过程中，会发现有很多知识是相互矛盾的。我们遇到很多病症时，需要有自己独立的理解，慢慢形成自己的东西。

其实治病有很多方法。同样一个病，你可能用柴胡，别人可能用荆芥、薄荷，思路是完全不一样的。一位患者感冒了，这个医生当作风寒感冒治，那个医生当作风热感冒治，还有的医生当背后受寒、前有郁热，解表清里治。这些方法可能都有效，但是有时说法却相互矛盾。我们就要去理解它为什么都有效果。这个世界很复杂，但也很简单。我不想照本宣科地讲中药，更希望通过我的讲解能给大家起到开悟的作用。讲的不一定对，也不一定错，只是把我的理解告诉你们，你们再形成自己新的认识，成为自己的东西。

与中药相关的，有中药鉴定学、中药炮制学、中药种植学，还有中药学。中药鉴定学就是认识它是什么科，有哪些成分，以及怎样鉴别真假、分门别类。中药炮制学就是学习中药如何炮制，如何采收等。我们要讲的就是偏向中草药在临床中的运用，顺带讲一点儿中药鉴定学。

书上有几百味药材，一般常用的有四百多味，在临床中常用的有一百多味。所以在学习时能够掌握四百多味药材就足够了；学透一百多味药材，你就可以面对临床上大多数疾病了。

1. 中药的起源和发展

我们先简单说一下中药的起源和中医的发展史。有六本书大家要记住。现存最早的本草专著《神农本草经》，成书于东汉末年，载药三百六十五种，分上、中、下三品。现有的很多民间草药，在《神农本草经》中都没有记载，因为很多药都有共性，记载了这味就不用写那味了。比如苦参和马棘是同科，马棘的根很细，产量很低，味很苦，药性与苦参相似；苦参的根很肥硕，产量很高，药效也非常好，所以记载时就选择了苦参而没记载马棘。《神农本草经》中很多药物的选择都是非常有讲究的，不是随便写的。后世的药材成千上万，但都不是主要的。例如，《神农本草经》中记载的杀三虫的药——厚朴、蜈蚣、麝香、贯众，就非常有意义。山东有个搞植物学研究的教授，他发现树木招虫子了会长瘤，用杀虫剂杀死了虫子后树上的瘤也不见了。后来他们由这件事获得启发，进而猜测人体长了肿瘤，是否在肿瘤细胞中也有虫？然而，很难有药是可以把细胞里的虫杀死的。有研究发现，这些杀三虫的药都有很神奇的抗癌效果。《神农本草经》最早提出了药材采摘到底是阴干还是暴晒，采熟的月份、产地、真假等。《神农本草经》中还有很多的宝藏等着我们去发掘，尤其是在临床上遇到疑难杂症的时候，这本书往往能给我们启发。

第二本书是梁代陶弘景整理的《神农本草经集注》，其是对魏晋以来三百多年药学的总结，载药多达七百三十种。

第三本书是《新修本草》，它是依靠国家的行政力量，投入充分的人力物力完成的。这本书增加了药物图和文字的说明，开创了世界药学的先河，是最早的一部国家药典。

第四本书是《饮膳正要》，它记载了用蒸馏法的工艺制酒。用酒煎药，药物的有效成分更容易析出而发挥作用；且药物不易变质，容易保存。《饮膳正要》书中记载的药酒就有黄酒、白酒。

第五本书是明代李时珍所著的《本草纲目》。这几本书都很有特点，你们学习药学的课本也都将其列为参考书。《本草纲目》所记载的药有一千八百九十二种，附方一万一千多首。《本草纲目》完备了药物按自然属性分类法，是中古时代最完备的分类系统。书中有很多中药学的故事，很多经方、

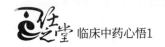
偏方。《本草纲目》的内容大多都是通过临床实践得来的。

第六本书是清代医家赵学敏编著的《本草纲目拾遗》。该书对民间草药做了广泛地收集和整理，于1765年刊行，大大丰富了我国药学宝库。全书共载药九百二十一种，其中新增药物就有七百一十六种之多。由于该书资料主要来自群众实践，关于药物形态的描述和功效用法等记载，都较详实可靠。赵氏及其著作继承了历代药学朴实的传统，对补充《本草纲目》有很大贡献。

这六本书都是药学的经典著作，值得大家好好看看。

2. 中药的产地

说到药材产地就要提到道地药材。比如黄连，最道地的黄连产自四川，叫川黄连。川芎也产自四川。苍术，在国家还没制定和执行质量检测之前，我们十堰也有很多人种植，但是检测时，很多苍术都不合格，有效成分含量不够，就成了伪药。市场上销售的很多金银花看着很漂亮采回来到药监局一查，质量不合格。因为，有的山银花和金银花是不一样的。金银花要采它的花骨朵，如果等花开了再采，有效成分含量就不够。采摘时间不一样含量就不一样。川牛膝是味很普通的药材，以前市场价每千克只有20多元，但是绝大部分的含量都不合格，不是道地的川牛膝；现在的川牛膝每千克90元。因为各种药材的生产与它的产量和质量都有一定的地域性，所以自古以来医家都很注意道地药材的说法。天然药材的分布和生产，离不开一定的自然条件。在我国纵横万里的大地、江河湖泽、山陵丘壑、平原沃野及辽阔海域，自然地理状况十分复杂，水土、气候、日照、生物分布等亦不完全相同，甚至南北迥异，差异很大。因而各种药材的生产，无论产量和质量，都有一定的地域性。

一方水土养一方人。其实我们住在某一个地方，如果把当地的药材用好了，也可以解决很多问题。以确保药物疗效为标准，这才是道地药材的真正含义。有些药材虽然不是道地药材，但是功效也非常好，也可以用。有很多地方药材，比如我们吃的丝瓜，如果你患有鼻炎，把丝瓜的藤剪下来时它会流很多水，丝瓜的这个水就可以治鼻炎。还有皂角刺，《神农本草经》中说，身上很痒时用皂角刺很有效果，可以治皮肤病。

有一个十堰的老乡，她很聪明。我开方的时候用了皂角刺，让她每天外洗用。她问："为什么要用这味药呢？"我说这个有刺，有刺就有穿透作用，它能把皮肤上的疙瘩穿透,就可以祛风止痒。她家附近有一棵橘子树,野橘子树是带刺的。她看到就想起了医生的话:带刺儿的可以消肿,于是就把野橘子树上的刺剪下来熬水外洗。结果她很严重的皮肤病就这样洗好了。所以不管是道地药材还是非道地药材,我们运用的主要就是象思维。当你运用好了象思维,处方就很灵活了。所以我们不要死抠,要灵活变通,以能解决问题为目的。

昨天来了个患者,脚上长了湿疹。我说你这个病其实很简单,用晒干的黄土敷一敷就好了。用艾灰也可以,艾灰也可以吸湿。这都是一种象思维模式。当中医学到一定程度的时候就会越来越灵活,不是越来越死板。这些方法,就要通过学习中药来知道其背后的原理。

我们"中医村"想建一个药物园,种几百味药材,而且尽量以当地药材为主。我想建设一个地方药材标本库而不是中药材标本库。把地方药材用好之后,就可以解决很多问题。

3. 中药的采集

药材的采集非常有讲究。植物在各个生长时期,根、茎、花、叶各部分的有效成分含量各不相同,因此药性的强弱差异很大。药物的采集应该在有效成分较多的时候进行,一般以药物成分成熟为依据。每种药物都有一定的采收时间和方法,一般分成几个方面:青草药物在植物充分生长及开花的时候采集。有些药材需要割取地上部分,比如益母草。益母草开的花是紫色的,它是入血分的;益母草的茎是方的,有破的功效;益母草中间的髓部是白色的,是空的,所以益母草活血利水消肿作用非常好,在妇科疾病及肾病中使用非常多。豨莶草可以长一米多高,闻起来有香味,可以祛风除湿,是道家炼丹的必须药。我们在受寒之后,整个人的肌肉筋脉都会僵硬,此时就需要祛风来把寒气散出去,可以用益母草来洗,豨莶草来喝。

这些都是象思维,我们说以寒治热,以热治寒,其实就是以象治象。文以载道,但是文字不等于道。《清静经》中有一句话:上德不德,下德执德,执着之者,不明道德。这个"德"就是天地万物的一种象。真正得道之人是不执着于象的。当执着于象的时候,他就无法明白什么是真正的道和德。道为体,德为用,德是道的显化。

　　需用嫩苗或带叶花梢入药的，如夏枯草、茵陈蒿，要适时采集。比如夏枯草，当花穗变成黑褐色的时候就要采集。茵陈蒿要在其嫩蒿的时候采集。正月茵陈二月蒿，三月四月当柴烧。正月十五之前采的茵陈蒿，就像是没满月的小猫一样毛茸茸的。茵陈蒿如果长老了就成了黑茵陈，也有药用。又如天葵子，要在夏天之前采集。因为天葵子躲夏天，到了夏天苗都见不到了，就更采不到了。

　　叶类药材通常要在花蕾将开放或正盛开的时候采集，此时正当植物生长茂盛的阶段，性味完壮，药力雄厚，最适于采收，如大青叶、枇杷叶、艾叶等。枇杷叶要在冬天的时候采集，因其冬天时开花。一些特定的品种，比如霜桑叶，就是在秋天打霜的时候采集。

　　花类药的采收，一般在花正开放时。由于花朵次第开放，所以要分次采摘。花朵的采摘时间很重要，过迟则导致花瓣脱落变色，影响质量，如菊花、旋覆花。有些花要在含苞欲放时采摘花蕾，如金银花、槐花、辛夷。金银花、槐花、辛夷都要采花苞，如果辛夷开放时采就没用了。因为辛夷一直憋着一口气，在这口气没有发出来前把它采摘掉，阴干，它的药量最足，如果等开了再采就没效果了。金银花也是要采花骨朵，要找那种隐约想开花的。真正种植金银花的都要一批一批地采。所以采药也是个费功夫的活。

　　槐花晒干后的小颗粒就是槐米。槐花有两种，一种紫红花，一种白花。如果是吃，以白槐花为主，因为红槐花有小毒而白槐花味甜。有些花刚开过就要采摘，如月季花。而红花则宜于花冠由黄色变为橙红色时采集。红花为什么能活血化瘀呢？只要亲自采过就会知道它的叶子和小蓟一样是带刺的，而所有带刺的中药都可以消肿。红花的花是红色的，所以结合起来就是一个活血化瘀的象。至于如蒲黄之类以花粉入药的，则需于花朵盛开时采收。在蒲黄开到有花粉的时候，把它的花粉挤出来，晒一晒，就是一味很好的药材，止血效果非常好。还有松花粉，可以直接用开水冲服，有升阳的作用。有人说喝松花粉可以治失眠，但是有的人喝完却更睡不着了。这要根据脉象，如果你心情压抑，长期阳气升不上去，脑供血不足，脑血管痉挛，这样喝松花粉效果就非常好；如果平时用脑过度，喝了松花粉可能就睡不着了。果实和种子，除枳实、青皮、乌梅等少数药材要在果实未成熟时采收果实或果皮外，通常都在成熟时采集，如瓜蒌、马兜铃等。

瓜蒌要在果实成熟的时候采集。瓜蒌在没成熟时是青色的，成熟了是红黄色的。红黄是王道之色，如果你看到一条蛇是红黄色的，那么它一定有大毒。忘忧草的花也是红黄之色，这个东西吃了也非常好。在这次疫情期间，有很多的家庭有人过世，所以导致有的家庭成员非常抑郁。西医就让看心理医生，中医就给吃忘忧草。忘忧草可以治疗痛风，但却容易导致腹泻。忘忧草又叫黄花菜，食用时先用开水烫一下，再晒干密封起来，想吃的时候开水泡涨，做汤也可以。黄花菜的根有通乳的作用，如果产后乳下不畅可以食用。

以种子入药的药材，若同一果树的果实成熟期相近，可以割取整个果树，悬挂在干燥通风处，以待果实全部成熟，然后进行脱粒。若同一果树的果实次第成熟，则应分次摘取成熟果实。

有些干果成熟后很快脱落，或果壳裂开，种子散失，如茴香、豆蔻、牵牛子等，则最好在开始成熟时适时采取，不要等它们的果实过于成熟才采。容易变质的浆果，如枸杞子、女贞子，在略熟时于清晨或傍晚采收为好。女贞子和墨旱莲组成二至丸。二至丸是乌发补肾的，患有更年期综合征的女性就可以吃。二至其实就是指冬至和夏至，所以女贞子是在冬至采集，墨旱莲是夏至采集。女贞子成熟以后，就像葡萄一样，一串一串的，采下来之后放到锅里蒸一下，再晒干就可以入药，可以滋养肝肾。

根和根茎的采集，古时以二月、八月为佳。酿酒最好的时候是三月到八月。为什么是二月和八月呢？因为春初"津润始萌，未充枝叶，势力淳浓"。

春初的时候，植物的能量都储存在根部，还没有发芽，此时它的力量最雄厚。比如柴胡在初春刚发苗的时候，它的根部能量很足；如果是八月以后采，则"至秋枝叶干枯，津润归流于下"。因此，采摘根部不是在还没发苗时，就是在苗枯时。所以叫春宁宜早，秋宁宜晚。

这里讲一个故事。有一年我从太白山采购了一味药材。药农说：余大夫啊，我们这里今年刚收了一批野生的党参，你要不要，每千克80元卖给你。当时这边的党参已经卖到了120元一千克了，太白山野生的才80元，我说没搞错吧，就弄了一些试试。这个党参长得非常漂亮。我切开后发现这个党参和海绵一样，我尝了尝是甜的，用了之后感觉效果还可以。等到第二年冬天的时候，我又打电话，让他们再给我带一批野生党参。我问多少钱？他们说200元一千克。我发现这一批党参和之前的不一样，是实心的。我当时怀疑是假的，是人工种植的。为什么上次是空心的，这次是实心的呢？他说上次的是夏天五六月份采的，所以是空心的，这次的是秋天采的。所以只有买错的，没有卖错的。上次的是夏天采的，所以能量都发到表面了，里面是空的。因为它不压秤，含量可能就低一些，但是也有效果。

我们讲的有些故事性，其实是为了方便大家理解。比如，有人问桔梗什么时候采呀，你要知道是根、茎，还是叶。你要知道它药用的部位是哪一部分，就知道何时采摘适宜了。通过研究，在冬至的前一天采集葛根最好。因为冬至阳升，之前封藏了很久的阳气，在冬至这一天就往外冒了。所以根茎类的药材在冬至之前采集，效果最好。树皮或根皮类的，通常在春、夏时节植物生长旺盛，体内浆液充沛时采集药性较强，疗效较好，并容易剥离，如黄柏、厚朴、杜仲。因为树皮里是有水分的，在秋冬时采集水分都蒸发了，太干了就剥不了。有一种树叫刺楸，它的皮就像天安门城门上的门钉一样，中药名叫海桐皮。以皮制皮，它的皮就可以治疗皮肤病，而刺就可以消肿祛风。它的产量很大，夏天采摘为宜。有些植物根皮则以秋后采集为宜，如牡丹皮、地骨皮、苦楝根皮等。为什么根皮要在秋后采集，而树皮要在春夏采集呢？因为我们采集的目的是要保证它的有效成分含量最高。所以采集树干皮的时候，在春夏采集，它的能量是最充足的。在秋季以后，它的能量就要转移到根里面去了。还有一种树皮叫作桂皮。肉桂树的皮也是要在植物长得茂盛时采集，但是它的根皮要在秋后采集。根的药效和树皮的药效又不一样，根的药效更往下收，比上面的更好，因为枝还有发散的作用。所以有的肉桂如果质量不好，吃完了会上火，而质量好的会有甜味。

有些药材非常名贵，在取根的时候不能把它整体砍掉，应尽量避免伐树取皮或环剥树皮等简单粗暴的方法。如果环剥这个树，它就死了。有句俗语：人怕伤心，树怕伤皮。要保证这棵树不死，就要纵剥树皮，并且刀不能划得太深；如果伤到了，也就不能长了。剥下树皮后，要用保鲜膜缠好，这棵树就不会死了。

4. 中药的炮制

药材的炮制目的分为四类：一是降低或消除药物的毒性、烈性或副作用。比如，川乌、草乌毒性大，巴豆泻下作用剧烈，需要减轻毒性、烈性。二是改变或缓和药性，提高疗效。生地黄凉血，熟地黄转变药性。生姜煨熟暖胃，但是生的生姜就辣口，能发汗解表。何首乌生的可以泻下通便，有毒性，吃了伤肝，临床用量不要太大，连用时间不要超过1周，不然会损伤肝功能。有些不懂的医生把生首乌切片晒干泡酒喝，这样会对肝造成很大的损伤。制首乌不一样，它和黑豆一起九蒸九晒，补精血和补肝的效果就很好。但是真正的制首乌目前市面上很少卖的，有些不够九蒸九晒，有些用红薯冒充首乌，所以价格差异也很大。现在我们也不太敢用制首乌了，因为从外形不好分辨。之前我自己做了一批制首乌，九蒸九晒前后弄了一个月，非常麻烦。现在的制首乌掺红薯的少了，但是不够九蒸九晒的还是很多。因此，保险起见，处方中如果有制首乌30克就再加黑豆30克，因为黑豆可以解首乌毒。三是便于制剂和贮藏。一般的饮片，如当归要切片，不然不好贮存也不好抓药。当归返潮会有油分渗出来。就像我们吃的月饼、点心外面都要包一层吸油纸，是为了防止返潮出油。夏天时当归走油后还会有哈喇味，会渗油、变味。如果把当归切片晒干再保管，就不会渗油、变味了。所以中药切片、加工、保管需要进行炮制。

还有一些矿物药、种子药需要粉碎处理。原则上所有的种子药都需要敲碎，有些没敲碎的也需要炒制。比如菟丝子，如果不炒制就发挥不出药效，而用盐炒制后，它就会像爆米花一样裂开，露出一个白点，味道很香。这样炒制过的菟丝子药效更好。

王不留行要炒；莱菔子也要炒，才能降气化痰。种子类药物炒完则气往下走，不炒则气先下后上，如生莱菔子吃了会恶心呕吐。原则上种子类药物都要炒一炒，要补肾就用盐炒。

有些药物在贮存前要进行烘焙、炒干、冷干的处理，使其不容易腐烂。比如熟地黄，我们在进行九蒸九晒的处理后还是有些潮湿，这时就需要烘干。这样贮存起来才不容易坏，不然就容易发霉。

你们没进过药房。进过药房的都知道，药房中几百种药材，每年夏天会损失很多药材。比如黄精容易吸潮霉变，还有一些好药材，夏天天气热，如果稍不注意，就发霉长虫了。所以很多药材要低温保存，要晒干。药材的保管非常重要。动物药材，比如鹿角、鹿茸，保管不好就很容易生虫，都被虫子吃掉了。

我现在治咳嗽基本不用枇杷叶，因为用枇杷叶就可能有毛，不敢保证疗效。我用枇杷叶一般是用来降气的，如果右手脉有上亢的表现才用枇杷叶。远志去芯，去芯之后不伤心。因为远志的芯跟其本身的药性相反。蝉蜕要去头和足，因为蝉的脚上有泥巴，对药效有影响。但是现在大多数蝉蜕都没有经过这样的处理，因而很费功夫，原则上只要壳，很轻。

出土的蝉头、脚都有泥巴，所以蝉蜕要进行清洗，叫水洗蝉蜕，或叫清蝉蜕。水洗蝉蜕和不水洗的区别首先是重量不一样。水洗蝉蜕一千克可能有一大袋，不水洗可能只有一小袋，因为很多是土的重量。很多药农采完药还特意浇泥上去，所以要看蝉蜕质量的好坏就捞起来看泥土多不多，脚上沾了很多黄泥，质量就很差了，一定要洗一洗，再晒干用。

一个处方有十几种药，要把每种药都炮制到位并不容易。所以进药房要细心去看，把这些搞清楚。药材的采摘季节，是否炒制，是否打碎，这些都会影响最终的药效。

比如半夏，如果不敲碎，煮三个小时，拿出来再敲碎，里面的芯还是干的，根本就煮不透。又如茯苓，有些人把茯苓切成指头大小的丁，煮三个小时，拿出来敲碎，芯还是白的，根本煮不透。所以茯苓必须要切成小丁或者薄片再入药，这样药效才好。

再比如，现在很常用的干姜，"火神派"中很多人一开干姜就用到80～100克，很大一块，煮两个小时，捞出来切开，芯还是发白的，一闻有很强的姜味，根本熬不出来。所以干姜必须打成粗粉或者切成薄片入药，打成粉的干姜10克就比成块的干姜20克的药效还强。

延胡索也要打成粉，要不然熬不透。这些东西看似简单，但是一点一滴都是为了最终的临床效果。只要一个环节做不到，最终的效果都是不一样的。以上是药材炮制的目的。

再讲讲药材炮制的方法，主要有修制、水制、火制和水火共制这几块。修制其实很简单。比如枇杷刷毛，厚朴去皮，这也叫纯净处理。再用敲、拣、刮、刷的方法去除药物表面灰屑、杂质和非药部分。再一个是粉碎方法，通过捣、碾、搓的方法进行粉碎。川贝要捣碎，犀牛角（水牛角代）、羚羊角要搓成粉。

教你们一个方法，家里有小孩的，如果高热、抽搐、惊厥，弄点羚羊角搓成粉，一次用一点，很有效。一个小的羚羊角大概60克左右，也不会很贵。

　　鹿角，一般指梅花鹿的角，很硬。目前国内还没有技术能把鹿角磨成粉，切成片也很难。市面上销售的鹿角片是人工养殖的驯鹿的鹿角片，不是梅花鹿或马鹿的鹿角片。鹿角能化瘀血，还有很多妙用。

　　鹿角就像人的指甲一样，长了要剪掉。鹿角长长以后鹿会撞掉，然后长出鹿茸，一茬茬地长。鹿茸要拿刀子割，而鹿角是自然掉落的。听东北的药农讲：有鹿的山上经常能捡到鹿角，像捡柴火一样，可以拿回来入药。这是废弃的物质，跟杀生没有关系。

　　我以前的邻居家有一个老太太，有一颗家传的虎齿，戴在脖子上，传了好几代。到她这一代时，因为她妹妹被狗咬了，后来狂犬病发作，就用这颗虎齿磨成粉喝了，就好了。

　　修制，刚说了纯净处理、粉碎处理，再说切制处理。要把药材切成相应的形状，比如天麻、槟榔切成薄片，泽泻、白术切成厚片，黄芪切成斜片，白芍、甘草切成圆片，厚朴、杜仲切成圆盘片，桑白皮切丝，茯苓切成薄片。切片也是为了好配置。

　　再说水制。首先讲润。有些药材要润透才好切，比如苏梗，干的没法切，要喷水润一晚，第二天润了再切。

　　教你们一个切西洋参的方法。西洋参要切成薄片。外面卖的很多都不是西洋参，是种洋参，是国内人工种植的，或者是西洋参的分支。进口的西洋参硬邦邦的，在家要切片有难度，可以用餐巾纸把西洋参包起来，然后放到水里浸湿，拿出来放到案板上，放一晚，餐巾纸里的水就被吸到西洋参里了，然后就好切了，切完再烘干、晒干保存。

　　润讲完了再说漂。将药物放在流水中浸渍，并反复换水，以去掉腥味、盐分及毒性的方法，称为漂。如将昆布、海藻、盐附子漂去盐分，紫河车漂去腥味。

　　有一味药材叫白果，就是银杏果，刚摘下来的时候是青的，剥开果肉，里面的核叫白果仁。果肉的味道很臭，就需要经过漂洗去掉异味。如果等它腐烂了再去取核就很恶心了，臭得很，如果不漂洗干净，那个壳就会很臭，因而要漂洗，反复地洗。

　　水飞，这个很好理解，有很多物质不溶于水，比如炉甘石、朱砂、雄黄。这些物质不溶于水，但是它可以和水放在一起形成混悬液。用研磨的方法把药物磨成细粉后放入水中形成混悬液，把液体倒出时细粉混悬于水中，而粗粉颗粒则被留下继续研磨。倾出的混悬液沉淀后，分出，干燥，就得到了极细的粉末。

上面是水制，有润、漂、水飞。下面讲火制，有炒、炙、煅、煨。清炒又有炒黄、炒焦、炒炭的不同。炒黄，比如白芍是凉性的，炒一炒，使它的药性不那么寒。有些药物需要炒焦。炒黄、炒焦都容易粉碎，改变药性。炒炭也容易改变药性。生穿山甲的甲片像鱼鳞，偏青色的称为铁片，偏黄色的称为铜片。还有猪甲也是硬片，也可以炒。穿山甲现在我们国家不允许买卖和使用了。但是作为一味药，它的疗效是很好的，很多急性乳腺炎、乳腺包块、癌症、肿瘤的患者都需要穿山甲，疗效很好。白术炒和不炒的差别很大。白术不炒不香，炒过以后会有种奇香，非常非常香。麸炒白术颜色漂亮，但是不香，外面是黄色的，掰开看里面还是白色的。

种子类药物的炒制可以这样理解：种子都有生命力，会发芽，但是炒完就不会发芽了。种子类药炒之前有生命力，气先往下走再往上走，炒过后没有生命力了就直接往下走了。

炒炭可以止血。所有的药只要炒炭之后就走血分，比如艾叶，炒成艾叶炭就能止血。有个宫寒患者，患有子宫肌瘤，崩漏拖的时间很长，一二十天止不住，这时就用止血散寒温性的药，可以用艾叶炭，因为它性温散寒又能止血。大多数止血药是凉性的，会导致子宫肌瘤长大，下次会痛得更厉害，看似止血实际上反而加重了病情。

再讲炙。用液体辅料拌炒药物，使辅料渗入药物组织内部，以改变药性，增强疗效或减少副作用的炮制方法，称为炙。最常见的有炙甘草、炙黄芪。蜜炙甘草有增强补益的作用。现在很多药房的甘草不是蜜炙的而是糖炙的。大家都吃过爆米花吧，用白糖爆的吃起来很脆，但是用蜂蜜爆的很黏，散不开。前段时间我做过棒棒糖试验，把小儿化积健脾药做成棒棒糖，做棒棒糖必须放白糖或者冰糖，用蜂蜜不行，因为棒棒糖是脆的，所以蜂蜜做不出来。

炙包括蜜炙、酒炙、醋炙、姜汁炙、盐水炙、童便炙、乳汁炙。蜜炙黄芪、甘草可以增强补中益气作用；蜜炙百部、款冬花可以增强润肺止咳作用；酒炙川芎可以增强活血之功；醋炙香附可以增强疏肝止痛之效；盐炙杜仲可以增强补肾功能；酒炙常山可以减轻催吐作用。

因此，凡是盐炙的都可以走肾，酒炙的都可以活血上达头目，醋炙的都可以走肝。凡是蜜炙的都可以增强补益作用、润肺作用。

杜仲分为生杜仲和熟杜仲。杜仲里有丝，熬出来会像胶水，有效成分不容易释放。盐炙杜仲就是要炒断丝，掰开很脆，不连块。

再说煅。将药物用猛火直接或间接煅烧，使质地松脆，易于粉碎，充分发挥疗效，称为煅。坚硬的矿物药或贝壳类药多直接用火煅烧，以煅至红透为度，如紫石英、海蛤壳等。间接煅是置药物于耐火容器中密闭煅烧，至容器底部红透为度，如血余炭等。

有一味药叫龙齿，能够镇惊安神，但是它是矿物质，如果不煅烧，药效发挥不出来，所以要煅烧过效果才好。

煨，是利用湿面粉或湿纸包裹药物，置热火灰中加热至面或纸焦黑为度。此法可减轻药物的烈性和副作用，如煨生姜、煨甘遂、煨肉豆蔻等。以煨生姜为例，你们回去用面裹住生姜放到灶灰里煨，煨至微焦，然后切片。吃几片就可暖胃，脾胃虚寒的人都可以吃。没法煨的就烧或烤，目的是弄熟，把辣味减轻。

这些都是很宝贵的经验，你们以后去药房一摸，这个药是蜜炙还是糖炙你就知道了，学一学有好处的。

下面讲水火共制。煮既用水又用火。比如，煮芫花可减低毒性；煮附子，要久煎，通常要 1 小时以上。四川人常用附子炖肉吃，认为是补品，但前提是久煎。

蒸，是利用水蒸气或隔水加热的方法将药物蒸熟。如酒蒸大黄可缓和泻下作用。有些药物经过反复蒸晒才能获得适合医疗需要的作用。如何首乌经过反复蒸晒后泻下能力减弱，补肝肾、益精血能力增强。大黄蒸一下晒干就成为熟大黄，养胃效果好。

巴豆泻下能力强，但是泻正气。把巴豆泡发后，在蒸的箅子上撒一层小米，再撒一层巴豆，再撒一层小米，再撒一层巴豆，蒸半小时以上，倒出来晾干。这时候巴豆的毒性成分被小米吸收了，而小米补脾胃的药性渗透到巴豆里面去了。用这种方法制得的巴豆泻下能力不强却又能把寒散出去，可以治疗脾虚寒积。

还有肉桂，如果怕质量不好，容易上火，就把肉桂切成小片，一层小米一层肉桂，蒸熟，把小米的能量渗透到肉桂里去，那么肉桂的辛辣味就减轻了，还能得到小米补脾胃的能量。如果把肉桂磨成粉，拌入稀饭食用，则其引火归原的效果很好，也不会上火。

淬，是将药物煅烧红后，迅速投入冷水或液体辅料中，使其酥脆的方法。药物淬后不仅易于粉碎且辅料被其吸收，可发挥预期疗效。如醋淬自然铜、鳖甲；黄连煮汁淬炉甘石等。

燀，是将药物快速放入沸水中短暂潦过，立即取出的方法，常用于种子类药物的去皮和肉质多汁类药物的干燥处理。如燀杏仁、桃仁以去皮；燀马齿苋、天冬以便于晒干贮存。燀马齿苋可以去掉其苦味。燀时要注意时间应短暂，久了有效成分会丧失。

5. 四气五味

四气五味就是药的气和味，这是药性的一个方面。自古以来，各种中医药书籍中在说明每种药物前首先要标明其性味，这是各种药物的共性和个性。药性是根据实际疗效反复验证出来的。从性质上对药物作用的若干规律建立联系，形成高度的总结。中医研究药物的时候只要搞清楚它的药性，那么对它功效也就了解得差不多了。中医研究中药是从药性的升、降、浮、沉角度研究的，而西医则是从药的成分角度研究的。比如三七的成分中含有人参的主要成分人参皂苷，但是三七不等于人参。又比如鸡蛋含有蛋白质，头发和猪甲也都含有蛋白质，但是猪甲和头发却不能当饭吃。虽然都是蛋白质，但是药性不一样。所以中医研究的方法和西医研究的方法是不一样的。

其实药的寒、热、温、凉四性看起来很简单，实则很难。评价一味药凉，我们要知道它凉到了什么程度。比如大白菜是凉性的，苦麦菜也是凉性的，那它们究竟凉到了什么程度呢？附子、生姜、肉桂都是热性的，它们热到了什么程度呢？这些都是没办法量化的。这既是中医的特色，也是中医的短板。

我们知道药的寒、热、温、凉特性，比知道功效更重要。麻黄是治什么的可能记不住，但它药性是辛温的却很好记。这也是对它的高度浓缩。

温热与寒凉是两种不同的性质。温与热、寒与凉，都有共同性。温仅次于热，凉仅次于寒。对于有些药物，我们称为大热、大寒、微温、微寒。药物的寒热温凉性质是由机体的反应得来的结论，是与所治疾病的寒热性质相对而言的。能够减轻或消除热证的药物，一般属于寒性或凉性。如黄芩、板蓝根治疗发热、口渴、咽痛等热证有效，则表明这两种药有寒性。反之，能够减轻或消除寒性的药物，一般属于温性或热性。如附子、干姜治疗腹中冷痛、脉沉无力等寒证表现有效，则表明这两种药有热性。在治则方面，《神农本草经》云："疗热以寒药，疗寒以热药。"《黄帝内经素问》中载"热者寒之，寒者热之"。这是用药的基本规则。此外，还有一些平性药，是指药性寒热不显著，作用比较缓和的药物。其中也有微寒微温的，但仍未超出四性的范围。因此，平性是相对的属性，而不是绝对的概念。

我们吃的食物基本上都是平性的，所以寒性人可以吃，热性人也可以吃。

五味是指酸、苦、甘、辛、咸，有的药物还有淡味和涩味，因而不止五味。但这五味也是最基本的五种气味。

辛，具有发散、行气、行血的作用。比如花椒、辣椒、桂皮、白酒。很多时候，感冒时喝点白酒就好了，因为它有发散行血的作用。如果被蚊子叮了，想要把这个包散掉，就可以用一些辛味的草药，如薄荷、金银花、花椒树叶等。

甘，具有补益、和中、缓和的作用。比如党参、熟地黄，可以缓解局部疼痛、腰腿疼痛；且因甘能缓急，故可用于治疗一些抽动、抖动类的疾病，如帕金森病。

酸，具有收敛固涩作用。一般具有酸味的药多用于治疗汗出、泄泻等症，如山茱萸、五味子涩精敛汗，五倍子涩肠止泻。因为酸味的药有收敛作用，所以它可以把你上面的阳气敛下去。酸味可以有不同的组合，如酸寒、酸热、酸温、酸凉。乌梅、马齿苋就是酸寒的，而山楂、硫黄是酸温的。

涩，与酸味药的作用相似，一般用于治疗汗出、泄泻、尿频等症。如龙骨、牡蛎能涩精，赤石脂能涩肠止泻。

苦，具有泄和燥的作用。泄的含义甚广，有指通泄的，如大黄，适用于热结便秘；有指降泄的，如杏仁，适用于肺气上逆之喘咳；有指清泄的，如栀子，适用于热盛心烦等证。湿证有寒湿、湿热的不同。温性的苦味药，如苍术，适用于前者；寒性的苦味药，如黄连，适用于后者。此外，前人的经验认为，苦还有坚阴的作用，如黄柏、知母，适用于肾阴虚亏而相火亢盛之痿证，即具有泻火存阴之意。因为火和阴是相对的，当你把火泻掉之后，阴就扶起来了。比如高热患者表现为大便秘结、口干舌燥。将他的大便通下去，火

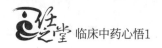
一泻，阴就保住了。

咸，具有软坚散结、泻下的作用。一般用于治疗瘰疬、痰核、痞块及热结便秘等证。如瓦楞子软坚散结、芒硝泻下通便等。咸味药，如海带、紫菜，都可以软坚散结。当腹部有硬块时，就可以吃点咸的药来软坚散结，比如喝点海带汤。咸味还有补肾的作用。有时晚上睡不着，心肾不交，就可以喝一点儿淡盐水。凌晨1：00～3：00是肝经当令，下午5：00～7：00是肾经当令。如果想睡得很深，则是靠肝在运转而不是肾。能不能睡着，肾是关键，而能不能睡得深则肝是关键。睡不着时喝点儿淡盐水，睡不深时可以喝儿点醋。若夜寐梦多，可以多食肉桂、桂枝等辛味药。

海带黄芪汤可以通治所有癌症。黄芪补气，海带通三焦。因为海带是长在水里面的，人的三焦是主水道的。而且人体的每一个细胞外面都有组织液。当细胞发生癌病时，通常是因为组织液循环比较差，细胞因为缺乏正常的能量供给而变质。所以中医治疗癌症和西医不一样。西医的目的是不让癌症发生转移，能够维持在一定范围内。中医则是采用活血化瘀的方法，改善组织液的循环。

生长在水塘边的草药，通常有利尿、利湿的作用。由于它的生长环境很潮湿，而想要生存就必须有较强的代谢水的功能。比如芦根、白茅根、车前草都有利尿的作用。淡味可以利尿，反之咸味就会令人口渴。所以有种说法是味淡能通。味道清淡时就能保持三焦通畅。如果人很瘦弱，舌头上出现很多裂纹，就是阴虚的表现。阴虚也就是细胞缺水，细胞内液的浓度偏高。这时喝点淡的，可以让细胞外液进入细胞里面。如果阴虚时再吃很咸的东西，细胞就会更加脱水。淡味药可以把阴分养起来，也可以让多余的东西排出去。道家有一个喝水清肠法：早上5：00～7：00，把凉开水和开水等量混合在一起，称为"阴阳水"。喝下三五斤，就会肠鸣腹泻，从而把肠道清理干净。这是除斑、除痘、除体内浊气最快的方法。

长期睡眠不好，就是阴虚。睡觉可以养阴，运动可以养阳。怕冷畏寒的人要多干活，因为运动时可以产生阳气，让人体从阴向阳转化。动则生阳，静则生阴。如果晚上经常熬夜不睡觉，就会越来越瘦，导致阴虚。阴虚可以喝淡盐水。阴虚是一种无形的能量，会让人亏损很多。有的患者舌苔裂纹非常严重，我们给他开100克熟地黄，让他喝上一个星期，阴虚就可以纠正不少。现在阳

16

虚的患者没有阴虚的多，因为大多数人都在琢磨事，有的甚至都出现腹水了，排不出去，这时就需要用少量的淡味药。当你把人体想象成一个大细胞时，如果水液从细胞外进入细胞内，就是由阳入阴；从细胞内渗到细胞外，就是由阴入阳。所以睡眠不好的人，晚饭一定要清淡。经常食咸的人，脉会变细，就会影响睡眠。咸能令脉泣。血管里的水越来越少，脉就变细了。有的患者脉非常粗，比如风湿病患者双腿沉重，没力气，就可以吃一些咸的食物。比如农民工干活的时候，就会觉得太淡的菜没有劲儿，稍微咸点儿干活才有劲。所以学医都是要悟的。

有位老师，遇到了一个休克的患者，于是吩咐学生给他喝盐水，越咸越好。咸令脉细，水向外出，血管内压力增高，故而血压上升。

每一味药物都有性和味，因此综合来看，两种寒性药物如果味不同，一个苦寒，一个辛寒，则二者差异很大。若两药都是甘味的，但是性不一样，一个甘寒，一个甘温，则功用也不一样。比如麦冬是寒性的，黄连也是寒性的。麦冬喝50克没事，而黄连50克就不行了。因为麦冬是甘寒的，黄连是苦寒的。甜味会在体内产生一种能量，叫气，所以甘寒可以引气下行。五味与四气可以有很多种组合，不理解的人往往就会弄错。

6. 升降浮沉

有没有比从四气五味入手更简单的方法来学习中药呢？当然有，就是升降出入。只要你知道某个药在体内的作用是往上升的还是往下降的这一总的趋势，就可以粗略掌握药效。比如麦冬的气是往下收的，酒是往上散的。大方向搞清楚后再去细化。由于各种疾病在病机和证候上常常表现为向上（呕吐、咳喘）、向下（泄利、崩漏、脱肛）、向外（自汗、盗汗）、向内（表证不解）的趋势，因此能够针对病情，改善或消除这些病症的药物，相对来说也都分别具有升、降、浮、沉的作用趋势。这种性能可以纠正机体功能的失调，使之恢复正常；或因势利导，有助于祛邪外出。升和降、沉和浮都是相对的。升是上升，降是下降，浮表示发散，沉表示泄利等作用。

一般具有升阳发表、祛风散寒、涌吐、开窍等功能的药物，都能上行向外，药性都是升浮的。而具有泻下、清热、利水渗湿、重镇安神、潜阳息风、消导积滞、降逆、收敛及止咳平喘等功效的药物，则能下行向内，药性都是沉降的。但有些药物，升降浮沉的性能不明显或存在着二向性。不过这种情况属于少数，我们需要单独记忆它的特点。升降沉浮与药本身的性味有不可分割的关系，如能升浮的药物都有辛甘味、温热性，能降沉的药物大都有酸苦咸涩味、寒凉性。

"酸咸无升，辛甘无降，寒无浮，热无沉"。这句话不完全对，但可以参考。比如肉桂就是往下沉的；白胡椒、吴茱萸都是热药下沉。黑胡椒食后会感觉脚发热，因为它能引火下行。寒性药也有上浮的，比如薄荷、菊花、桑叶，都是凉性的但是向上走。蜂蜜是向下走的，因为蜂蜜需要蜜蜂蘸取每朵花里的蜜，而花就像女性的子宫一样，所以蜂蜜是往丹田走的，对女性非常好。

7. 毒性

有毒无毒呢？有的药大温大毒，吃上半天后会感觉非常地热，用于治疗风湿效果很好，但是吃多了会有副作用，因而要准确把握计量。大毒的药用好了往往会有非常神奇的效果。大毒治病十去其六，常毒治病十去其七，小毒治病十去其八，无毒治病十去其九。基本上所有的药物都有偏性，而有偏性就会有毒性，用不好都会造成伤害。《神农本草经》将药物分为上、中、下三品，就是根据药物有毒无毒来分类的。一般来说，把攻病愈疾的药物称为有毒，而将可以久服补虚的药物称为无毒。有毒的药物用后多有强烈的医疗作用，可见古代对于"毒"的定义是广义的。故张子和说："凡药皆毒也，非止大毒、小毒谓之毒。"张景岳云："药以治病，因毒为能，所谓毒者，以气味之有偏也。盖气味之正者，谷食之属是也，所以养人之正气。气味之偏者，药饵之属是也，所以去人之邪气。其为故也，正以人之为病，病在阴阳偏胜耳……是凡可辟邪安正者，均可称为毒药，故曰毒药攻邪也。"以此角度来看，所有的药物都有毒性，因而更要在诊断时辨清其寒热温凉和升降沉浮。藤黄的毒性比马钱子、断肠草强很多，但在疮科疾病的治疗上效果非常好。通常刮取一点儿粉末涂在膏药上，敷一夜疮疡就能好很多。可以说有些有大毒的药物对疮科疾病都有效果，能够以毒攻毒，但是千万不能内服。

我曾经见过一位道士，泡了一缸马钱子酒，大概有八斤，据说用来止痛效果非常好，滴一滴立刻就不疼了。像马钱子这种药一定要注意，千万不能被误食。马钱子炮制好了可以改变药性，常用于治疗风湿性关节炎。

我一位道家师傅讲过：天上的雾，地上的霜，半空中的水。

天上的雾是指下面的物质气化后上升，是阳气的精华部分做成的药材。比如白酒通过蒸馏使阳性物质上升，再冷却后得到的酒就属于阳性物质，是天上的雾，有发散、升腾的作用。当你阳气不足，需要向上升、向外散时，就用天上的雾作为药材。凡是蒸馏后冷却结晶的药材都是天上的雾。

地上的霜是指阴性物质向下沉降得到的结晶做成的药材。比如生石膏、西瓜霜就是很好的药材，是阴性物质结晶的产物。阳病就用阴药，即用阴治阳。当我们体内热的时候就可以用石膏，因为石膏可以退热。但一定要是生石膏而不是熟石膏，因为石膏是阴性晶体，有滋阴清热的作用。滑石也是阴性晶体，可以治五脏六腑之燥结。五脏六腑不通会导致大便不通、小便不利，眼睛也会睁不开。五脏六腑的气机不畅，可以用滑石疏通。这种阴性物质都是宝物。

半空中的水就是指半阴半阳的药材，可以调和阴阳。下雨时的雨水还没落地前就是阴阳水。荷叶上面的露水也是阴阳水。这种水有调和阴阳的作用。我们人体分成两部分，上面是热气，下面是寒气，阳升阴降是常态，因而需要调和。调和阴阳时用天上的雾或地上的霜都可以。

为什么有的人佩戴玉器，因为那也是阴性之物，是由地上的霜化成的。水晶石治疗视物昏花效果很好。天上的雾代表阳，地上的霜代表阴。寒证就需要阳药，热证就要阴药，寒热错杂就需要半阴半阳之药。冬天时可以收集一些干净的雪，封藏起来，因为雪水也是半阴半阳之物，能够作为药用。

天下万物都很奇妙，都是能量的转化。

下面我讲一个故事。我有个师父是位草医，也是修道之人。他治病就按照上面这个方法。有一次有人请他治疮。疮是热病，需要用寒药。但是他手边没有这味药，该怎么治呢？他就一边走一边想，后来偶然看见墙角结了很多霜，于是就用烟盒刮下来带回家。回家后就给患者撒到患处，包起来，没过几天就好了，这也是地上的霜！我们知道的西瓜霜，治咽喉肿痛很有效。还有柿霜，就是柿子晒干以后，表面形成的一层白色的霜，很甜。真正的柿霜是很宝贵的东西。带霜的柿子能够润肺清热、化痰止咳，效果好得很。柿霜、西瓜霜就是天然的霜。

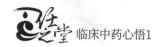

天上的雾，比如我们的中药冰片，就是蒸馏得到的结晶物，它可以治阴性的病。当人体内的阴邪闭塞时，比如腹胀，服用冰片，只要指甲盖这么大的冰片，立刻肚子里翻江倒海，放屁打嗝，阴邪散开了，很快就舒服了。古时候的丹药也是霜。麻黄吃完让人兴奋。因为麻黄升阳入脑，主肺经和膀胱经，所以能上升到头部而起兴奋作用，使心脏跳动加快，阳气上升、发散。它就是这个原理。它的趋势就是把气向上调动，发散到头部去。但是兴奋过头就可能出现幻觉了。

天上的雾，地上的霜，半阴半阳。以阳治阴，以阴治阳，调和阴阳。别人说你上热下寒，你试试取早上荷叶上的露水煮茶或用雪水煮茶，可以调和阴阳。

? 学生问：老师，您说用冰片可以散腹中寒积？

老师答：冰片散的是阴邪，因为它有很强的走窜作用。冰片属于前面说的天上的雾，因为它是由龙脑香树的树干、树枝切碎，经蒸馏冷却而得到的结晶。凡是通过蒸馏冷却得到的东西都叫天上的雾。白酒是纯阳之物，而纯阳之物的走窜力很强，是一团能量，对神昏、惊厥、窍闭、疮疡、咽喉肿痛、口疮不愈都有效。也就是说，一团具有能量的阳性的物质把一团阴性物质拍散了，这是道家的思想。如果有患者说吃了凉的东西，肚子很胀，这时用点冰片，很快就会见效。此外，薄荷脑的走窜力也很强。

今天我们学习药物炮制，第一味是炒白术，了解了熟白术和生白术的差异。还有炒猪甲，猪甲里都是胶原蛋白。猪甲和穿山甲不炒没办法入药，炒完药性才能释放出来，药效也好一些。

8. 用药禁忌

大家要背熟"十八反"歌诀："本草明言十八反，半蒌贝蔹及攻乌；藻戟遂芫俱战草，诸参辛芍叛藜芦。""十八反"歌诀我小时候就背过，读大学的时候又把它当成条框背熟了。听说国家曾投资几百万，进行"十八反"配伍禁忌毒效的验证。其实"十八反"中的反药并不像书上写的那样，在同一首方剂中不能出现，只要你胆大心细、灵活变通，使用起来就没多大问题。当然，能不用最好不用，尤其是半夏和乌头、半夏和附子、甘草和海藻，大家都要谨慎使用，因为反药有时也会出现有毒的情况。如果出现医疗纠纷，有这个反药在方里医生就会很被动，大家一定要记住。在临床上，药材使用的剂量是很严格的。如麻黄一定是 5 至 10 克，但实际上麻黄 10 克以上也很常用。如细辛、桂枝的用量是 3 至 10 克，而按《伤寒论》中的剂量，它们是用到三四两的。不出医疗事故都行，一旦出了事故，要做鉴定，患者就会揪着剂量不放。因此，我们一定要知道规矩，胆大心细，看病时诊断准确之后，剂量该重就重，该轻就轻，这样才能当一个好医生。

妊娠的用药禁忌必须注意，要慎用通经祛瘀、行气破滞药，如桃仁、红花、大黄、枳实、附子、干姜、肉桂这些药。比如，有些妇女输卵管粘连，或子宫肌瘤，就可以用川牛膝、桃仁、红花、大黄这些药。但如果在服药期间发现怀孕，很多人就会担心对胎儿不利。遇到这种情况，我们要明确告诉患者没有问题，安心养胎保胎即可。因为中药对胎儿的影响往往是在受精卵着床后，前期使用的活血化瘀药让子宫内的血液循环加快了，就像土地变得肥沃了，反而能使着床机会大大增加。因此，在受精卵着床前，活血化瘀药是影响不了胎儿的，但是在着床后就禁忌使用活血化瘀药了，有可能会导致流产。怀孕初期是禁用利水渗湿药的，如薏苡仁、冬瓜、滑石粉，因为这类药会影响受精卵发育，大家一定要记住！我曾经接诊过一位湖南的患者，她在做试管婴儿后怀了双胞胎，但因为太胖就每天炖排骨冬瓜汤喝，以为冬瓜祛湿减肥对胎儿有利，但是喝了七八天的冬瓜汤后却流产了。怀孕初期，不能祛湿，而小剂量使用活血药，却可以促进子宫血液循环，有助于受精卵着床。中药对胎儿的影响通常是有条件限制的，不似西药对胎儿的伤害往往不可逆。

9. 剂量

关于中医剂量，因为古代采取的是十六进制，换算成现代使用的国际单位就是：一两 =30 克，一钱 =3 克，一分 =0.3 克，一厘 =0.03 克。我们在处方时要根据患者的年龄、体质强弱、病程久暂、病势轻重及所用药物的性质和作用强度进行全面考虑，并不是所有人都使用同样的剂量。如老年人气血弱，对药物的耐受力也较弱，因此作用峻烈的药会损伤其正气，应适当减量。

我曾诊过一位 90 岁的老太太，她的生命就像火一样已接近熄灭，这时如果用补药，如黄芪、人参就会导致胀气胀痛。这位患者服第一剂药后反应很小，因为老人经不起大的反应。而且如果出现腹泻就会很危险，因为腹泻会让大量津液流失，脉搏变细。水液丢失，血液则相应黏稠，易引发心肌梗死、脑梗死。所以老人用药剂量必轻，而 5 岁以下小儿要按成人剂量的四分之一，但也必须考虑体重情况，灵活掌握。

任之堂门诊曾来过一位 6 岁小孩，比较胖，体重 90 斤，当时处方剂量用到 20 克，已经相当于成人用量。对于 5 岁以上小孩，处方剂量大概是成人的三分之一，在药房难以平分的情况下，可以按成人剂量开，然后一次煎完分三天服用，但必须嘱咐患者并在药袋上注明煎服法。又如，一个 180 斤的男子和一个 90 斤的女子，开药时就不能等同视之！我曾经到外地考察时参观了一间药房，发现药师在抓药时，是先称总量再平分到每剂药上。这样就导致难以严格按照处方剂量分均匀，这剂里多了另一剂就少了。有时候，体积较大的药一块就有二十多克，又如何能分得均匀，完全是凭借药房人的手感来分药。回来后我检查了任之堂门诊的药房，也有类似情况。从那以后，我就把门诊药房全换成了电子秤，争取每剂药的每一味药量都准确无误，达到治疗最大功效！

10. 用法

下面再讲讲中药的用法。首先是煎药，先用武火煮沸再改用文火略煮。外感药的煎煮时间稍短；补益滋腻药可以煮久点，让药性能充分发挥出来；矿物类药，如贝壳、化石等，可以先煎，不致浮散；有些药需溶化，如芒硝；有些药需兑服，如姜汁；还有些药可以打成粉服，如三七、人参、川贝母。

关于服药方法，把握一个原则就是热药冷服，冷药热服。热药温度过高时服用，如果身体接受不了，就会导致呕吐、心慌。另外就是服药时间，病在胃以上，饭后服；病在胃以下，饭前服。现在很多人胃肠功能差，因此通常建议饭后服药，空腹服易出现恶心。安眠药要睡前服。基本原则能把握就行。至于服药次数，对于危重症患者每天五六次都行，而发汗、泻下类药，则以得汗、泻下为度，适可而止，不必尽剂。

对于一些便秘患者，如果应用芒硝，溶化后服下可能就会腹泻，这样第二剂就少放或不放芒硝，否则会泻下太过。

大黄的泻下作用是使肠道蠕动加快，因而可能出现肠腹痛，必须提前跟患者说清楚，以免引起担心。

处方说明越细致，患者才会越放心。比如黄芪，大剂量服后，有可能出现胃胀、腹胀，也可能会食欲减退。如腹胀严重，吃根大葱就可以缓解。

马钱子服后有可能引起手抖，喝杯白糖水则可缓解。祛风湿药可能伤胃而导致胃痛（因胃喜湿恶燥），故而这类药要求患者饭后喝，并加一勺蜂蜜以缓解药性。

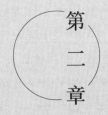

第二章

解表药

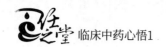

　　凡以发散表邪、解除表证为主要功效的药物，都为解表药。大家记住一句话："有一分恶寒，就有一分表证。"现代人有没有表证呢？并不是说感冒了，体温升高了，就是表证。当人正气不足，受寒后正气无法抗寒时则感觉凉，这也是表证。如果皮肤出现斑或皮肤凉，项背僵紧，都可以视为表证。河南有一位老中医，摸任何人的脉都说有点感冒没断根，因为左手寸脉都是紧脉。左寸对应风池风府，易被风邪入侵。解表药都有辛味，辛能发散，使肌表之邪外散或从汗解。表证有风热和风寒两种性质，其对应治疗的药有辛温解表和辛凉解表两类。又因风为百病之长，感受风邪的同时会兼有其他邪气，如风寒、风热、风湿。比如大家坐在教室听课，开着门窗，风就会带着外面的寒进入室内，此时正气不足则易感受风寒。风邪常会夹杂别的邪气一起伤人，所以才有风寒、风热、风湿而无单独的寒热。又如，大家坐在教室里安静不动，室温15℃的话，大家一般不会感冒。而如果加一台风扇来吹风，温度也是15℃，有人就会打喷嚏，这是因为风把寒带入体内而感受寒邪，所以说风为百病之长。大家晚上睡觉时不能对着窗户直吹，坐车时也不能迎着窗户吹风，这样易引起小中风面瘫；穿衣服也不要选那种有网眼或有洞的，如膝盖有洞的裤子，这样就挡不住风邪。另外，直吹的风能伤人，而旋转的风更易伤人。举个例子，旋转的电扇，会加速风邪进入体内，而手摇蒲扇的风却很舒适。就像艾灸时，回旋灸时患者会感觉热量更易进入经络。

　　使用发汗力强的解表药，忌用于汗多及热病后期津液亏耗的患者。有句话叫水血互换，血管外即是水，当血管内的血渗出脉外就变成水，脉外水渗入血管就变成血。血和水、津液同源，过度发汗，则会导致贫血，所以对于贫血、失血的患者，慎用发汗力强的解表药；患疮痂、淋证的患者因为津亏也不可发汗。

一、辛温解表药

1. 麻黄——辛散，开骨节，卫气达表

如果你喝过麻黄煮的水，就知道它的味道是不是辛、涩并且清香了。辛味可以让阳气发散出去。辛味补肝之用，肝主升，肝随脾升，胆随胃降，左边气升为肝所主。辛味药从肝经升发，诊脉时若右手寸脉不足，左手关脉偏大，阳气从背部升发不上来时，麻黄可以帮助升发到达体表，所以《伤寒论》中头痛、身痛、骨节疼痛、发热恶寒，麻黄汤主之。麻黄形状似骨节，其散发功效能把关节里的寒邪透发出来。麻黄为什么能透骨节里的寒呢？麻黄之气怎么会散发到骨节呢？肺主治节，就是肺主治理调节，能与关节相通。麻黄味辛，补肺之体。因为肺开窍于鼻，鼻气通于天，当外界天气变化时，外界之气通过鼻孔与肺相通，肺又与关节相通，所以很多风湿病患者在天气变化时，都会感觉到关节疼痛，甚至很多能够预知天气的变化。我奶奶、爷爷、太爷等很多农村老人都有风湿痛，关节都不舒服，每次下雨之前都能感知到，所以外界天气变化都会通过鼻孔通过肺与关节相连。不能小看关节，当人气血虚弱，正气不足时，它能感受气候的变化。风湿患者即使穿很厚的衣服，不用皮肤受凉，只要吸口凉气，都会关节疼痛！有风湿病的患者，都可以用麻黄，它可以把关节里面的寒气逼出体外。

第二个是风寒外束，肺气壅遏所致的喘咳证，可以用麻黄的解表宣散肺里的寒气。肺在呼吸时是一开一阖的，而麻黄辛中带涩，能开能固，再配以苦降的杏仁。这样一开一阖之间，麻黄把寒气开散出去，杏仁一阖把浊气及阴性物质沉降下来，再加薏苡仁还能把湿排出去。如肺中有痰、寒饮等阴性物质，可以加干姜、细辛，这类药把阴性物质气化掉，恢复肺的宣发肃降功能。凡咳痰清稀的，可用小青龙汤；如痰很稠，就再加桑白皮进去。桑白皮是个很神奇的药物，记着我用了"神奇"这两个字。因为它不仅可以治肺咳，还可以治很多大病、怪病。

第三种情况，如果患者有水肿兼恶寒，即有表证，前面已经说过，有一分恶寒就有一分表证。这时麻黄就有散寒作用，加上生姜、白术等，可以在解表祛湿的同时健脾。此时的麻黄，相当于"提壶揭盖"的效用，即在解表同时把水利出去。因为麻黄是辛散的，可以治很多病，不仅仅是感冒、咳嗽，还可以治痰核、风湿痹证等。

还有一种情况是治疗小孩尿床。尿床小孩的特点是睡着以后无法叫醒，家长怎么摇都摇不醒，往往最终就尿床上了。以前我治疗这类患者，就是按常规思路治，比如缩泉丸、龟甲、覆盆子等都试过，效果总差那么一点点儿。刚好我家邻居小孩就爱尿床，我想是否可以从入睡和清醒的过程上花心思。因为人在入睡时是阳入阴，而清醒则是阳出阴，如果入进去出不来就会睡得很沉，而排尿也是一个阳出阴的过程。尿为阴，尿一出来阳也就跟着泄出来，人就醒了。思路有了，那么治小孩尿床就简单了，只需要让阳出阴就行，故在药方里加了一味麻黄。邻居小孩喝完药的当晚就自己爬起来上厕所了。这味麻黄在此的作用就是当小孩有尿意时能够及时唤醒他。从那以后，麻黄就变成我治疗小孩尿床的特效药，效果不是一般得好！

那么，如果我们把麻黄用多了会有什么反应呢？麻黄可以让阳出阴，用多了会让人兴奋。我用麻黄汤时常用熟地黄制约麻黄，因为麻黄受熟地黄牵制下行，不会往上升发，可以把下焦的阴性包块消掉。比如阳和汤，治疗阴疽、子宫肌瘤、输卵管堵塞等都有疗效。麻黄为阳，熟地黄为阴，二者用怎样的比例配伍才能更好地消除包块呢？我当时用了 100 克熟地黄、30 克麻黄，喝下去后晚上脚热乎乎的。当然，针对昏迷不醒的患者，可以用麻黄让其阳气升发，快速地醒过来。还有一些脑梗死后遗症的患者，他们需要加强脑部的供血量，这时就可以用麻黄，因为麻黄能把气升到头顶，加快血液循环，改善脑部供血，帮助患者康复。所以，了解了麻黄，就可以用得很灵活。比如白天精神不好，总想睡觉，《伤寒论》中认为"少阴之为病，脉微细，但欲寐"，可用麻黄附子细辛汤。

麻黄是发散的，所以它给我们的象，就是一团火，它不是温柔的，是把寒气散出去的，就是这种感觉。如果你不知道麻黄服后是什么感觉就去喝杯白酒。麻黄是辛温的，白酒也是辛温的。所以有时候，轻微的感冒喝点白酒，身上出点汗，就可以代替麻黄来解表了。你看在农村，弄点香菜煮水喝，能治感冒；搞点生姜、红糖，也能治感冒。那么这个生姜红糖水、香菜、麻黄汤、白酒，都能治风寒感冒，是不科学么？其实很科学，因为它们都具有辛温发表的功能，都具有辛和温的特性，所以都能治风寒感冒。那么中医的科学就在这个地方，这个就叫提纲挈领。你掌握了"辛温"这两个字之后，以后所有相似的病都可以解决了。

麻黄吃完之后，还有什么反应呢？它会使你心跳加快、代谢加快，因为它的那个气要上到头上去，但它不是白白上去的，就和你喝白酒一样，喝完会心跳加快。那么反过来想，这味药可以治什么病呢？麻黄就可以治心率慢、手脚冰凉的这种病。很多女孩子冬天手脚发凉，这时候她的阳气不能达于表，不能充于四肢末梢，所以手脚冰凉。然后你看她的气色，脸色也是白里透红的，也是有血色的，不是贫血，是阳气没有释放出来。为什么阳气没有释放出来？因为她没有运动量，运动太少，干活太少。动则生阳，一运动阴就向阳转化，阳气释放出来，手脚就暖和了。那么实在不能运动时，麻黄辛温的作用就可以让阳气释放出去，使心跳加快。我曾经治过一位患者，心率只有 40 多次，不到 50 次，晚上睡觉时更慢。他怕心脏猝停，然后来找我看病。想让这个人心跳加快就用麻黄，可是麻黄让他心脏跳得快，同时还有个副作用，就是心脏跳得快要消耗能量。就像发动机一样，机器转速快的时候，就要增加汽油消耗。心脏跳动加快时就要消耗阴血，因而用麻黄的同时要加上养阴血的药，把他阴血补起来。所以这种情况，我就用四物汤加阿胶、麻黄（8 克）治疗。喝完后他的心率就有 55 次 / 分了。再把麻黄加到 10 克，又喝 2 剂心率就变成 60 次 / 分了。然后再喝，把心率调到 65 ~ 70 次 / 分，他就很舒服了。他说他从来没这么舒服过。以前头脑昏昏沉沉的、晕晕乎乎的，因为心脏跳得慢，阳气不能到达头部。现在阴血养起来，心率加快了，并且心脏跳得有力量的时候，全身的血液循环也就加快了，于是他的气色、精神也都变好了。

所以这个心跳每分钟多跳几次或少跳几次，都决定了你身体的整体状况。心脏每分钟多跳几次，全身的血液循环加快，代谢加快，身上的浊气排出去了，身体就好了；如果少跳几次，代谢变慢，那么体内的汗也排泄不畅，浊水也排不出去，气色就会越来越差。就像有的同学，为什么气色很好呢？因为他喜欢跑步、爬山、运动，还当过特种兵，动则生阳，那么他体内的阴性物质就气化了，像腹部的包块、体内的痰、淋巴肿块、结石等就会慢慢消散了。你要动起来，代谢加快了，身体就好了。反之，你一天坐着不动，一沉下来，自然脸上就开始长斑、长痘。

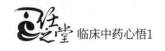

在此启发下，我治了一例扁平疣。这位患者皮肤上长了许多高于皮肤的扁平状的疙瘩。疣和斑有什么区别呢？斑用手摸通常摸不到，不高出皮肤的叫斑。如果高出皮肤，凸出皮肤的，带有颗粒的，称为疣。如果顶部是尖的，称为疹。从西医的角度讲扁平疣是病毒感染，但是抗病毒治疗却一直治不好。从中医角度讲则阳气不能达于表，才长出这些阴性物质。将扁平疣想象成香菇、木耳，是在潮湿的环境下，没有阳光照射而生长的菌类。但如果把它们放在太阳下暴晒三五天，可能就晒死了。所以环境因素很重要，如果我们能将阳气布于体表，疣体就自然脱落了。麻杏薏甘汤中用了麻黄、杏仁、薏苡仁、甘草这四味药。方中麻黄把阳气布于体表后，这个疣站不住脚就消退了；杏仁一开一阖；薏苡仁是除湿的，西医学认为薏苡仁本身就能够抗病毒。所以麻杏薏甘汤用简单的四味药，治疗扁平疣的效果就很好。还有一个小方，就是香附配木贼草，治疗扁平疣效果很好。这两个方子可以结合起来用。很多医院将香附和木贼草等比例配伍后熬成水外洗，治疗扁平疣。

想到麻黄就想到它外散的特点，就像一团火，把阳气散出去。当我们体表阴气比较重的时候，就需要毛孔把汗散出去，而散的时候需要一股力量，就需要下面的气化作用，要肾气来推动。有些植物人或长期昏迷的患者，他的阳气不能到达头部，号脉会发现两寸皆不足。我和一个道家师父聊天时说过麻黄是入脑的。大家也要记住，麻黄走脑。

2. 桂枝——温通，开血脉之闭阻

下面讲桂枝。桂枝和麻黄有什么区别呢？桂枝是辛温的，麻黄也是辛温的。麻黄是草，中间是空的。桂枝是树枝，树枝和草不一样。树叶就像我们人体的体表，树的能量通过树干到达树叶，而树枝在其中发挥宣通和条达作用。树叶是解表的，麻黄就没有叶子，长出来像一根根葱一样。树枝的功能就相当于把体内的能量运送到体表的过程，它不是达于表，是体内到体表的通路，所以它通的力量很强。桂枝温经通阳的作用特别强。麻黄是宣阳，是把阳气宣发出去，走于表。而桂枝是通阳，如果把"通阳"二字理解透，一切就好办了。当体内有表实证时，用麻黄加桂枝，二者相须为用以发汗。这时是麻黄在发汗，桂枝在通阳。当桂枝通阳后，麻黄则将阳气发散出去，二者是强强联手。

我们的民间草医常说：有汗用桂枝，无汗用麻黄。有汗用桂枝有止汗作用。利用桂枝的通阳功效，可用于风寒湿痹、肩背肢节酸痛，如桂枝附子汤。这里我顺便提下桑枝，桑枝也是树枝，所以桑枝也有通的作用。桂枝走左侧，桑枝走右侧；桂枝红色走血分，桑枝白色走气分；桂枝走左上肢，桑枝走右上肢。因为桂枝温经通阳，当心阳不足，血脉不通时，就会血寒。此时可用桂枝，把心阳升上来，让心脏跳动增强，动则生阳。比如血脂高、血黏度高，都有血寒的现象。西医用降血脂药。中医思路是什么呢？是血脉里太寒，只要温度升上来了，自然代谢就正常了。就像我们吃红烧肉，凉了之后碗里就油腻腻的，用凉水怎么都洗不干净，而用热水一冲就干净了。当血寒温度不足时，油脂代谢不掉，自然会血脂高。有很多患者天天吃素，连猪油都没吃过，为何血脂也一样的高？就是因为血寒，这时用桂枝温经通阳，就能起到活血化瘀的作用。

还有心脾阳虚，阳气不行，水湿内停不化则有痰饮证，可用五苓散来蒸发阳气，以达到温脾、温膀胱之气的目的。

寒还能致胸痹、胸痛、心悸、脉结代。当遇到这类患者，可以用桂枝加枳实、薤白等治疗脉结代的药，也就是枳实薤白桂枝汤。这种通阳的作用还可用于心悸，能助阳复脉，如炙甘草汤。如你们的手冬天生冻疮，也是血寒阳气不足导致的，这时可以用羊肉加桂枝、当归熬汤喝。当心阳不足时，用桂枝通阳特别有效。桂枝的作用就是一边往前冲，一边往外散。所以冬季早起锻炼时，如果脉气不通，手脚冰冷、麻木，并冻成紫色，服用桂枝就能很快暖和起来！

桂枝很有意思，它的芯是方形的，外圆内方，故能破气，消寒性包块。桂枝温经通阳，适用于痛经、闭经、子宫肌瘤。如常用的桂枝茯苓丸，即取桂枝的温经散寒化气作用，从而气化掉子宫肌瘤。所有寒性包块的治疗都少不了桂枝。又如腹部冰冷硬僵，左寸脉不足，可用桂枝加芍药。因桂枝温通，芍药化腹部瘀血，二者合用则腹部冰硬缓解。

如果头部凉痛，可以用白酒泡桂枝。酒的宣散借桂枝的温通，很快就把头部的经络疏通开了，酒喝下后也许几分钟就好了。我经常爬山，汗出后易受寒头痛，回家喝几杯桂枝酒，不到十分钟头痛就缓解了。

桂枝汤可以治疗很多病，不仅仅用治中风。《神农本草经》载桂枝："主上气咳逆，结气，喉痹吐吸，利关节。"如何理解上气咳逆呢？可以这样理解，腹部气从右向左转，到胸、心脏时，阳气如不足，则浊气上逆。就如过去皇位不稳，臣子或百姓就要造反；而皇位稳了，则天下太平。心为君主之官，类似皇帝，若心脏不能通过经脉把血气布散全身，则引起逆乱。桂枝就能帮助心脏把血气布散到全身。如果你们经常胸闷，左寸脉不足，右寸脉上亢，并干咳，就可以重用桂枝加白芍。心脉一升起来，浊气就下降了。就像我们打太极拳一样，一阴一阳，一升一降，就循环起来了。

《本经疏证》中讲："能利关节，温经通脉……盖其用之之道有六，曰和营，曰通阳，曰利水，曰下气，曰行瘀，曰补中。其功之最大，施之最广，无如桂枝汤，则和营其首功也。"所以白芍桂枝汤为一阴一阳。白芍是偏酸的，把血归于肝。食物中的营养成分经胃受纳消化到达小肠，被小肠吸收，再通过小肠外面的三焦网膜输送到肝，肝和心共同化为血。从小肠外面到肝的这个过程，会经过大面积的血管组成的营养通道。这个通道的运行，就可以依靠白芍来完成。如果营养成分难以从小肠转到肝中，就会形成腹部包块或肚肥腰粗的情况。白芍就是完成把小肠外能量输送至肝，把血归于肝；又因为白芍的酸性，还可以把脉道外的血收敛于脉道中，并养血。桂枝再把脉道中阴性的血液气化成能量而通阳，输布至全身。

其实人身体有很多血脉不通的地方，每一立方米的组织有上千条血管，平时很多微小血管都处于闭塞状态，不通畅。如果这些微小血管全通畅了，我们的手会变得非常敏捷；我们的味觉、视觉、听觉都会非常灵敏。正是因为微小血管的不通畅，才让我们迟钝！心为君主之官，所以心脏与这些微小血管都联通。不要认为自己很健康，心脏很好，其实心脏管理的范围也有不通畅的地方。桂枝汤就可以解决这些问题。经常喝点桂枝汤，能帮助我们通畅血脉，调和营卫，强身健体，提高身体的灵活度，人也会变得轻松舒服。若你们感觉爬山很累，下地干活也很累，或者稍微动动就气喘吁吁，都是因为血脉不通导致的，这时候喝点桂枝汤就能疲惫俱消。"讲到这，大家是不是都想喝桂枝汤了？"这时一位同学迫不及待地问道："老师，月经期喝桂枝汤能帮助通月经吗？""月经期可以在粥里稍放点桂枝，借桂枝的通，白芍的养血，增加阴性物质，并促进经血的排出。"

《伤寒论》里桂枝条文提到："阳浮而阴弱，阳浮者，热自发，阴弱者，汗自出。啬啬恶寒，淅淅恶风，翕翕发热，鼻鸣干呕者，桂枝汤主之。"

桂枝辛温助热，易伤阴动血，凡温热病及阴虚阳盛，血热妄行者均忌用。因为桂枝助阳化气，会耗伤阴气，和白芍同用一阳一阴，一男一女。桂枝是老公，白芍是老婆，阴阳搭配构成一幅太极图。桂枝只有霸道之气，通过后很快就后劲不足，搭配白芍收敛阴津，把阴血藏于肝脏，再由肝脏输于心脏，并在桂枝的帮助下推送全身。这样才是一个良性循环。

讲到桂枝，大家脑海里一定形成这种思维：麻黄是散，散出去；桂枝是通，通中有散，边通边散。如果来个患者，说他感觉浑身冷，颈背凉飕飕的，怕风恶寒，这时可用麻黄散寒，再用桂枝解肌；如果患者说一动就出虚汗，诊脉阳浮阴弱，寸脉亢、尺脉弱，这时需要收敛，就不能用麻黄了。

另外，再强调一下桂枝，左寸浮取不足，可以用桂枝。左手主血，右手主气。左关肝藏血，心主血脉；右寸肺主气。左边体阴，右边体阳。左边是体阴而用阳，右边是体阳而用阴。左升右降，一个是道一个是德，道是体，德为用（象）。桂枝促进由阴向阳转化，所以左寸不足的人可以用。《伤寒论》里有一句话是"阳浮而阴弱"。阳浮，右寸浮；阴弱，左寸弱。这时候就用桂枝汤，桂枝可以让左寸强起来，芍药可以让右寸沉下去。

想到桂枝就想到心脏，想到心脏就想到血管。你就想象自己站在血管里，就像站在隧道里一样。桂枝就像在隧道里开着大灯跑得很快的车。当血脉不通的时候都可以用桂枝。体内有寒邪，手上有青筋，腹部有包块，都可以用。用完以后心脉提起来，血就不寒了。

心藏神，肺藏魄，肝藏魂，脾藏意，肾藏志。心藏神，晚上睡觉做噩梦，梦到死去的人，凡是左寸浮取不到的，偏沉的，这时候你的心脏活力是不够的。你的心脏活力不够，就会受阴邪的干扰。如果有患者说晚上做梦总梦到死去的人，那你就可以判断他的心脏活力不够了，这时候就用桂枝。桂枝配甘草，辛甘化阳。把桂枝用上之后，患者就不会梦到死人了。你们可以试试，这是我使用几百次以后确定的结果。

喝酒也可以，因为酒是辛温的，能疏肝，所以酒喝下去之后左寸也会升起来。睡前喝一杯酒也不会梦到阴邪的东西。

一个病我们可以通过药物来治，通过食物来治，还可以通过环境疗法来治，都可以解决问题。

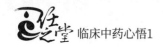

3. 紫苏——行气宽中，舒展心胸

紫苏，一身都是宝，苏叶、苏梗、苏子都是药。紫苏梗是方的，味辛温，发表散寒。所以风寒感冒之发热、恶寒、头痛、鼻塞都可以用紫苏发散风寒、开宣肺气，如用其与生姜熬水喝效果很好；兼有咳嗽者，配伍杏仁，如杏苏散。大家可以这样理解，紫苏相当于弱版的麻黄。紫苏叶能解表，麻黄也能解表，只是二者形状不同。紫苏叶是辛温的，走左路，宣发出去。前面讲过，很多人可能都有点表证，有一分恶寒，如不喝酒，吃点紫苏叶也能解表散寒，微微出汗。吃紫苏时能感受到它的辛香味，和麻黄一样辛味很浓。中医村的学子做的紫苏酱就很美味，还能散寒。

另外，紫苏还能行气宽中、和胃止呕。因为苏叶偏于解表，苏梗偏于宽中，能宽胸利膈、顺气安胎。苏叶可以从皮肤到四肢，而苏梗是主干。我们治疗食管癌时，就重用苏梗，一般用 80 ~ 100 克。因为癌肿堵塞，食管不通，而苏梗的行气宽中作用可以帮忙打开食管。还有妊娠呕吐，恶心，食不下，都与热阻中焦有关。这时你先看如果是舌质红、苔偏黄，用芦根泡水喝。这个芦根止呕效果非常好，是孕妇止呕的特效药，还没有异味。如果是偏寒的妊娠呕吐，就用生姜、苏叶、砂仁、陈皮。

紫苏还可以用于鱼蟹引起的腹痛、吐泻。鱼蟹是寒凉食品，而且很多鱼都黏黏的，比如鲢鱼、鳊鱼。熬的鱼汤放在冰箱里一冻会变成鱼冻，很好吃，但当我们脾胃虚弱时，这些阴性物质吃下去，就易恶心呕吐。如果在烧鱼时放点苏叶进去，可以抵消鱼的寒性，就不会中毒，还很美味，因为苏叶的辛香之气还可以散鱼蟹的腥味。我曾经接诊过一位患者，一边小腿肿得很粗很硬，还流黄水，曾到医院打过针，最终还是治不了。无奈就找到我，问我能治好不？我一看，一条腿肿一条腿不肿，怎么回事呢？他说可能是鳝鱼血中毒。儿子给他买了鳝鱼。他在院子里杀鳝鱼时，蚊子叮了下他的腿，他就用带鳝鱼血的手拍死了蚊子，并搔抓了叮咬部位，当天晚上腿就肿了起来。到医院一查，说有黄水流出可能是有炎症，然后就一通打抗炎和抗过敏的针，还是没有缓解。他就想可能是中毒了，问我怎么办？我让他用苏叶熬水内服加外洗，三天就消肿了。总共没花五元钱，我也添一个铁杆粉丝。

荨麻疹是一种常见病，是因为表邪未解，水湿居于皮肤之下，患者稍微感受风寒之邪，全身就起疙瘩。这时可以用杏苏五皮饮，也就是杏仁、苏叶、生姜皮、茯苓皮、桑白皮、大腹皮、陈皮，对所有荨麻疹都有效。该方就是借助苏叶的解表作用，再用五皮疏通皮下，把风寒排出去！当然，荨麻疹也分风热和风寒，如果起的疙瘩是红色的，就不能用杏苏五皮饮了，而是要把杏苏五皮饮的苏叶换成薄荷或蝉蜕，用以疏散风热，效果很好。

当人感受风寒后，项背僵硬，督脉的气上不去，就会从任脉上逆，因而出现恶心。诊脉则左寸不足，右寸太过，更易出现晕车。这个时候可以拍打后背疏通督脉，让阳气升上去，或扎阴阳九针的飞龙在天、通天彻地都有效。然后用苏叶 5 克，加黄连 2 克，泡水小口喝，打开督脉，使气上升。黄连从前降，一边小口喝一边出汗、放屁，晕车自解！有一次，门诊来了一位从房县过来的患者，一进门诊就说自己不行了，吐的死去活来，一路上快吐死了。我嘴上说让她坐下先休息会儿，可心里一直在苦思冥想，这可怎么办呢？诊脉时，我发现她左寸弱，气升不上来，刚好门诊的院子里长了很多紫苏，而当时正是采集紫苏的季节。我一想到苏叶主升，黄连主降，就马上泡了杯苏叶黄连水让她慢慢喝。刚喝下两口，她就说舒服多了。所以说人体内就一股气，气机转过来后，人立刻就舒服了！后来门诊就做了很多苏叶黄连袋泡茶，送给外地来的患者，让他们路上奔劳时不再饱受晕车之苦。

我母亲从老家来到十堰看我，每次过来都会晕得天旋地转。后来我就给她备了些苏叶黄连茶，让她泡水在车上慢慢小口喝。所以，苏叶可以治很多病，对于那些背后阳气升不上来，前面浊气降不下去的都有效，比如头脑昏沉、疯癫的都有效。

❓ 学生问：有心慌、心下悸、心灰意冷的人能喝吗？

老师答：这是因为人生没有方向。有一味药是治疗心慌的特效药，那就是桂圆肉！它能养心脾，养心血，吃下后立刻能缓解！

总结一下，苏叶走表，苏梗宽中。对于像那些遭遇失恋、生意失败，导致情绪低落、悲观、抑郁的人，就可以用苏叶、苏梗泡水喝。今天上午我刚接诊一位患者，看着很开朗一个人，可左寸脉微细浮沉难取，就问了她一下："你有心事吗？"刚问完，她就脸色愁闷苦烦起来。我给她扎了大陵穴及海上明月，再诊脉，寸脉没有一丝改善，就疑惑地问她："心事很重啊？"才知道她35岁还没结婚，属于大龄剩女，压力可想而知。我就在她的膻中穴处推按了几下，她就开始满脸流泪，哗哗停不下来。这是因为胸中积压了太多的气，气散则郁解！膻中为臣使之官，喜乐出焉，喜乐由此产生，故打开此处，则心情开朗。因为气会膻中，当气不足则无喜乐，故对于抑郁患者，在情绪郁闷时可以吃点红参粉，再配点苏梗水喝，郁闷自解！不管苏叶还是苏梗，都可以行气宽中，它不同于麻黄的散、桂枝的通。大家只要掌握好每一味药的精髓，用起来就得心应手。如食管癌患者需要宽中，把握这个要点，就得到了治病的精髓！奇迹就在药理的精髓中，而不用对着书死记硬背，头昏眼花尚不知何用！

4. 生姜——辛温，散寒水之气

下面说生姜，生姜捣成汁就是生姜汁，刮下来的皮叫生姜皮，煨熟以后叫煨姜，晒干以后叫干姜，用火炒成炭叫姜炭，如果不炒成炭，把它炒得鼓起来叫炮姜。与生姜相关的有七种药，而七种药的用法和效果都不一样。

生姜汁的药效和生姜相似。生姜是止呕圣药，有些药服后想吐，兑点生姜就有止呕的效果。

有人会有疑问，生姜是发散的，为什么会止呕呢？胃寒呕吐或者食后呕吐都可以服生姜汁，因为呕吐时气是向上冲的，而生姜是散的，就像你一拳打过去，打到一半出现了生姜，就让你打歪了，把这一拳打散了。当你呕吐时，胃气往上涌，但是生姜把这个气散开了，就没有力量了。有些食管癌的患者吃不下，呕吐，用生姜就可以散，还可以把肿块慢慢散开。

我曾经在太白山访问过一个道长，是个坤道（男道士称乾道，女道士称坤道）。这位女道士姓孔，有八十多岁了，一个手提五十斤面粉爬山爬得很快。我们聊天聊到食管癌怎么治？孔道长表示食管癌也能治。她的办法是弄一截大葱，再将一块麝香塞到大葱里。取一小碗酒，把葱架到酒碗上，放到锅里隔酒蒸。蒸完后捞起来把葱和麝香吃掉，酒不喝，取酒的发散作用、葱的宣透作用和麝香的走窜作用。吃下去在食管里散开，就可以把食管里的肿块发散一些。每三天吃一次，慢慢就能吃点饭了。能吃饭以后就可以用下面的方法再继续治疗除根。

食管癌的患者因为气长期降不下去，膈以上属阳，膈以下属阴，长期瘀滞，阳瘀化火，炼液成痰，所以都会有黏痰。因为心肺有热，会有很多黏痰，所以要用化痰、散结、消肿的药。有一味药叫重楼，磨成细粉之后加米粉做成米糊糊服用，可以治疗食管癌。这个方子是一位姓曹的民间草医告诉我的。大米糊健脾，喝重楼加米糊化开就好了。用药不能死记功效，要知道药的力量及其在身体里的变化。

生姜的作用是发汗解表，是最普通的感冒药。我们在中医村爬山的时候，爬完后背出汗发凉，担心感冒就一人一杯生姜红糖水喝下去，发发汗，大家就不会感冒了。生姜用于轻微的感冒也有效。

我曾经带过三十多个老专家去神农架玩，晚上下雨，很多人淋了雨担心感冒。晚上回酒店我就让厨房煮了生姜红糖水给他们喝，喝完之后那些老专家说我这个小娃子中医学得不错，还是懂行的。

生姜红糖水因为是散寒的，所以对肺受寒引起的咳嗽也有很好的效果。讲到咳嗽给大家讲个故事。有一次我在感冒之后咳嗽一直没断根，有一天去市场买锹，那个卖锹的人看我咳嗽就说："感冒咳嗽太好治了。"我就问他怎么治。他说用生姜、萝卜、红糖熬水喝，喝了就好了。他说完我马上就想，生姜是解表散寒，萝卜代表顺气化痰、消食清热，红糖扶正气，这三味药组成一个方，太妙了。回去后我马上试验，喝完第二天就不咳了，神效。这个方我后来给很多人用过，它有一个优点，就是孕妇可用。很多孕妇咳嗽不敢吃药，就扛着，有些甚至都快咳的流产了。找到我的时候，就用这个方子。听说用生姜、萝卜、红糖，她们就敢喝，因为都是食材，知道不会有副作用。

在门诊看病的时候，给有些自恃身份或有钱的人开这三味药，他们不喝的，觉得是忽悠人。前两天有一个从香港过来找我看病的人，心里烦躁。我给他开蒲公英茶，他就不喝，很生气，觉得跑这么远来就给他开这个喝，不行。对于这种情况就不能开这种药，要开散寒的药加顺气化痰消食药，再给他加点红参。这样他就觉得可以跟他的身份相配了。先开三五剂药，然后叮嘱他们如果没好彻底的话，再弄些生姜、萝卜、红糖善后，他就相信了。所以治疗外感，生姜、红糖就可以；应对各种呕吐，生姜也可以常备。咳嗽就用生姜、萝卜、红糖，恶寒重多放姜，没有姜用香菜也可以，因为都属于解表散寒这类的。萝卜用白萝卜和红皮萝卜都行，都是化痰顺气消食的。胡萝卜不行，胡萝卜是收敛的，如果家里有小孩拉肚子，蒸胡萝卜吃可以健脾止泻。生姜是温性的，有散的作用，所以解鱼蟹毒。鱼蟹毒是凉性的，且阴性物质是黏滞的，所以只要是温性的、散的药都可以解鱼蟹毒，比如生姜、紫苏和藿香都可以。

生姜肉是温性的，姜皮是凉性的。所有带皮的药材都作用于皮肤，以皮走皮。生姜皮可以利水，所以对皮肤下的水气有作用。

很多药材自身就有一种阴阳搭配，比如生姜和生姜皮就能搭配起来。生姜是辛温的，有发散作用，能将阳气从中焦向上发散出去。麻黄、生姜、苏叶能治感冒，就是将阳气从下焦往上发散出去。发的时候，督脉是阳气的总督，麻黄、生姜、苏叶都可以促进督脉往上升，当你背心发凉，阳气从下面升不上去，生姜也可以帮助把阳气升上去。因为辛温的药，能够促进由阴向阳的转化。但向上发散的时候需要消耗下面的阴性物质，而它们自身是没有气的，只是促进气由阴向阳转化的一个物质，所以用辛温药材时要注意补阴。就像我前面讲麻黄，治疗心率慢的时候要用四物汤。用桂枝的时候要配白芍。苏叶和生姜也是这样的，所以阴虚的人要少服。

晚上睡觉时阳气往内收，早上起来时阳气往外散。生姜的走势是往外发散，所以有句俗语说"晚上吃姜赛过砒霜"，因为药效和身体的需要相悖。晚上睡觉时阳气往回收，由阳向阴转化，可以产生阴性物质，把阴养足。但是生姜阻碍了这个转化，所以晚上吃生姜会让人贫血、肾阴虚。所以睡眠不好的、阴亏的、肝肾不足的人，晚上吃生姜会阻碍阳向阴的转化，导致阴更虚。除非感冒，需要发散表邪时可以晚上吃生姜。因此，晚上的时候和阴虚之人都要少吃生姜。

冬吃萝卜夏吃姜，不用医生开处方。春天和夏天阳气往外发散，但很多人却发散不出去。"春夏养阳，秋冬养阴"，顺应这个规律，春夏季节就要多吃姜，促进阳气往外发散。《黄帝内经》中讲，夏三月要"无厌于日"，就是不要讨厌太阳，要喜欢晒太阳，补阳气。到了秋季，则阳气往回收。萝卜顺气化痰，能促进气往回收。刚刚说白天多吃生姜，晚上少吃生姜，拓展到一年中就是春夏多吃生姜，秋冬少吃生姜。这就是顺应阴阳的转化规律。

生姜加糖后腌制，可以做成姜片糖，辣辣的，甜甜的，可以辛甘化阳。甘补气，黄芪、人参都是甜的，能补气。就像一天中早上没吃饭，中午也没吃饭，饿得头晕眼花，浑身没劲，这时候喝点糖水就会有劲儿了，就会产生气。辛味促进气向阳转化，让阳气往上升，变成了云。酸味往下收，甘产生气，酸甘化阴，就像下了场雨一样。口干舌燥，阴不足，就吃酸甜的；阳气不足，记忆力减退，头晕眼花，就吃辛甘味。所以姜片糖可以让体内的阳气持续不断地释放，胃寒、咳嗽、背心冷、手脚冰凉的人都可以吃。酸甘化阴，如山楂条，或用糖加醋都有这个功效。我们小时候父母在田里干活，口干舌燥，我就用糖加醋冲点水给父母喝，喝完就很舒服。

> ❓ 学生问：老师，这个姜片糖辛甘化阳会不会消耗体内的阴性物质？

老师答：因为这个姜片糖有甘味，甘就产生气，辛就把甘的这股气转化成阳气来补阳。酸甘化阴就是酸味把甘的这股气转化成阴性物质补阴。

生姜皮是利水的，所以常配伍茯苓皮、桑白皮等利水消肿药。

再讲干姜。老姜烘干后就是干姜，一般十斤生姜才能烘出一斤干姜。你去药房称一下药材就会发现质量重的、密度大的一般都是往下走的，而质量轻的一般都是往上走的。这是总体规律，不是绝对的。所以种子药物一般往下走，但蔓荆子很轻所以往上走。

干姜沉，质量重，往下走，暖脾脏。最好的姜是小黄姜，黄色入脾，晒干以后补脾效果很好。理中汤中就有附子、干姜，其中干姜就是起到补脾暖脾的作用，脾肾阳虚、脾寒、腹痛腹泻的患者都能用。干姜温脾，脾主升清，能把水谷精微往上升，升到肺，所以补脾的同时也能补肺，通过温脾把气升到肺上去，散肺寒。小青龙汤就有干姜、细辛、五味子，可以暖脾散肺寒。治疗上热下寒证的半夏泻心汤就有干姜，上为阳，下为阴，中焦痞满，上热下寒，就不通。上热用黄连、黄芩，下寒用干姜，散阴。

干姜是辛味的，辛味能促进升发。有一句话叫"肝随脾升，胆随胃降"，这是非常经典的话，对临床有重要的指导作用。调理脾胃就是调理肝胆。肝郁只疏肝是没用的，还要调理脾。使用干姜把脾的功能恢复时，进一步也把肝的疏泄和升发功能恢复了。

人体有一个最常见的病机就是水寒土湿木郁。水寒是指肾阳不足，脾肾阳虚；土湿是指当脾脏阳气不足时易被湿所困。附子可以解决水寒，干姜可以解决脾湿，再加点疏肝的药就解决了木郁。所以不解决水寒土湿，只想治肝郁，是解决不了的。

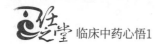
　　我曾治过一例老年男性患者，六十多岁，小肠疝气，做了手术还是会复发。小肠疝气是因清气升不上去，脏器往下垂。我治疗时用逍遥散疏肝健脾，再加熟地黄、肉桂等补气的药，效果很好，疏肝健脾，气就提上去了。

　　如果患者有脾寒就用干姜，如果没有脾寒用白术、茯苓稍微健脾就可以了。干姜用时要打成粉，如果不打成粉里面有很多淀粉煮不透。现在的干姜都不是小黄姜。生姜切开都是淡黄色，走脾土，还有点白色，还走肺。小黄姜是黄色的，补脾暖胃的效果更好。普通的生姜往上走时就会有咽喉肿痛的症状。四川那边把小黄姜做成筠姜，烘焙过后掰开断面像玻璃碴一样，还不到炮姜的程度，比干姜干一点。筠姜暖脾暖胃，不往上走。生姜、干姜都会往上散，会有点不舒服。筠姜只温中，不往上散。生姜走胃；干姜走脾；炮姜走子宫，因此小腹凉、痛经、宫寒用炮姜；姜炭走血分（阴），能止血；姜皮走皮肤；姜炭止血为收敛。从生姜的发散到姜炭的收敛，也算是姜的一路修行了。姜炭是炒炭存性，即生姜炒炭后还保留了温性。艾叶炭偏温，地榆炭偏凉。炒成炭后药物的寒热温凉之性存在，但是散的作用就没有了。子宫肌瘤，如果出血，用止血药又不能寒凉，就用艾叶炭，既能止血安宫，又不会加重宫寒。如果用贯众炭，血是止住了，但是肌瘤也长大了。血余炭在止血的同时还能利尿化瘀。

　　关于生姜的更多用法你们可以关注一下张钊汉，他让癌症患者喝生姜水。比如结肠肿瘤、肝肿瘤，就需要阳性物质把它们化开，所以喝生姜水有效。他有一个方法，把干姜磨成细粉，越细越好，加凡士林，隔水加热至90℃左右，搅拌均匀，做成姜膏。姜膏可以治疗痛证，如类风湿的关节痛，抹上姜膏，再用保鲜膜包裹，就可以感觉到发热。姜可以散阴邪，因此消肿的作用很好。姜膏还可以治痒证。痒是因为不通，"诸痛痒疮，皆属于心"。凡是心脏不好的患者，气脉是不通的，就会出现痛证和痒证。姜膏止痒有奇效。

5. 香薷——夏月麻黄

　　下面讲香薷。香薷可以发汗解表、利水消肿，麻黄也可以发汗解表，利水消肿。麻黄还有宣肺平喘的作用，香薷还有化湿和中的作用。香薷能化湿，麻黄不能化湿。因为香薷既能解表又能利水，所以香薷被誉为"夏月麻黄"。

因为夏天热，如果再用麻黄解表，可能会致汗出太过，从而伤阴，所以夏天感冒可以用香薷代替麻黄。再加上夏天人们贪凉饮冷，很容易导致中焦脾胃受寒伤湿，刚好香薷还可以化湿和中。香薷有一个非常典型的用药指征，就是舌苔很厚、偏白。用香薷去舌苔（夏天吃凉所致）的效果很好，这也是一个草医传授给我的经验。香薷比麻黄的药力稍弱，但是解表作用也很强。

6. 荆芥——解表升阳，散寒邪之外束

下面讲荆芥。荆芥是辛温的。十堰有道名菜——荆芥拌黄瓜，其中荆芥是温性的，黄瓜是凉性的。荆芥有升发阳气的作用，外感风寒之头痛发热、无汗都可以用。荆芥和麻黄、生姜、苏叶都是一类药。家里有麻黄就用麻黄，没麻黄用苏叶，没苏叶用生姜，没生姜用荆芥，用哪个都可以。

本品祛风解表而药性平和，可用于辛凉解表，也可用于风热感冒、咽喉肿痛。很多时候辨证无法分清风寒、风热。比如外感表证颈项不适、咽喉痛，很多人一看到咽喉痛就想到风热感冒，其实风寒感冒初期也会有项背僵急。如果是外感风寒轻证，没有全身疼痛，只有风池、风府处受寒，颈部不舒服，就会导致阳郁。督脉是阳气总督，阳气运行不畅就会郁积，阳郁化热，因此感冒第一天晚上就开始嗓子疼，第二天就疼得唾沫都吞不下去了。第一天是风寒感冒，第二天变成风热感冒。有人说这是风寒感冒入里化热，其实就是外感风寒没有解，体内阳气郁积化热。因此要同时解表清里，荆芥可以解表，再用连翘、桔梗清热。再简单的就是用荆芥配金银花，荆芥散背后的寒，金银花清前面的热。很多时候，治疗感冒要寒热搭配。任脉、督脉、冲脉一源三歧，任脉走前，督脉走后，冲脉走中。督脉下面分为两支，一支从后面向头上走，一支从前面走，所以当后面堵住，阳气升不上去，就转而从前面走，此时就容易出现咽喉肿痛。所以要把督脉后面的分支打开，可以用葛根、荆芥、麻黄；再把前面的热清下去，用金银花、连翘、薄荷、芦根都可以。

这里分享一个止痒的外治方：薄荷配荆芥、地肤子配蛇床子、苦参配艾叶、苍术配黄柏。这八种药，四阴四阳，可以用治所有的皮肤疮疡。痒就是不通，有阳气郁在里面，接下来就是考虑热多还是寒多的问题。如果是起红疙瘩，就用薄荷50克，荆芥10克；如果是白色的，就热药多点，寒药少点，

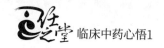

四对药一起用。

蛇床子补命门之火。苦参可以通三焦，利水道。黄柏是树皮，可以清皮肤下的热；内服伤肾阳，虚火上冲就可以用。口腔溃疡患者诊脉的时候如果上实下虚，寸脉大、尺脉小，弄一块黄柏放在嘴里含着，就可以把火降下去。

"诸痛痒疮，皆属于心"。风药可以促进气血运行，促使肝气升发，因肝脏是心脏的母脏，虚则补其母，当心脏能量不足的时候，吃点荆芥也能通过补肝来补心。若心脏的能量加强，气血运行就加强，诸痛痒疮就好了。荆芥能治疮疡最终还是与心脏有关。凡是促进肝气升发的药物对心脏都有帮助，所以少量饮酒是可以强心的。有些同学脸上长痘，也就是疮，诸痛痒疮皆属于心，所以少量饮酒或许也有好处，或者吃点荆芥、紫苏也可以，能够促进肝的能量向心脏转移。

荆芥炒炭有止血的作用，对衄血、崩漏、便血都有帮助。荆芥对下焦出血比较管用，上焦出血一般不用。常见的衄血有鼻衄和齿衄，都属于上焦出血，一般用竹茹。竹茹能够降胃气，疏通冲脉，冲为血海，因而其对上焦郁热有很好的向下疏通作用，所以止血效果特别好。

我曾经碰到一位非常严重的上焦出血患者，七窍流血，情况不妙。当时她刚出院回家，儿子女儿都不在身边，心情很郁闷，越想越生气，导致气往上冲，然后七窍流血。当时给她开了竹茹、紫草、三七粉、甘草。重用竹茹100克，紫草20克，凉血；三七粉15克，止血；再加点甘草，调和药性。用竹茹降胃气，胃气一降，十二经脉皆降。我出诊时竹茹用得非常多，打嗝、呕吐、口臭、牙龈出血、眼角膜出血，上焦气降不下去的都用竹茹。这位患者的药我只开了一剂，但是第二天血就止住了。

我还碰到一位女患者，一直恶心，吹风都恶心，就开了竹茹100克让她喝，三剂药，就好了。

张锡纯有首方子叫秘红丹，是止血的，组成是代赭石、熟大黄、肉桂，其中代赭石往下降，熟大黄泻胃肠浊气，肉桂补下焦火。

《神农本草经》中讲很多药物主寒热，就是既治寒也治热。药物在体内有流动性，就能中和寒热。很多时候寒热错杂的病证，只要能让气流动起来就好了。

7. 防风——开天门，引药达于背

防风，祛风解表，是辛温的药，有甘味。防风辛甘微温，不那么燥，而荆芥、苏叶、麻黄、桂枝都是走窜的，是散的。防风因为有甘味，所以辛甘化阳，自带甘味，自己发散。我的道家师傅经常说一句话："黄芪启地户，防风开天门。"黄芪的根是往地下扎的，可以长一米多深，能够把地下深处的水往上引，因此能够引动下焦之气往上升。有一个黄芪地龙汤可以治痔疮，还有一个黄芪防风汤可以治脱肛。肛门下坠的时候重用黄芪升提，加少量防风可治脱肛。治肾病水肿，可以用黄芪、益母草、川芎消肿。黄芪启地户，就是可以把肾、骶骨、下焦这块能量打开，升上去。用张锡纯的话讲：黄芪就像地气上为云的作用，从下焦会阴这儿开始升上去。阳气浮在上面，也就是上火的时候，就配知母，所以黄芪配知母一升一降，可以完成人体循环。肾不好的、肛门有问题的、前列腺有问题的，就可以用黄芪来"启地户"。

防风开天门，走背部，能把背部打开。很多小孩体质差，一动就出虚汗，就给他吃玉屏风散（黄芪、白术、防风）。黄芪把气往上升，再借助白术中焦脾胃的运转力量把气调到背部去。小儿一动就出虚汗，背部发凉，就用玉屏风散提高抵抗力。如果背部不舒服也可以用防风把药引到背部去。

防风辛温，所以外感风寒、头痛都有效；还有祛风除湿的效果，对风湿关节痛有效；因为能息风，所以对破伤风、牙龈肿痛、角弓反张、抽搐也有效。小剂量防风（10 克左右）作用于上焦，中剂量（10 ~ 15 克）作用于中焦，大剂量（30 克左右）作用于下焦。荆防败毒散中因为防风是风药，能让气升上去，可用于长期腹泻。"清气在下，则生飧泄"，所以长期脾虚的，清阳不升的，拉肚子的，就用防风，它能把清阳升上去。葛根、防风、荆芥都可以把清气往上升。脾虚腹泻的患者用这类药可以很快把腹泻止住，比用补脾药快很多，因为其根本是清气在下导致的，所以把清气升上去就可以了。

这个方子是在拜访孙曼之先生时知道的，当时他很忙，我们就看了看他的病案，发现其中荆芥、防风、羌活、独活这四味药出现的频率非常高，几乎每个方子都用。后来谈到风药时，他就讲了个故事：他的儿子小时候经常腹泻，持续了一两年，试了很多方子都治不好。后来用荆防败毒散，就喂了几勺就不拉肚子了，由此他对风药产生了非常大的兴趣。

浊气在上则生䐜胀，清气在下则生飧泄。上吐下泻，要把气调过来，就用荆芥配大黄。大黄泻浊气，荆芥升清阳。肾衰竭的患者，腿肿、大便不通、腹水，瘀堵在下面，清气升不上去，浊气降不下来，就用荆芥配大黄再加上五苓散。临床处方中，我使用荆芥的用量一般在 20～30 克。凡是左手寸脉不足的、肝郁严重的、阳气升不上去的、背部凉的、脸色不好的，都可以用荆芥。

前面讲过桂枝是通的，麻黄是散的。荆芥没有麻黄的力量强大，有些人身体太虚用麻黄可能会汗出不止，就可以用荆芥。所以一般用荆芥升阳，用麻黄发汗。

8. 羌活——具剽悍之气，解表力强

下面讲羌活。羌活有祛风除湿的作用，治疗风湿病的效果好。羌活的气味很窜，有菊花心。

羌活又分为羌活头、羌活尾、羌活身。羌活头的味道很冲。倪国栋老师所在的武当山有一个内丹散，喝完之后会感觉皮肤刺痛，如被针扎。羌活喝完也是这样，是气发散到全身的感觉。

气味冲的药往上走，作用于上焦。就像我们喝酒一样，白酒一闻味道很冲的，肯定上头；如果闻着没什么味，很清淡，喝起来又很辣，那就是往下走。因为羌活往上走，所以喝完后背会发热，因而用于肩背疼痛、肢节酸痛，上半身疼痛更为适用，但到不了头部。

羌活头可以到头部，但它的主要作用还是在背部。所以羌活、防风都可以把药力送达背部。九味羌活汤有较强的发散风寒和止痛的作用。九味羌活汤方用防风、细辛、川芎、苍术、黄芩、生地黄、甘草，分经论证。所以像爬山受寒，背部出汗发凉、酸痛就用羌活除湿散寒。羌活还能治太阳经头痛，去诸骨节疼痛。麻黄也能去诸骨节疼痛。感受风寒之后关节痛、后背酸痛都可以用羌活。羌活的气味比较大，比较窜，所以不宜久煎。一般把羌活打成粉后下，煮三五分钟就可以了，久煎容易把药味煎没了，也就没有药效了。羌活药用 3～5 克后下，效果会非常好。现在很多人直接用 20～30 克，还没有后下，效果反而不好。这个药比较名贵，一个羌活头要几百元，还容易掺假，因此辨别的时候要注意是不是有菊花心。

羌活为风药，能祛风胜湿，但所有的风药都伤胃。胃喜湿恶燥，风湿病关节痛的患者用羌活祛风止痛，但同时它还能胜湿，胃里面的湿都被去完了，胃也就干了，就不舒服了。

我之前治过一位感冒后浑身疼痛的患者，给他用了九味羌活汤，感冒好了，但是胃疼了三天。患者也没说，以为是药物反应，就又开了养胃阴的药。其实只要在九味羌活汤中加点蜂蜜或甘味药，减少对胃的刺激，就可以避免造成胃痛了。

这里讲一下防风通圣丸，方中解表药防风、荆芥、麻黄、薄荷，清热药大黄、芒硝、栀子、滑石、石膏。其组方思路是解表和清里。很多时候我们面对的病机是表证不解，里气不通，瘀在里面。这时通过防风把表一解就轻松了，然后再泻下，通常气机就顺畅了。有一句话讲"解表一身轻，里通一身劲"。如果感到浑身疲惫，那就是表证不解。很多居住在深山里的道士都喝酒，因为山里寒湿重，喝点酒，可以解表。如果腿没有劲，就说明腑气不通。现在很多人腑气不通，便秘，手脚心发凉，用简单的荆芥配大黄解表清里就可以解决。

9. 藁本——颠顶痛之要药

接下来我们讲藁本这味药。它的性味也是辛温的，和羌活有点相似。两者的区别在于，羌活的发散风寒的力量比较强，且除风湿止痛有奇效，主要作用于腰背部和肢体的关节处。而藁本不一样，它有一个非常典型的特点，就是治疗颠顶痛。藁本可以用于外感风寒所致的头痛、颠顶剧痛、痛连齿颊及偏头痛等症。所以我们在临床治疗时有一个辨证的特点：比如颠顶痛，就放藁本，前额痛就用白芷。因为白芷可以到达额头，用于治疗阳明头痛；而藁本的药力可以到达颠顶。一般的药物都无法到达颠顶，能够抵达颠顶的药物比较少。藁本能发表散寒，上达颠顶，有止痛之功，常与白芷、川芎同用，如神术散。这是它最显著的特点。它还用于风、寒、湿邪所致的痹痛、肢节痛等症，多与祛风除湿之羌活、防风、威灵仙、苍术等药配伍。因此，在临床应用时，只要记住第一个主要特点就行了。只要是颠顶头痛而去使用藁本，都能起到很好的效果。

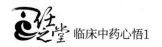

10. 白芷——前额痛之妙药

接下来讲白芷这味药。它的功效是解表、祛风燥湿，用于治疗阳明头痛、眉棱骨痛、头风痛、齿痛。当患者有额窦炎时，额头会出现闷痛的情况。届时如果接受西医的治疗，使用抗生素等药物则效果不佳。若能使用白芷，则能够起到很好的效果。即使单用一味药，比如用白芷做成的药丸，对阳明头痛都有效。所以白芷和藁本这两味药的特点是：一味治疗阳明头痛，另一味治疗颠顶头痛。不过在治疗阳明头痛，也就是额头痛或者眉棱骨痛的时候，可以把使用剂量稍微加大一点。

我曾经有一个患者得了额窦炎好几十年，在医院住了一周，额头还一直闷痛，没有任何缓解。最后患者来找到我。我就用白芷30克，一剂药下去，患者的疼痛就减轻了。这味药治疗阳明头痛的效果非常明显，是它的一大特点。

用白芷这味药时，患者在脉象上常表现为右寸不足（右寸对应手阳明大肠经，肺与大肠相表里）。当右寸瘀滞、升不上去时，使用白芷这味药，右寸马上就能起来。请记住：如果左寸不足、左关郁大，我们想要直接补左寸就用桂枝。所谓"虚则补其母"，要想从"母亲"那里调动能量，我们可以使用柴胡、川芎、荆芥等药，或者用薄荷、苏叶、麻黄也行。只要使用辛散、疏肝的药，都可以从左关向左寸调集能量。因为酸味入肝，肝藏血并且体阴用阳，主生发。所有辛味的药都可以促进肝气升发，故能够从左关向左寸调集能量。要想从右关向右寸输送能量，就用白芷。所以在临床上凡是右寸不足，直接使用白芷，稍微喝一点下去，患者的右寸脉立刻就能起来了，效果非常明显。

另外，白芷的燥湿功效也不错，可以用于带下病的患者，能够帮助燥湿止带。有妇科病的患者，如果白带多的时候使用白芷，就能把下面的阳气升上去，相对的湿气就会少一些，白带就能更干净。具体应用时，湿热带下则需配伍应用清热除湿的药；而寒湿带下则常与海螵蛸、白术、茯苓等配伍应用。白芷的力量能够下达子宫，同时又能升起直接到达额头。不论是湿热带下还是寒湿带下，白芷都能够把下面的阳气升上去，使湿气少一些。所以白芷的性是往上升的。当它到达额头时，就能治疗前额痛。白芷还可用于疮疡肿痛，脓未溃者能散，脓已溃者排脓，有消肿排脓、止痛之功，为外科常用之品。有一首方剂名"仙方活命饮"，是治疗疮科常用的药，其组成歌诀为"仙方活命金银花，防芷归陈草芍加"。在西医的观念里，脓、疮的产生是因为人体内细菌或病毒等感染导致的，中医则不然。中医认为疮疡其实是气血瘀滞导致的。

我们在治疗疮疡时通常有以下几个思路：

一是活血化瘀的思路。因为气血瘀滞导致疮的产生，所以以活血化瘀可以治疮。使用乳香、没药可以治疗很多疮科疾病。将乳香、没药各等份，用酒调成糊状，敷在疮疡上，能起到很好的治疗效果。中医治疗疮科疾病是以活血化瘀为主，认为把瘀热散开，病自然就好了。

二是以清热解毒加疏散的方法来治疮。比如连翘为"疮家圣药"，能够清热解毒、消肿散结。它还有辛散的作用，能把瘀滞散开，能活血。前面我们曾经讲过，荆芥能够活血，促进血脉运行。麻黄虽然不活血，但是它辛散，而辛散能使气升散，气行则血行，故而能促进血脉运行。这些虽不是活血的药，但是却能够从另外一个角度促进血脉运行，从而治疗疮疡。当你们明白这个道理之后，解决气血瘀滞就能够有很多的办法了。有一些患者是否一定要用活血化瘀的三七来解决气血瘀滞的问题呢？非也。

其实解决气血瘀滞至少有三种思路：

第一种思路：直接用活血的方法，所谓"见病治病"。比如丹参、桃仁、红花、三七、乳香、没药。

第二种思路：通过行气活血。比如用川楝子、木香、香附行气，气行则血行。同时，在行气时还可以用辛散的药，如荆芥、薄荷、麻黄等。前面提到过，麻黄吃后能使心率加快，也是因为有活血的作用。

第三种思路：虽然人体内气血很流畅，但是若严重阴虚，水少，同样导致血瘀。比如你煮了一锅稀饭，结果水放少了，那么稀饭就会变得很稠。这时候不管你怎么搅动它，依然很稠。怎么办呢？你可以往里面加一瓢水，把它稀释，然后再轻轻搅动一下，就不会黏稠了。由此我们知道还有一种方法可以解决血瘀，就是滋阴。所以把水补起来，把阴分养好，血自然就流畅了。治疗血瘀就有这三种思路可以选择。

在行气方面，用行气的药可以，用辛散的药也可以。但是如果患者本身阴分不够（长期失眠，脉很细），这时候再用荆芥、防风、白芷、羌活这类

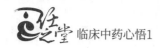

辛温的药，就会辛燥耗阴。所以用此方法活血时，一定切记避免损伤患者阴分。在治疗血瘀时，第一个思路是养阴，而不是散气。首先应该看阴分够不够，血浆容量怎么样。如果不够，用活血的药就搅不动；用辛温、行气的药还会耗阴。只有当患者血浆容量够了（脉粗细合适），此时再用行气的药效果才会好。

前面我们讲过苏叶，它是温性的、辛散的，能解鱼蟹之毒。而白芷可以解很多食物里黏滞的成分，所以做菜的时候多放一点白芷，可以除肉里面的油脂。我给大家推荐一道很好吃的菜，就用白芷加当归炖鸡。取当归十克左右、白芷五六克，这两味药加点盐、姜和其他的调味料来炖鸡会非常香。因为白芷的作用是辛香走窜，所以可以散黏滞。我们在吃卤菜的时候，都会放一些香料进去，如白芷、白豆蔻、砂仁、陈皮。讲到香料我这里插一段话：有一味药叫香菜籽，它有一股非常独特的香味、奇香。吃完它后会口齿留香。所以在做卤菜的时候可以加一点香菜籽，那么这道菜就会非常开胃，而且吃完不会感觉腻。那么香菜籽这么香，它能够起到什么作用呢？它可以代替麝香。因为它的辛香走窜力量很强。在治疗脑梗死或血管类疾病时，可以加用香菜籽。它走窜力量非常强，能够解决体内瘀滞的问题。而且香菜籽也很便宜。很多人用白芷来代替麝香，但其实香菜籽比白芷还要强上几个等级。在我了解的植物药里，能够代替麝香的就只有香菜籽了。

讲到白芷，它还有一个很值得记忆的功效就是祛除面部的黑斑、黑气。因为白色属肺，而肺主皮肤，所以白芷能够用辛散的力量将皮肤上的黑斑散掉。有一个方子叫五白散，由白芷、白茯苓、白芍、白术、白及组成。为了增加疗效，将药的力量渗透进皮肤里面，还可以加生麻黄。因为用完生麻黄之后，皮肤的毛孔会扩张，从而能更好地祛除黑气。此外，方中还可以加桃仁、红花；如果体质差的人还可以加西洋参。我有一个道家朋友曾说："要想皮肤好，西洋参少不了。"其实给我使用西洋参治疗皮肤病信心的是一位老太太。她的皮肤管理得非常好，特别细腻。六七十岁的老人看上去就像四五十岁一样。她告诉我："我什么化妆品都不用，就用西洋参。"她把西洋参煮水之后，装进小瓶子然后在冰箱里冷藏。每天就用西洋参水敷一点儿在脸上，使皮肤充分吸收。其他部位，比如手上的皮肤也可以拍一些。如果是皮肤比较干燥的，可以加点蜂蜜；若皮肤比较黑的，可以加牛奶。这样可以起到一个很好的护肤效果。

以前我们还会放一味白蔹进去，效果也好，但是会有人过敏。我经过试验就发现，白蔹这味药使用人中十个有两三个会过敏。所以我们在组方时就不考虑这味药了。

最后总结一下：白芷内服可以解决阳明头痛，调节带下量多，还可以治疗胃里面的湿气，因为它有往上升的作用；而外用则可以祛斑美白，治疗疮疡肿痛。白芷和藁本就讲到这里，这两味药要比较着记忆。记住颠顶痛用藁本，前额痛用白芷。

11. 苍耳子——能升阳，通督脉，宣鼻窍

大家基本上都知道苍耳子能通鼻窍吧？它用于鼻渊、头痛、不闻香臭、时流浊涕等症。苍耳子和辛夷属于药对，都能宣通鼻窍。那么苍耳子为什么能宣通鼻窍呢？我们讲过，诸子皆降，蔓荆子独升；诸花皆升，旋覆花独降。故此苍耳子应该也是往下降的，但是为什么它能够上通治疗鼻窍不通呢？你们思考一下这个问题。因为苍耳子是种子，在没炒熟时是有升发之力的，所以能够往上升。炒过的种子能直接到达肾，而没炒过的种子往下降后会再往上走到肝。那么苍耳子没炒过的时候就能往肝上走，有升发之力。苍耳子的表面有很多刺。前面我们讲到的药有藁本、白芷、防风、羌活、荆芥，这些药都有辛味。它们本身具有宣散走窜的力量。而苍耳子其实辛味不是很浓，但是它的刺具有宣通、宣发的作用。我们讲过："叶边有刺能消肿。"所有有刺的植物本身就具有宣散的作用。所以苍耳子往下走后会再往上升到肝，将心脏的力量提起来之后，还能继续走督脉，把督脉打开后往上升。它能提升下焦的能量往督脉上走。因为苍耳子能将阳气经督脉往上升，所以如果头部的阳气足了，鼻子也就通了。

我们再思考一下，苍耳子除了能够治疗鼻塞外，还能治疗哪些相关的疾病？苍耳子能把下焦的能量通过督脉上升到头部，所以与脊柱相关的疾病用它都有效，比如颈椎、腰椎、胸椎的问题，以及背部疼痛等。另外，头部的疾病，如鼻塞、脑梗死后遗症等都有效。苍耳子是一味非常神奇的药，不仅仅是能治疗鼻塞那么简单。我们在治疗脑梗死后遗症的时候，就可以用辛夷花加苍耳子。辛夷花，又叫木笔花，非常香，本身长得像毛笔头一样。它的香气能够直接到

达头部——当树木要开花的时候，全部的精华物质会向花苞处汇聚，为了最后将花朵顶开。故此一棵树上的所有精华都会在花朵上汇聚——所以当你鼻子不通，闻不到香味儿，或脑袋昏昏沉沉的时候，拿些辛夷花熬水喝，很快脑袋就清醒了。我在治疗脑梗死患者的时候就用辛夷花、苍耳子，可以通督脉。这些只是大概的思路，目的是让大家打开思路，而不是说按照书本上说的：辛夷花宣通鼻窍，苍耳子也宣通鼻窍。我们要记住药物的作用原理，知道原理之后就能解决好多问题。

学习中药就要去研究它在人体内的走势，这样才能举一反三。

苍耳子的刺有宣通、祛风止痛的作用，所以若我们的皮肤下面有湿气，也可以用苍耳子来祛风除湿。《神农本草经》中载苍耳子："主风头寒痛，风湿周痹，四肢拘挛痛，恶肉死肌。"其实《神农本草经》中记载的能够疗死肌的药物很少。死肌就是指皮肤、肌肉麻木不仁。比如你的皮肤表面犹如覆盖一层厚厚的鱼鳞，这时候就可以用这味药。

很多女孩子在冬天的时候把裤腿撩起来，能在腿上抓出一条条白痕，就像一片片鱼鳞一样。这些人的皮肤很差，而且脾虚、不爱出汗。那怎么办呢？这种疾病你去医院也没法治，而且也不是什么急症。这时就可以用白术，再加一些苍耳子外用，以疗恶肉死肌。苍耳子还可以治疗白癜风。因为白癜风是因皮肤下面有水湿之气，而紫癜风则是皮下有瘀血。所以用活血化瘀的方法可以治疗紫癜风，而祛风除湿的药则可以治疗白癜风。将补骨脂和苍耳子打碎泡酒，然后外用就能治疗白癜风。因为苍耳子能够祛除皮肤下的水湿之气。既然讲到白癜风，那么我再插说一首单方。在《奇效良方》里记载这样一句话："平旦以手掠取韭头露水，涂之极效。"就是说，在早上的时候取一点韭菜叶子上的露水，然后涂抹在皮肤上就可以治疗白癜风。因为韭菜是辛散的、壮阳的，能够把皮肤下的瘀滞散开，把湿气散开。那么为什么皮肤里会有水气停留呢？这就与我们的心脏有关系。所以方药里要注重强心，加上疏散的药物。苍耳子能使清阳之气上行颠顶。它可以把阳气通过督脉送达头目。那么对督脉有帮助的药有哪些呢？督脉、任脉属于奇经八脉，而走奇经八脉的药非常少。除了上文讲到的苍耳子，还有乌梢蛇、蜈蚣、鹿角片、鹿茸、土鳖虫、金毛狗脊，这些药走督脉。

接着说苍耳子，我再给大家讲一个故事：我曾经有个患者，他得了过敏性鼻炎，一直都治不好。虽然过敏性鼻炎看似是个小病，但是并不好治。最后找到我，我给诊脉就发现，他的左手寸脉不足（左手对应督脉，右手对应任脉）。当左手寸脉不足的时候就意味着后面的脊椎的这一节不通，阳气升不上去。因为左寸不足，督脉之气一直升不上来，所以他的鼻子一直不通。当时我就想，既然要通督脉，那就用苍耳子、乌梢蛇。而且我觉得应该把乌梢蛇的用量加重一些，把督脉通一下。一般人用药的量是十到十五克。我心想不就是蛇吗，别人吃蛇肉的时候，三五斤都能吃，于是我就给他开了五十克的乌梢蛇。那次是我用蛇药剂量最大的一次。方中其他药用的都是正常剂量，只有乌梢蛇加重了剂量。我给他开了三剂药就让他回去了，也没有复诊。过了一两个月，他带着一个亲戚过来看病，结束的时候他手里拿着亲戚的药，回头和我说："小伙子啊，你看病还怪厉害的。"我说："咋了？"他说："我这个鼻子，治了三年都没好。结果你上次开的那剂药，我才喝了一次就通了。"我突然想起来问他："你上次的药是不是不太好喝啊？"他说："哎呀，那药难喝得很，又腥又臭。"因为乌梢蛇是动物尸体，包括蜈蚣之类的药，熬出来都味道不好，又腥又臭。这个患者喝了一次，"唰"的一下鼻子就通了，所以乌梢蛇通督脉的力量很好。此后我就知道这味药的治疗效果很好。但是如果患者不爱喝乌梢蛇怎么办呢？我们还有很多办法可以代替这味药。现在我基本上不用乌梢蛇了，因为市面上有太多假货了，而真品要卖到六百到七百元钱一千克。那么不用之后怎么办呢？遇到这种情况可以给患者做督脉灸。一般做一次下来像这种长期的过敏性鼻炎患者，都能好得差不多了。

诊病时如果发现患者整个腰背部不舒服，很僵硬，鼻子也不通气。你就可以拍一拍他的委中穴，然后腰背就松了，腰背一松整个阳气就升上去了，鼻子就通了。所以拍委中可以治疗过敏性鼻炎、鼻塞，效果非常好。很多过敏性鼻炎的患者都是因为背部阳气升不上去导致的。倪海厦曾经讲过，按委中穴可以治疗鼻塞、鼻炎。无独有偶，我在探索这个方法的过程中，刚好碰到有人从外地来找到我聊天。他说最近学到一招，可以治疗过敏性鼻炎鼻子不通气。我说我也学到一招。我让他先说。他的办法就是拍背部，拍督脉，再拍拍背部的膀胱经，鼻子唰地就好了。我分享的就是用乌梢蛇来通督脉，进一步论证用苍耳子也可以，再进一步论证我们拍委中也可以治疗过敏性鼻炎。鼻子的问题其实就是全身性的问题，不能只盯着鼻子去治疗。首要任务应该是把督脉给疏通开，甚至还要把下焦的气化功能给恢复了。比如用熟地黄、肉桂。还可能你需要服用桂枝地黄汤或者乌鸡白凤丸。最后，就像是要发射一颗人造卫星，你要把它安在火箭上，才能一下子冲上天。如果你下面没有这个火箭，下焦丹田没有能量，那么就升不上去。你看这些体质比较强的人，就不容易患过敏性鼻炎。而这些长期精亏的、肾虚的，下面阳气不够，督脉升不上去，就容易头昏脑涨、鼻子不通。所以一个鼻子问题，要做到上病下治。

讲到苍耳子还要提一下苍耳草。它的气味要比苍耳子浓郁很多。我们闻苍耳子的气味不是很浓，不过它身上有很多的刺。因为有这个刺，所以它能够穿透很多东西。它的力量就是靠这些刺发挥出来的。而苍耳草性味苦、辛，微寒，气味很冲。苍耳草的气味不亚于藁本、羌活。因为这个苍耳草的气味很冲、很散，所以对皮肤病的祛风效果很好，可以用于麻风、疔毒、皮肤瘙痒。所以苍耳草在止痒方面非常厉害，比荆芥还要强很多倍。因为这个药有小毒并且太燥，所以很少用于内服。我一般不用于内服。民间草医遇到皮肤瘙痒的患者，都会采集这种草然后熬水来清洗皮肤。苍耳草耗气散血，不宜用于虚人。因为它太散了，会散真气，真气一散人就垮了。

苍耳草一般就以外用为主，而且在使用时要注意不要久用、剂量不要太大。因为用后可能会导致患者不停地出汗。

12. 葱白——通阳气，宣闭阴

葱白为百合科多年生草本植物葱近根部的鳞茎，就是我们食用的葱下面白色的部分。它的功效是发汗解表，散寒通阳，解毒散结，用于风寒感冒轻症。葱白辛散发表，常与生姜、淡豆豉配伍，以增强发汗解表的功效；与生姜配伍，即连须葱白汤；与淡豆豉配伍，即葱豉汤。那么葱我们在用的时候，把上面青色的部分（葱青）剪掉，得到的下面带须的部分就是葱白。它还可用于阴寒内盛，格阳于外，症见腹泻、厥冷、脉微者。葱白还能散寒通阳，与附子、干姜配伍，即白通汤，有助于附子、干姜温里祛寒。单用炒热，外熨脐腹，亦有散寒通阳之效，可用于寒凝气阻，腹部冷痛；或膀胱气化失司，小便不通等症。它和桂枝一样具有通阳的作用。桂枝通阳走左路、左手，通血脉，能够温通心脉；葱白是白色的，走阳分，所以它通腹部之气的效果非常好。

很多患者受寒之后肚子胀、不通气，喝点葱白水下去，对外能够发散表邪，对内能够上下宣通、通三焦。比如腹部有包块，肚子摸上去是凉的，就用葱白。当你们为患者诊脉时，如果左右手的寸脉都很微弱，小肠脉摸不到，腹部又胀，用葱白熬水喝就能通。喝完之后患者会不停地放屁。因为葱的内部是空的（中空能通表里气：表气就是发汗，里气是肠道），所以表里气一通，肠道一通，人就舒服了。曾经有一个老太太，没有上过学，也不识字。她有一次在网上看视频，听到一位专家讲：吃薏苡仁能够除湿。她听完就去买了十千克薏苡仁。那时我的药房刚开，她找到我说："小伙子啊，你给我点薏苡仁。"我说："你要多少？"她问："多少钱啊？"我说："这个薏苡仁便宜，一斤才十几元钱。"于是她就买了十千克。我问她："你买这么多干啥呢？"她回答说："前段时间我体内湿气重、脚也肿，然后看电视上说薏苡仁可以除湿，我就喝。喝了一两斤之后，脚不肿了，人也轻松了。"她就想要我给她批发点薏苡仁。因为薏苡仁就是食品，可以当作食材使用，也很安全，我就给她批了不少。之后一两个月，她又过来找我买药。她说："上次的薏苡仁喝完之后，我就有了一个心得。脚肿也消了，人轻松了，也瘦了，浑身都有劲。我就在熬薏苡仁的时候放三根大葱，喝完效果很好。胃里面的寒也消了，阳气也升上去了。"就是这个老太太，她自己琢磨出来这个大葱加薏苡仁的方法。因为薏苡仁本身就可以除湿消肿，对于肿瘤、腹部包块都有效。它还有抗癌的效果，反复地喝能消除体内肿块。如果觉得薏苡仁偏寒可以放点大葱进去，大葱可以通阳。而很多人会在用薏苡仁时会炒一炒，但是炒完之后的药性和不炒时是不一样的。炒完之后，它会有焦香味，功效以健脾为主，而不炒的时候就以除湿解毒、消肿为主。功效不一样，但是不炒的时候药性偏凉，所以可以放点儿葱白进去，以抵消薏苡仁的寒性。所以如果你们有脚肿，或体内有湿气，就可以用薏苡仁和葱白熬水喝。这个小方子我后来试用过很多人，效果都挺好的。

葱白外用能解毒散结，用于疮痈疔毒，单用可捣烂敷患处，若加入蜂蜜，解毒散结效果更好。因为葱是辛散通阳散结的，且只要是辛散的药物都能消肿。如果你们身上长了疔疮，或是被蚊子咬了，就可以试试用辛香的药外涂，比如荆芥就可以。大葱禁忌与蜂蜜同食，二者配伍用于解毒时外用可以，但是内服是有可能毒死人的。小时候，我们在家里鉴别蜂蜜的真假时，就会拿一根葱放在桌子上，然后将蜂蜜倒上去。这时候就会起化学反应，在葱上面会冒泡泡。如果是假蜂蜜就看不到这种现象了。因为葱白有通阳的作用，所以当人体内有

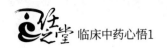

气闭，或小便不通的时候，就可以用葱白恢复膀胱气化功能。

我曾经治过一位耳闭患者，他不是听不见，而是总感觉耳朵里塞了一团棉花一样。当时这个患者就对我说："我这个耳朵闭的很，像是有棉花堵住了一样。"这个病我之前没治过，于是就试着把葱掐一掐塞进他的耳朵里，留一部分露在外面，等了差不多一个小时之后再拔出来。葱白有宣通、通阳的作用，能够散寒通气，所以插完之后，患者不一会儿就给我打电话说我插上去之后耳朵立刻就好了，气就通了。前面我们讲过，大葱加酒蒸治疗食管癌，取的就是大葱的宣通作用。我们可以这样想：桂枝是走血脉的，血管不通的都用桂枝；气、经络、肠道、三焦不通的就用大葱。你们回去想一下，如果是三焦不通，肚子长包块、硬块，就应该多吃点葱。

13. 胡荽——解表散寒的蔬菜

胡荽其实就是香菜，可以应用于麻疹初期，透出不畅。外用本品煎汤熏洗，或趁热频擦，能促使疹子顺利外透。若因风寒外束，疹出不快者，本品内服有发汗解表与透疹之效，可配入解表透疹剂中使用。胡荽其实既可以发汗透里，又是一味辛温的药。在我们感冒的时候可以用紫苏叶，也可以用这个胡荽熬汤喝。因为这味药是辛温的、往上发的，所以如果你咽喉肿痛或内有郁热，就要少吃这个药。胡荽的种子刚才讲过，就是香菜籽，它可以代替麝香使用，这个特点要记一下。

辛温解表药就讲这几味，让我们最后总结一下。

辛温药我们讲了麻黄、桂枝、紫苏、生姜、香薷、荆芥、防风、羌活、藁本、白芷、苍耳子、葱白、胡荽。接下来我们看，这些药的总体特点都是辛温发散的。阳气是从内往外宣发出去的。阳气从下焦、肾，气化，然后到中焦（肝随脾升）再从左路升上去。那么所有这些辛温的药都能帮助我们将阳气从左路升上去。因为督脉是阳气的总督，所以阳气也会走督脉升上去。所以这些药对督脉升阳气也有帮助。前面我们讲过左侧是体阴用阳，那么这些辛温的药帮助的是我们左侧"用"的部分，不是"体"的部分。所以这些药物的目标是把阳气用出去，而用的时候就会耗掉下面的阴。所有辛温解表的药都有可能耗阴，因此要记住用药的时机和长短。长期服用会耗伤下面的肾阴，导致体内脏腑的津液不足，从而出现阴虚、口咽干燥。所以在使用此类药时要配上气化的药，配上补肾阴、肾阳的药来共同气化。通过气化的作用，再把能量输送上去。我们督脉是阳气的总督，背部的督脉下面走的是水，上面走的是气。

有一次我和一位广西中医药大学讲针灸的老师一起坐车去武当山，在车上聊天，我就问他："督脉走的是气还是水？"他就说督脉上面走的是气，下面是水。它是体阴而用阳的，用阳就是往上，走上面就是气，到了下面就是水。所以人的气从左侧往上升的时候，下面的阴性物质到了上面就转化为气了。所有这些辛温的药都是把下焦的阴性物质往上焦送，从体内往体表输送。因为是辛温的药，所以有疏肝的作用。左侧的气要靠肝和脾转上去，因为肝随脾升，所以这些药都对肝有帮助。这就是归经，从这个角度再看书上所写的归经好像就不是那么回事了，因为这些药都有相类似的功效。

感冒的时候，表实无汗就用麻黄。如果是行气可以用苏叶。如果是病到筋骨这一块，筋骨疼痛，那么我们可能就会用藁本、羌活这些解决筋骨疼痛的药。现在我们再深度解析一下，为什么感冒会出现身痛腰痛、骨节疼痛？为什么会肌肉酸痛？我跟大家说的这些辛温解表的药，如果你们把我下面这段话理解清楚，你们在医学上的造诣会提升很多，甚至与日俱进。因为这些是我在临床研究许多年才得出来的东西，也是找了一些相关的资料佐证才确定的东西，一定要牢记。

我们体内百分之七十是水，而水是通过三焦系统运行的。三焦包括我们的皮层、脂肪层和肌肉筋膜层，所以它们都是水运行的通道。当人体受寒之后，这些筋膜脂肪层都会凝固，因为寒会使它们凝固。当凝固的时候水液气化就会出现障碍，因此正气没法气化输运过来，阳气升发受阻，外面寒邪入里，就会出现筋膜凝固。寒性收敛，阳气无法流动温养脏腑组织，就会出现关节型的肌肉疼痛。因为筋膜收缩的时候，肌肉也会跟着收缩从而导致疼痛。治这个病其实很简单，我们只要把阳气从里面释放出来，把筋膜三焦里的寒气释放出去，让阳气布达体表，这个病就化解了。

有一位四川的老中医叫陈潮祖，他用了毕生的精力研究出了五通汤。他认为肝系筋膜受寒邪会导致一系列疾病，在上就是流鼻涕、打喷嚏，在肺就是咳嗽、咳痰，在体表就是肌肉僵硬、筋骨疼痛，在肠道就是腹泻。因此，他都是用辛温的药来解决这些问题，且有很好的疗效。你们可以上网查一下五通汤或者陈潮祖关于肝系筋膜的论述。学完之后再来看我们讲的这些辛温解表药，你才知道有多大的意义。之后你就会就会恍然大悟，原来是下面的筋膜受寒导致的这些病。比如你有个地方疼，用手一摸是凉凉的就是受寒了。此时筋膜处在一个收缩的状态，就要用辛温类的药，所以可以弄点热酒搓一搓。

我小时候在农村，家里最多的药材就是热酒。将酒用打火机一烤，烤完之后再用热酒一直搓，皮肤会感觉像冒火一样，但是搓完之后很多肌肉酸痛就好了。这是一个简单的方法，就像我们拿麻黄熬水喝一样。你们把这个方子和理论搞清楚，那陈潮祖的经验精华就学到手了。

麻黄就像一团火，哗地一下散出去；苏叶就像高铁，唰地一下通过去了；桂枝、葱白就像士兵，兵分两路，一列走左边，一列走右边。这样想，你的思路就会不一样。桂枝是通出去的，那么它就是从动脉走，从静脉归。射出去、通出去的是动脉血，收回来的就是静脉血，所以回来的时候走的就是静脉血，不是动脉血。静脉血归来要靠白芍，因为白芍是往内收的。如果静脉曲张收不回来，就要重用白芍，它帮助静脉血向心脏回流。桂枝可以把心脏的血推出去，所以当四肢手脚冰凉，阳气不续接的时候就可以用桂枝。反过来，若四肢的血收不回来就可以用白芍。这其实也是一开一阖的问题。麻黄是开出去的，杏仁是阖回来的。我们通常将祛风的药称为风药。颠顶之上，唯风可达，因此头病只有风药才能治疗。白芷、防风、羌活、藁本、川芎、荆芥，这些风药都可以把药力引到头上去。风药具有升阳的作用，因而还能升阳止泻。"清气在下，则生飧泄，浊气在上，则生䐜胀"。风药能把下面的清气升上去，从而起到止泻的作用。

————一个是从里向外辐射出去——麻黄；一个是从下往上升——风药。血要通靠桂枝，气要通靠葱白。阳气流通的路线不外乎从下往上、从内往外，然后把通道打开。把它理解之后就很好办了。

筠姜是介于炮姜和干姜之间的东西。筠姜是四川那边将小黄姜通过烘焙之后制作出来的。假的少，一般制作不出来假的。它已经是成品了，买回来可以直接打成粉用。炮姜可以往下收的更深一些。筠姜因为介于两者之间，所以喝下去可以温中焦的脾胃。筠姜吃完之后不会出现咽喉肿痛的症状。治疗小腹凉，可以将炮姜制成细粉用黄酒冲服，还可以把它用蜂蜜搓成丸子吃。我们曾经做过一个地火丹。天一生水，地六成之；天二生火，地七成之；天三生木，地八成之；地四生金，天九成之。那么要把这下丹田地二火生起来，我们要用到硫黄、小茴香、补骨脂，将它们研成细粉之后用蜂蜜调，然后敷在肚脐上用胶布固定，就能把下面的丹田火补起来了。它对痛经、宫寒、心脏阴寒也有好处。干姜是用老姜晒出来的，不能用嫩姜晒，因为嫩姜水分含量太高了。用嫩姜晒，可能 10 千克都晒不成 0.5 千克。用嫩姜晒得到的干姜就像薄皮一样。老姜辣一些，淀粉含量足一些，味道就会雄厚一些。当年发的叫嫩姜，它能走表，发散力量强一些。就像附子一样，今年种在地上明年长出来一个侧枝，那这个侧枝就叫附子，而下面的主干就叫乌头。

有人或许会有疑问：防风的解毒效果还可以，那么在野外吃到有毒的蘑菇，能用防风解毒吗？

医学书籍浩如烟海，有关防风的资料你可以查出几万条。关于每味药的使用你或多或少都能得到很多不同的信息。我没有食物中毒过，也没有用这个方法解过毒，所以不能轻易下结论。但是防风的确可以解很多毒，比如在使用附子之后，就可以用防风煎汤服用，可解附子、乌头中毒，这是有文献报道的。其实解这些附子、乌头中毒最好的办法是什么呢？是用甘草。附子吃完之后产生的毒性表现通常是心悸、急性心力衰竭，不是中毒之后就马上就死了。它只是会对某些脏器造成伤害。附子吃完之后致死的原因通常是心脏的问题。心悸就是嘴麻、舌头麻，因为舌为心之苗。心脏出问题舌头就会开始麻起来。心主血脉，如果全身血脉不通，就会出现麻木。比如你用绳子把手缠住，一会儿手指就会麻了。我们有一个朋友用附子泡酒喝，喝完之后就急性心力衰竭了，被送到医院抢救。然后打电话问我有没有什么办法。我说我没有处理过这个情况，试试甘草吧。因为甘能缓急，甘能伏火，让火往背后走就没事了。附子这味药很好，就像一匹烈马、千里马，关键在于如何驾驭它。如能驾驭就能变废为宝，不能驾驭就会出问题。驾驭附子的方法就是重用甘草，让它走背后，不走前面以免损伤到心脏。

很多看似复杂的疾病，有时是因为没有及时治疗导致的。如受寒受凉，开始时背凉、背心痛、咳嗽，咳了三五个月、一年，甚至三五年都没好，最后咳到吐凉痰。这和肺寒有关，因为一直没有痊愈，最终成了肺癌。因为经脉一直没能舒展，所以不舒服。比如我的背，一受寒就不舒服、咳嗽，通常喝点高度白酒，二三两下去之后，一发热，寒一散，就舒服了。通过辛温的药把阴寒一散，筋膜寒散了，舒展开了，就好了。

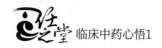

二、辛凉解表药

1. 薄荷——辛凉走窜，透发郁热

下面讲辛凉解表药。辛凉解表药，性凉味辛，跟辛温药相比，作用更和缓一些，以宣散风热为主。薄荷，用于外感风热、温病初起、头痛发热、微恶寒等。薄荷辛凉宣透之气非常强。《本草纲目》中载其治咽喉口齿诸病，所以很多牙膏和口香糖中都会用到薄荷。含有薄荷的牙膏或口香糖，可以使口气清新。早晨起床后口里的浊气很重，用带薄荷的牙膏刷牙后立即就很舒服了，因为薄荷的辛香味能辟秽。

为什么温病之邪从口鼻而入，寒邪从背部侵入多一些呢？人体的背部属阳，前部属阴。背部属阳，再感受热邪它会得病吗？不会，它应该很舒服。因为它喜阳，所以再受热邪，或被太阳烤，被艾条灸，也不容易得病，反而很舒服。督脉是阳气总督，阳气汇聚于此。如果艾灸后津伤喝点水就行了，这是很灵活的。前部属阴，如果热邪侵袭就容易伤阴，损伤身体。

背部属阳，若受寒就会出现寒包火的现象。因为阳气释放不出来，又升不上去，再受寒就容易导致寒包火。阳气郁闭在里面，就会出现正邪相争。天气热时如果口鼻吸入热气，因为肺为娇脏，就很容易损伤肺阴，出现肺燥、咽喉肿痛的情况。风热之邪从口鼻入，寒邪从背部走。伤寒和温病病变的部位不一样。

温病的症状就是头痛、发热、微恶寒、咽喉肿痛；伤寒的症状是头痛、身痛、腰痛、骨节疼痛、背部僵硬，二者的发病机制不一样。辛温解表药，如麻黄、荆芥等，可以把背部的寒散开。辛凉解表药能把热清掉，把风透发出来，治疗前部的病。

薄荷还用于麻疹初起，或风热外束肌表而疹发不畅。薄荷具清扬宣散之性，能疏表散邪，助疹透发。

薄荷还能治疗肝气郁滞之胸闷、胁肋胀痛。薄荷味辛，能疏肝，荆芥同样味辛疏肝，二者有何差别？若为肝郁化热，则用辛凉药疏肝好，如逍遥散里就有薄荷、柴胡。所以如果肝郁化热，就用既能疏肝又能清郁热的药。如果肝上有寒、心阳气不足、脉迟，用荆芥就比薄荷好。

如不会切脉，怎样判断寒热呢？可以看指甲，如果肝郁，左关郁滞，指甲没有月牙并显青色，就是肝寒，要用荆芥；若指甲有月牙并且泛红，烦躁眠差，就用薄荷。两药一个辛温，一个辛凉，均有辛味，都可以散肝郁。

为什么指甲可以判断肝热还是肝寒？因为指甲是肝之余气所生，所以通过指甲这个窗口，就可以推断肝脏的情况。

采取蒸馏的方法可以从薄荷中提取得到薄荷脑、薄荷冰。薄荷冰像小的水晶石一样。薄荷冰的清扬之气比薄荷要浓很多，所以可以用于制作香囊，再搭配一些菖蒲、苍术、藿香、佩兰。因为薄荷冰的宣通性很强，气味重，所以香囊散发的气味更大，可以防止蚊虫叮咬，还可以辟秽。

薄荷有辛凉疏散作用，因而可用于多种疮科疾病。我做过实验，将薄荷脑放在酒里，它可以完全溶解。用溶有薄荷脑的酒擦拭皮肤，可以更好地发挥薄荷的辛散作用，从而可以把体内的郁散出来。蚊虫叮咬之后，会有红疙瘩，钻心的痒，抹上药酒去之后，可以迅速把里面毒给解了，将郁散开，就会非常舒服。

任之堂的秘方蜈蚣酒，就是用蜈蚣加雄黄、薄荷脑。500毫升酒中放入5条蜈蚣，再加上20克雄黄，少许薄荷冰。这样得到的酒，对蚊虫叮咬很有效，因为蜈蚣和雄黄都能够解虫毒。薄荷冰有很强的走窜作用，能疏风止痒，所以抹上去皮肤瘙痒很快就缓解了。有一个师傅被蚊子咬了，身上起疙瘩，很痒。我给他喷了一点蜈蚣酒，药一喷下去，立刻就不痒了。蜈蚣酒有很好的辛凉宣透作用，效果非常好。雄黄解毒，薄荷酒宣散。此药酒不仅可以治疗蚊虫叮咬，还可用于皮肤疔疮疖肿，尤其对热疖效果很好。治疗皮肤疖肿，红肿热痛，用蜈蚣雄黄酒也可以。蜈蚣能祛风解毒，再借助酒的宣散作用和薄荷冰的辛凉作用，所以抹完之后，红肿很快就能消除。如果能放点麝香就更好了，能治疗很多皮肤顽症。

《新修本草》载薄荷："主贼风伤寒发汗，恶气心，腹胀满。"如果有口臭、舌苔黄、腹胀，就说明腹部浊气重，而浊气是热性的，这时取黄豆大小的薄荷脑，吃两粒，胃里郁热立刻就能散掉，整个胸腹部就会非常舒服，清凉感从胃一直蔓延到咽喉，会有种久旱逢甘霖的感觉。

我有一个朋友患重度胃溃疡，舌苔黄，手心、脚心发热。这是阴邪堵塞，浊气郁在里面。他喝了点薄荷冰下去，上下气通了，浊气降下去，清气升上去，就非常舒服，症状也缓解了。

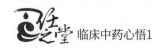

类似的药还有冰片。冰片是温性的，薄荷是凉性的。所以寒性的胀满服冰片，热性的胀满就用薄荷冰。

薄荷脑是天上的雾，是阳性物质的结晶，走窜力很强。阳主动，阴主静。薄荷脑能把气散掉，或者将郁滞散开。药分阴阳动静，薄荷是动药、流动的，而熟地黄是静药。薄荷是动的，所以它会在体内流动、走窜。因为它是凉性的，又走窜，所以能把体内的热边清边散。看诊的时候，如果遇到生疮的患者，如果疮疡周围红肿溃烂、气味很臭，就用点薄荷冰，症状就能缓解。

就像人一样，每味药都有它的个性。把人的个性摸清楚，一说个性就知道是谁了。所以要把薄荷的个性搞清楚，不要死记：薄荷用于麻疹初起，风热，风温初起。记这些有没有用呢？有用，但这些是死的。我们要将它辛凉走窜个性记好，用药时就非常灵活了。

2. 牛蒡子——滑痰之神品

牛蒡子又叫大力子，它的根叫大力根、牛蒡根。现在很多人把牛蒡根代茶饮，认为它可以防癌。牛蒡子是辛味的，性寒，归肺、胃经。

肺胃都通于咽喉。咽喉下面有两条通道，前面的是气管，后面的是食管。气管通于肺，食管通于胃。所以当肺有热时咽喉就不舒服；当胃有热时咽喉也不舒服。

小儿咽喉不舒服，扁桃体肿大，怎么治呢？其实，肺为娇脏，小儿的肺热通常不重，而是胃热上熏导致的，因此首先要把胃热的问题解决好。很多小孩早餐吃得少，午餐吃得少，晚餐吃很多。但晚上躺在床上后食物在胃里就会化热，所化的热就沿着食管向上走，最后熏到咽喉，扁桃体就肿大了。所以慢性扁桃体肿大，问题不在肺，而在胃上。

去年我接诊过一家三个小孩。这三个小孩都扁桃体肿大，想去医院做手术。我建议他们用中医治疗试试看。询问病史，知道这三个小孩都是奶奶带大的，他们的父母在外面打工，每个月把钱寄回家。这个老奶奶，孩子要吃烤鸭，一次就买两只烤鸭回来吃。结果晚上吃完烤鸭，胃里生热化火，胃火上炎，扁桃体就肿得很大。我就让他们清淡饮食，晚餐吃素，慢慢地扁桃体就好了。所以只要把晚上这一餐控制好，吃七分饱，不要吃烧烤，多吃素食，小孩的扁桃体肿大慢慢就好了。

咳痰不利是怎么回事？肺为娇脏，感受风热之邪，阴液不足，痰就会很黏，咳不出来。张锡纯说牛蒡子为滑痰之神品。把这个特点记好，遇到咳痰不利的患者，就用这味药。西医会怎么治这个病呢？他们会让患者吃一些促进气管分泌黏液的药，如盐酸氨溴索，吃完以后就很容易咳痰了。从西医的角度讲，咳嗽就是感染发炎了，而咳痰时能把细菌病毒都排出来，所以他们用盐酸氨溴索来治。盐酸氨溴索与牛蒡子有异曲同工之妙。

牛蒡子还适用于麻疹初起，疹出不畅。因为它是辛味的药，可以透发疹子。它还用于热毒疮肿及疟腮。牛蒡子辛、寒。味辛能散，寒能解毒。阴病治阳，热要用寒药。所以治疗热毒，用清热解毒药加上辛味的药就可以了。

牛蒡子是风药，能疏散风热，又是种子。一般风药都往上走，凡是祛风的药，都能上行。而种子药是往下走的，牛蒡子的特点就在于此。它是种子，能往下走，又能祛风，所以能把药力带到很下面的下焦，再升到上面去。如果脾胃虚寒时服用，它就可能到下焦，损伤肠道，容易导致便溏、泄泻。因为它是寒性的，所以气虚便溏的患者不宜服用。

牛蒡子可以炒一炒，把寒性稍微减弱一些。如果药性没那么寒了，喝下去还能升上去，上到头上去，散头部的风。白蒺藜、刺蒺藜也是祛风的药，还是种子，也能走到下面然后再升上去。孙曼之老师用刺蒺藜治疗足跟痛，就是这样的思路。如果足跟湿气重，感觉很沉重，就用刺蒺藜30克，服后药先沉到下面，再升上去，能把下面的湿气带走。

同样的思路还可以治疗肾炎。肾炎也是下面有热。尿血、蛋白尿是因为阳气郁滞化热，种子补肾，再用风药往下疏散开，把肾中郁热宣发出来，所以用种子类风药最合适。一般的药走不到肾，荆芥不走肾，麻黄走膀胱，沉不到下面去。要沉到最底下，把下面的郁热升上来才行。种子类的风药不多，主要有苍耳子、牛蒡子、白蒺藜这几味。这是用药的一个小技巧。

一位肾病患者，20多岁的年轻小伙，肾炎10年了。10年前医院让他换肾，他不同意换肾，而且对中医很感兴趣，就一直吃中药，如果尿素氮、肌酐、尿酸太高了，就去透析一下。按照医院的标准，他每个月需要透析4次，但他可能一两个月，甚至三个月才透析一次。他希望能创造奇迹，依靠中医把他的肾病治好。他说在网上看到我们关于风药的文章，就想着刺蒺藜也是风药，就服用了一些。没想到喝完之后郁热都释放出来了，腰立刻就舒服了，小便也没那

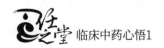

么黄了。他用亲身经历告诉我这个方法很好。这经验书本上可能没写，但都可以作为参考。但是对于已经换肾的患者，就要保肾，抗排斥反应，就不适合吃这个了。他们可能要用一些调气虚、调阴阳的药，把新的肾脏养好。

牛蒡子最突出的特点就是它是滑痰之神品。因为有疏散风热的作用，所以它和薄荷都对外感温病初起有很好的疗效。牛蒡子是黑黑的，长得很有特点。

> **❓ 学生问：** 平时吃牛蒡子对肾脏好吗？

老师答：它是寒性的，如果小便黄，肾上热，可以喝点。如果肾上有寒，就不适合用。

> **❓ 学生问：** 我天天喝茶，小便不黄。但是我只要不喝茶了，或者饮茶量减少了，它就又黄了，这算是热吗？

老师答：你天天喝茶，茶也是苦寒的，苦寒之品可以清体内的热，所以小便不黄。

> **❓ 学生问：** 是因为饮水量多，稀释了吧？

老师答：有可能。你要看是喝茶的原因，还是喝白开水也可以达到效果。你要观察看喝白开水时小便黄不黄。茶是凉性的，能清热解毒。如果不喝茶时小便黄，你就可以用牛蒡子煮水喝试试看。

3. 蝉蜕——取蜕变之象，除旧迎新

蝉蜕是蝉科昆虫黑蚱羽化时脱落的皮壳。蝉其实先在地下生活几年，长大之后爬到树上时就要脱壳，脱了壳以后再成蝉。

蝉蜕，我们可以取象。蝉脱壳这个象可以帮助我们解决很多问题。比如得了皮肤病，皮肤变得很粗糙。这时用蝉蜕外洗，就可以把皮肤的表皮洗掉，就像脱壳一样。还有如果眼睛生翳，蝉蜕也可以帮助退掉目翳。蝉蜕有疏肝经风热以退目翳之效。蜕就是把旧的皮脱掉，所以身上长了不该长的东西想退掉就借用蜕的这个象。例如治疗扁平疣，前面讲过用木贼草、香附。那么再加点蝉

蜕，可不可以呢？可以，就是根据蜕的这个象。还有，月经的形成是因为子宫内膜脱落，如果脱不下来，或者一次只脱一点点，脱一个星期，那么就需要用小柴胡汤加蝉蜕，或四物汤加蝉蜕，或桃红四物汤加蝉蜕。方中加上蝉蜕可以促进子宫内膜脱落，让月经来得很彻底。

❓ 学生问：蝉蜕可以帮助子宫内膜脱落，是不是对胎盘脱落也有一样的功效啊？

老师答：一样啊。那么妊娠期妇女可以用么？

❓ 学生问：不能。

老师答：怀孕的患者不能用。很多书上都有记载孕妇不能用蝉蜕。

❓ 学生问：蛇皮是不是也有这个效果？

老师答：对，蛇蜕也可以，所以牛皮癣、湿疹都要用到这类药物。蝉蜕是皮，蛇蜕也是皮，所以能够以皮治皮。

蝉会叫，这也是个象。外感风热或温病初起，出现声音嘶哑，可以用蝉蜕。如果仅是温病初起，没有喑哑，用点牛蒡子、薄荷、金银花、连翘就可以。为什么蝉蜕治喑哑有效？从临床观察，可能是因为声带上长了小结节。外感风热之后，凝液成痰，声带阴伤，其上就会慢慢长出像疹子一样的小结节，表面就不光滑了。声带就像口琴上的弹簧片一样，通过振动发声。如果将口琴的弹簧片涂上胶水，再吹奏的声音就不那么清脆了。

很多时候风寒也可以导致嗓子不舒服。如后背部受寒或颈部受寒之后，前面的阳气郁滞化热，凝液成痰、伤阴，嗓子就会不舒服。我研究出来一个治疗咳嗽、喑哑的方子（麻黄 10 克，杏仁 15 克，桂枝 12 克，甘草 10 克，蝉蜕 15 克，红参片 18 克，丹参 25 克，石菖蒲 15 克，火麻仁 20 克），有特效！很多人因为嗓子问题需要到医院里做手术，但其实用这个方子吃上一两剂，可能就好了。我的隔壁有个老太太，咳嗽咳得嗓子都哑了，用力说话也发不出声音，就用这个方子喝了一次就好了。

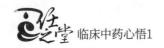

　　方中麻黄散寒，杏仁降肺气，桂枝通血脉，配伍蝉蜕还可以把声带上的结节退掉，红参加强心脉，火麻仁通肠道。心与小肠相表里，肺与大肠相表里，用火麻仁，小肠通了，大便通了，心脉就起来了。记住这个方子，它对大多数暗哑都有效，而且很安全。如果左手寸脉浮取不到，右手寸脉偏亢，或是感冒引起的暗哑，都可以用。

　　蝉还有什么特点呢？就是它白天叫，晚上不叫，这也是一个象。很多小孩晚上哭，白天不哭，用蝉蜕煮水给他喝，晚上就不哭了，取的就是蝉蜕这个象。这就是中医的象思维。

　　蝉生活在潮湿的泥土里面。能够在这样极端的条件下生活几年，说明它壳的保护能力很强。所以蝉蜕下去的壳可以治什么病呢？可以治疗小儿阴囊肿大。三五岁穿开裆裤的小孩，如果坐在潮湿的地上，受潮气熏蒸，会导致阴囊肿大，可能肿得像乒乓球一样。这时就可以用蝉蜕煎水外洗，见效很快，可能洗一两次就好了。蝉蜕外洗，能消肿除湿，这一点我是从《秦伯未临证指南》上学到的。

　　因为蝉蜕是蝉的皮肤，所以可以治疗皮肤病。因为它有退的象，所以身上长的结节或者息肉，都可以用蝉蜕治疗。慢性胆囊炎患者，如果要使胆囊内壁光滑，也可以配伍这味药。如果胆囊壁上面有很多黏黏糊糊的东西附着，一直清不干净，就配上疏肝的药物，再加蝉蜕促进附着物脱落。

　　蝉蜕还可以息宁肝风止痉，对小儿高热引发的抽搐有效。小儿为什么会发生抽搐？小儿是至阳之体，发热会消耗阴分。小儿肝常有余而脾常虚，发热耗伤肾阴，则肝阳更亢，风阳上扰，故见抽搐。小儿抽搐可用僵蚕、钩藤、蝉蜕等息风止痉药，但前提是要先把肝肾之阴养起来，还要把脾土养好。

　　小儿热不退时，不要用大量的退热药，而是要补水，补阴。因为他下面的阴不足，所以无法退热。小儿受寒后，正气与外面的邪气对抗，就要通过发热出汗，把寒气散出去，把外邪赶出去。这有个前提，就是气是由阴向阳转化的产物。当肾阴不足时，就转化不过去那么多气，所以邪气一直排不出去，热就退不下来。发热的时间越长越伤阴，孩子就不想吃饭，因为胃是喜阴的。发热会使肠道缺水，导致大便干。所以小孩只要发热两三天，就会大便干，不想吃饭，慢慢就变瘦了。这时去医院输液，热就退了。其实输液也能够补阴。补阴用熟地黄煎水服用。很多人说表邪不解不能吃熟地黄，其实熟地黄是补水的。

用熟地黄把肾水补起来后，它就可以向气转化，就能把邪气散出去了。没有熟地黄，可以用芝麻煮水喝，用黑芝麻、白芝麻都可以。

成人发热一两周退不下去，通常是阴虚，左手尺脉摸不到，如果把水补起来热就能很快退下去了。凡是发热的，要补水，用熟地黄，就退得很快，这是一个窍门。但是很多人不敢用熟地黄，因为怕引邪气入里。张景岳在治疗在咳嗽、外感时都用熟地黄，效果非常好。

成人阴茎溃烂、肿痛，用威灵仙外洗。包皮红肿、糜烂，通常只是热毒，可以用威灵仙把热散出来。取威灵仙 30 ~ 50 克，煎水，倒入一次性的杯中，浸泡阴茎 15 分钟，每日泡两三次，效果非常好。

成人阴囊潮湿、气味重，又湿又痒，怎么治？可以用马勃粉外涂。把马勃磨成粉，放在原来装痱子粉的盒子里，然后用海绵蘸取粉末涂到阴囊和大腿内侧，一次就可见效，用几次就好了。

4. 淡豆豉——解表除烦，能透发肾中郁热

淡豆豉是由大豆的成熟种子加工发酵制成的。淡豆豉解表，除烦，辛甘微苦寒，归肺胃经，用于外感风寒或风热的发热、恶风寒、头痛等证。本品有宣散表邪作用，但单用力薄，故多配伍其他解表药同用。银翘散里面就有淡豆豉。此外还有葱豉汤，用淡豆豉配伍葱白，外感风寒的患者可以喝。葱白宣通，淡豆豉解表。

用淡豆豉治疗风热感冒就要配上一些疏散风热的药。淡豆豉可以用于热病胸中烦热、不眠等症。淡豆豉常配伍栀子以清热除烦，即栀子豉汤，这个方子临床上很常用。有些患者心胸热燥，晚上静不下来，手足心发热，就用栀子淡豆豉汤。栀子走三焦，可清三焦之热。淡豆豉可解表除烦，把郁热透发出来。淡豆豉发酵时的配料不同，其药效的寒热也不同。

5. 桑叶——疏风清热，偏于肺

桑叶疏风清热，清肝明目。菊花也疏风清肝明目，那么桑叶和菊花区别是什么呢？桑叶可以养血止血，因为它能清肝，而肝开窍于目，所以它治疗白睛溢血的效果非常好。很多患者早晨起床时会有眼球白色部分突然出血，

即白睛溢血。这种病通常没有很好的治法，可以用桑叶疏散风热把热先散掉，又能止血。桑叶是轻的，轻者走上焦，走头面。白睛溢血，或眼白充血，有红血丝，取桑叶30克，煎汤内服，一般服三天就好了；如果体形胖大的患者，可以用到50克；瘦弱的患者可以用20克。这一味药，就能解决问题，效果非常好。

患急性细菌性结膜炎（俗称"红眼病"）时，患者会出现眼睛充血、怕光、流泪、刺痛、瘙痒、发红。这时就用桑叶加蒲公英一起煮水喝，效果很好。

桑叶还能治疗崩漏。崩漏时月经量比较大，淋沥不止。为什么桑叶能治疗崩漏呢？因为桑叶能清肺热，散体内郁热，归肺经和肝经。肺朝百脉，心主血脉，身上所有的血液循环都要经过肺。肺有热时，所有流经肺的血液就是热的。子宫有热时经血就会止不住。桑叶是凉性的，服下去后走肺，可以把肺里的热清下去，所以流经肺的血就凉了，就不会血热妄行出血不止了。治崩漏首先用到桑叶，然后是熟地黄、三七、珠子参，再稍加点肉桂；如果下焦有寒，再加一味鹿角霜。

这个思路可以用到膀胱炎的治疗上。泌尿系统感染的表现有尿频、尿急、尿痛，怎么治？肺为水之上源，所有尿的源头在肺。尿灼热，尿急，尿频，不舒服，要治源头。把肺热清了之后，下面的小便就不热了。西医治疗泌尿系感染都是治下面，其实病源在上面。泌尿系感染容易复发，但只要肺热降不下去就不会复发。肺的气向下转化为水，通过三焦。膀胱如果是寒的，它要收缩，里面的热又要释放，所以膀胱释放一下收缩一下，反复折腾，就会出现尿频、尿急、尿痛。这时就需要清上面的热，散下面的寒，一清一散，尿就很顺畅了。

我曾治过一个老太太，患了泌尿系统感染，很多人都治不好。我给她讲了冷管子流热水的原理，告诉她其实病在肺上。上面用白茅根清肺热，下面用小茴香散寒，再加甘草调和药性。肺为水之上源，把源头的热清掉，下面的尿就不热了。整体思路是清上面，温下面，调和中焦。这个患者吃了三剂药就好了。

学中医要把理琢磨透。肺和膀胱相通，所以很多膀胱的疾病要通过肺来治；肺朝百脉，所以很多时候崩漏要从肺治。上病下治，下病上治。桑叶可以治崩漏，在《傅青主女科》中就有相关记载，其文曰："妇人有年老血崩者……

方用加减当归补血汤。"其方组成为当归、黄芪、三七、桑叶。

心有热，肺有热，下有寒的问题一直解决不了，为什么呢？因为想真正解决寒，要让心火降到下面去。如果气不沉丹田，下面永远寒。只有气沉丹田之后整个气往下走，才能真正把寒化开。现在很多人宫寒、脚凉、心有热。上面热，热往上走，寒往下走，这是个趋势。所以只有气往下沉，才能解决问题。平时可以尝试调整呼吸，学会深呼吸，用深呼吸来调整情绪。紧张、焦虑、恐惧时，用呼吸调整情绪。学会用呼吸来调节能量的运行，用自己的热来散自己的寒。

古书记载：桑叶、天麻、独活无风自动，所以桑叶的息风效果很好，临床上可以用于治疗帕金森病。帕金森病手抖用补肾药加补脾药，如天麻配桑叶。天麻是土里的疙瘩，能把能量往里收，收到肾上去；而且能往下走，滋补肝肾，平肝息风。治疗帕金森病手抖就要重用熟地黄把肝养足，重用山药把脾养好；再用天麻把风往下引，用桑叶把上面的风疏散。所以治疗帕金森病桑叶、天麻、熟地黄、山药这四味药是关键，再配上其他药。

天麻注射液，能收缩脑血管，把气收到下面去。很多人遇到头晕就大量使用天麻，其实如果是缺血性头晕，用天麻会越用越重，此时要用扩张血管的药。如果是肝阳上亢，虚火上炎，要把阳气敛降下来，可以用天麻，培补肝肾，将能量往下收。

桑叶还能清肝风、明目。肝肾阴虚之后虚风上扰，眼睛会昏暗看不清。有一个中成药叫桑麻丸，既可补肝肾，又能祛风。桑麻丸的做法：把芝麻、桑叶一起九蒸九晒，蒸笼上面放一块布，把桑叶一片片铺在蒸笼上，把芝麻撒在桑叶上面，蒸时桑叶汁水和芝麻会糅合在一起，蒸完后全部晒干，最后把桑叶和芝麻混在一块再磨成细粉，做成丸子吃。

很多人晚上睡觉盗汗，这是因为阳不入阴，或胃气不降，阳气收不回去，通过出汗来泄热。因为不出汗热闭在里面，就烦躁得很。盗汗分两种，一个是热汗，一个是凉汗。晚上睡觉躁热，出热汗，皮肤热，是身体要把里面的热泄出来，使体内达到平衡。如果体内不平衡，人就很难受。正常人的身体都处于一个相对平衡的状态，只是有高水平的平衡和低水平的平衡的区别。身体很好时能量相对处于高水平平衡的状态。当肺有热，晚上睡觉阳气没有内收的时候，阳太盛，阴就相对不足。这时候要把阳泄掉，身体平衡了，人才会舒服，所以通过出汗来泄热。这种情况可以用桑叶。桑叶治疗这种盗汗的效果非常好，喝下去立竿见影，相关的医案报道也有很多。

有时肚子凉，肠道有寒，体内阴气重，晚上睡觉阳气入里之后，发现不对了，为什么呢？因为体内阴邪盛，阳气就要把阴气逼出来，把阴气逼出来之后睡觉才能舒服平稳。如果逼不出来，说明阳气不足，就会做很多噩梦。阳气把阴气战胜之后，出凉汗，凉汗一出，内在阴阳平衡了，就舒服了。所以如果出凉汗，身上冰凉凉的，就是体内阴寒重。这时白天可以吃一些温性的药，如附子、干姜、桂枝；或者艾灸八髎穴也可以把里面的寒气化掉。白天就把阴寒之气都化掉了，晚上它们就不会在身体的五脏六腑里面打仗了，睡眠就好了。

睡眠不好，不安稳，有时与身体里阴阳失衡有关。

有一位中年患者，每晚出汗很严重，右手尺脉沉，舌苔很白，肚子冰凉，夏天凉的东西吃很多，到了秋天就会生病。我就重用附子、干姜这些药把他的阴寒散开，就不流汗了。

再说白天自汗，稍微一动就出汗。汗液是从毛孔流出来的，如果一动毛孔就出虚汗，说明毛孔收缩不够，毛孔周围的肌肉腠理不致密。医书上说是体内阳气、卫气不足，力量不够，是功能性问题，不是器质性问题。心主表，心脏控制体表卫气。用桂枝汤加附子，或者加点黄芪、人参也可以，就会不漏汗了。附子产生的阳气，可以用桂枝汤推送出去。而桂枝汤中的炙甘草、大枣，它们的阴性能量气化之后，输送到体表，在体表形成卫气，起到固表功效。

很多人脸色不好，与肺有关。肺主皮毛，肺有寒皮肤不好，肺有热皮肤也不好。长期熬夜的人肺部有热，皮肤就会焦枯发黄，这时可以学学蚕宝宝，吃一些桑叶。桑叶含有大量的蛋白质，有滋补作用。

桑叶能够清肺热。肺为娇脏，怕热也怕寒。那么怎么判断是肺寒还是肺热呢？可以试试吃鱼腥草根。鱼腥草根有鱼腥味，有些人对这个味道爱死了，有些人却恨死了。如果嚼一下鱼腥草觉得很香，就是肺热；如果闻到鱼腥草就恶心想吐，就是肺寒。有肺热就可以吃鱼腥草、桑叶。

肺主宣发肃降，肺气不宣就会怕冷，背部冷飕飕的，阳气不能固表。这时可以试试拍拍云门穴，会感觉浑身发热。这个一位草医教我的方法，当时还有很多患者在，大家都觉得冷，就也跟着拍，左手拍右胸，右手拍左胸。有的患者拍了一会儿之后肺气宣散开了，咳嗽好了，浑身发热，气也冲上去，感觉舒服了。

刮痧治疗咳嗽的效果也很不错。刮痧之后整个肺气宣上去，寒和风就排出去了。所以要灵活运用各种治法，不是只能吃药，这样随时都可以解决问题。

总结一下桑叶的内容：第一，祛风，无风自动，对帕金森病有效。第二，清热凉血，对崩漏、白睛溢血有效。第三，清肝热，补肝肾，明目，对视物昏花有效。第四，治咳嗽。第五，清肺热，止盗汗。教材上没有写桑叶可以止盗汗，其实它是止盗汗非常好的药。

桑树分好多种，有的长得不是很高，叶子非常大且嫩，以采叶为主。有的长很高，以采桑椹为主。桑树一身都是宝，桑叶、桑椹、桑枝、桑根皮都是药材。桑树烧成灰，就得到了桑柴灰，它也是药材，有很好的效果。

树有枝，枝上又有树叶。树叶在最外层，能主表；树枝是沟通树干和树叶的通道，有通的功效。所以桂枝解表能力偏弱，而是解决中间层通道的问题。桑枝也是疏通经络的，对筋骨疼痛、经脉疼痛有效。桑枝不是解表的，因为枝不能解表。比如苏叶是解表的；苏梗则是疏通四肢，行气宽中，不解表。

理解了这点就可以举一反三了。桑枝是打开通道的。桂枝治疗左上肢疼痛效果很好，桑枝治疗右上肢疼痛效果很好。桑枝治疗热证，桂枝治疗寒证。如果通道不通，是因为有寒在里，这时要把气化打开就选用桂枝。如果是热邪在里，再用桂枝就不适合了，要改用凉性的药，比如桑枝就可以。

为什么右臂痛和左臂痛治疗的用药不一样？今天上午来了位患者，右上臂肿得很严重，左边手臂不肿。我问他什么原因造成的？他说 10 天前被钢钉砸伤了，当时打了消炎针就好了。但是过了 10 天，手臂又肿起来了，就怀疑还是钢钉的伤导致的。我认为不是这样。

人体气机为左升右降。左边上肢痛一般是升不上去，散不出去。左边可能受寒多一些，因为它散不出去，所以要把左边通道打开。右边痛是热收不回来。上面热，从右边收不回来，就郁积在受伤的地方，所以就肿起来了。左边痛和右边痛的病机不一样，一个是左边的气升发不出去，一个是右边的气收不回来。针对右边的气收不回来所导致的肿，有个方子——指迷茯苓丸。手臂有热痰堵住经络，用芒硝、枳壳、茯苓把它收回来，气下去就好了。前面提到的那个患者，就是整个右边的气降不下去，郁滞在上面，才导致肿胀。所以把气降下去，

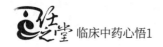
疏通好气机就消肿了。

中医看病不是只看到上肢就用药，要考虑方位的问题，要放到整体去思考，要有这种思维模式。

桑椹，补肝肾。桑椹是凉性的，如果身上有寒、脾肾阳虚，还希望通过吃桑椹来补肾，可能会因为阳虚而受不了。因为桑椹是凉性的，可能会有滑肠的问题。男人用桑椹补肝肾阴的效果好，女人用女贞子补肾阴的效果好。桑椹可以煮成桑椹膏，或者阴干泡桑椹酒。酒是温性的，桑椹是凉性的，桑椹酒就是阴中求阳，补肝肾。酒能疏肝，桑椹能养肝肾之阴，所以桑椹酒对身体非常有益处，尤其适用于爱熬夜或长期疲劳的男士。桑椹酒的颜色也很好看。泡酒要用干桑椹，因为新鲜的桑椹含水量太高了，会稀释导致酒精度数降低。5千克新鲜的桑椹只能得到0.5千克桑椹干。桑椹最好是烘干，因为含糖量太高，日晒很难晒干，而且容易变质、长虫。

把桑椹直接放入锅里煮，煮完的汁跟墨汁一样黑。然后再用小火浓缩，加入蜂蜜，就制成了桑椹膏。每晚睡觉前喝上一勺桑椹膏很好，也很舒服。如果女士想喝，就在桑椹膏里加一些山楂。山楂红彤彤的，像丹药，可以把上面的心火直接收到丹田里面去，补丹田火、命门火。它不是直接补，而是间接补。吃了山楂以后脚开始发热，子宫会暖和起来。宫寒、子宫肌瘤、囊肿，只要是属寒的都可以多吃山楂。

下面讲一下性，性由心生。凡左寸弱，心脏阳气不足，则性功能就非常差，甚至阳痿。温饱思淫，而精满不思淫。为什么有些人肾越虚越思呢？因为上实下虚，心火越亢越思，越思越透支下面的肾精，越虚越亢。男性阴茎勃起需要充血，而充血需要心脏泵血，心脏没有收缩力量，泵不了血，下面就没有力量。就像给气球打气。没有力量气球就吹不起来。所以性欲减退与肾没有关系，而是与心有关。

离家千里，勿食枸杞。为什么枸杞子又称长寿果呢？因为它红彤彤的，还是甜的，可以把心脉和命门脉都提起来。枸杞子吃了以后左寸和右尺会有力量。心脉提起来了，血脉就会加快，手脚也暖和起来了，性功能也会加强，这就是原理。西药伟哥，最初研制是用于治疗心脏病的，后来才用于男性勃起功能障碍。所以或许伟哥的治疗作用，就像吃了枸杞子一样，调动心脉，加速血流，才能使下部充血。

精满不思淫。桑椹膏可以补肝肾，补精气。精气足，虚火不亢，则不思淫。

气满不思食。比如，我讲课时非常专注，一边消耗能量一边在进能量，所以我讲两个小时也不会气虚，也不会觉得饿。方法就是把神守住，神守丹田。外面有个大循环，身体里面有一个小循环，背后有气进来，前面有气出去。

神足不思眠。有些人昏昏沉沉总想睡觉，一坐下就犯困，这是因为神不足。人有三宝——精、气、神，精可化气，气可养神。精亏气不够，走路都走不动。气不足时神也就不足了，感觉心慌、头晕乎乎。精、气、神是可以互相转化的。气不足，可以采气。辟谷采气同样可以获得能量。睡觉是最大的补药。睡觉时神从上入下以养精，睡好就能补精，把能量转化为精。躁狂、抑郁症则失眠，越睡不着越耗气耗精。只要睡好，无形物质向有形物质转化，身体就会好起来。所以睡觉就是大补，能养精气神。

桑白皮很厚，表面是金黄色，刮掉以后里面是白色。黄色属土，白色走肺。很多人虚劳、身体很差、骨瘦如柴、心神不宁、皮肤发热、腹部有包块，都是心肺有热，沉不下去。治疗虚劳第一要药就是桑白皮。因为肺气降不下去，热都浮到上面，身体就虚。桑白皮是桑树根的皮，生长在土下面，可以把上面的热一直导到下面去。桑白皮色黄白，能走肺、胃，可以往丹田下面走。体质非常虚的患者用桑白皮煮水喝，慢慢虚火就消了，心就静了，然后再慢慢用生脉饮调理，健运脾胃就好了。桑白皮清热，治疗肺热咳嗽。它是一味非常好的药，药性平和，可以扶助正气。

桑白皮能清肺胃热，能清皮肤肌肉的热。很多肺热患者，脱发很严重，就可以用桑白皮洗头，把表皮温度降下来，头发就不掉了。脱发严重的人，甚至掉成光头的，头皮都很热。因为他们的大脑在不停地思考，会产生大量热，聚集在头皮下面，头发会阻碍散热，所以身体为了自救，就会主动脱发来散热。想不掉头发，就要把内热清了才行。

6. 菊花——秋天的花，能抗肃杀之气

今天讲菊花，我先把淡豆豉补充一下。《黄帝内经》中载肾脏"其臭腐"，是说腐败的味能够入肾。为什么有些人吃臭豆腐觉得很香，有些人却吃不惯。豆制品发酵后带有特殊的臭味，这个腐败的味能够入肾。豆豉经过发酵之后，就带有腐臭气，能够入肾，把肾里的郁热透发出来。很多

慢性肾炎的患者，肾中有郁热，小便很黄，所以会用一些清热解毒的药，把里面的郁热透发出来。淡豆豉能解表，透发出阳气，把邪热推出来，所以这味药可以用于肾病。

接下来我们讲菊花。我们可以将天下万物都理解成是由道构成的，是由道所演化出来的象，所以它既有道思维，又有象思维。每个象又各有特点。我们治病有时也可以借助象思维来帮助人体解决一些问题，如有些症状可以借象治象。秋天，阳气内收、内敛，中医称有肃杀之气。菊花能缓秋刑。古代有一种刑罚叫秋后问斩。为什么不是春天问斩？因为秋天整个大自然都是肃杀之气，而古人讲究天人相应，认为要顺应自然的法则施政。春天万物复苏，所以应该行赏而勿罚。秋天有肃杀之气对人体有伤害，而菊花的升发之气可以缓秋刑。

秋天很多人容易抑郁症加重。因为人体阳气本来就升不上去，加之秋天阳气内收，常常会导致气机郁滞，心和脑的阳气不足。故此秋天需要运动一下让阳气能够释放出来，以缓解秋气的内敛。菊花是在秋天开的花，带有芳香之气、升发之气，正与秋天收敛之气相悖。在所有植物都被秋气所杀的时候，菊花反而开得很茂盛，所以它能让人体的气升发出去。秋天气候干燥，有时会感觉眼睛很干涩。这是因为秋应金，金克木，所以秋天的金气往下收得太过，肝气的升发就不足。肝脏对应春，所以木气被抑制的时候，就会郁积而化热。肝开窍于目，所以眼睛会干涩、不舒服。菊花在把气往上宣发的时候，可以把肺气也升发出去一些，减少对木气的抑制，肝胆郁热就会减少一些。所以喝菊花茶可以缓解眼睛干涩，以及肝郁化热导致的目赤肿痛。如果肝脏阳气郁积化火，会伤及下面的肾阴。我们在看一个事物的时候，要看到它可能出现变化或变数。不能只看第一步，它会出现第二步，第三步，第四步。秋季肃杀太过，肝脏被金气所克会导致肝郁，肝郁化火，又会伤及肾水、肾阴。所以用杭白菊可以开散肺气，肺气宣发的时候，肝气也跟就着提上去了。菊花是辛味的，具有升发和疏散的作用，能把肝脏的郁热化解。如果已经伤及肾水了，就要配一些养肾水的药，例如枸杞子、桑椹、女贞子。这些药都可以养肾。杞菊地黄丸就是在六味地黄丸的基础上加上枸杞子和菊花，所以它能够缓解金气太盛，肝气郁结，肝郁化火，肾阴损伤导致的一系列症状。桑叶也有相同的效果，但桑叶偏走肺，而菊花偏走肝。

菊花泡湿之后，用手捏会感觉很黏，尤其是花冠很大的龙爪菊。这种黏的成分是低聚果糖。因为有糖分，所以菊花是甘味的。你们可以试试把泡完的菊花用手捏一捏，它的感觉不像桑叶。桑叶的叶子会碎一些，但是黏的成分少。大白菜炖烂之后就有黏黏糊糊的东西，萝卜炖熟之后也有黏黏糊糊的东西，它们的成分都是低聚果糖。这种成分对人体有什么帮助呢？它对我们的肠道非常好。肠道的益生菌需要这种低聚果糖来供应能量。因此食用低聚果糖，有利于肠道益生菌的大量繁殖，因此利于通便。食物中含低聚果糖最多的是洋姜。洋姜晒干之后，其中低聚果糖的含量就会升高，达到70%以上。很多人都在研究洋姜，用它来提取低聚果糖。洋姜吃下去之后，有益菌会大量繁殖，大便会非常通畅，肠道里的包块就消掉了。你们回去可以把洋姜炒着吃，泡着吃，煮着吃，或者打粉冲着喝都可以，肚子里的包块就能消下去。洋姜通过反复蒸煮，里面的低聚果糖就会水解，就有甜味儿了。为什么黄精要九蒸九晒呢？因为黄精也含有低聚果糖，生地黄也含大量低聚果糖，生地黄吃起来很脆。白萝卜、洋姜吃起来都很脆，跟吃黄精的感觉是一样的。当把它九蒸九晒或六蒸六晒之后，其中的低聚果糖就转变成低聚糖，就很甜了。这时候它最初的通便作用就转变成了滋补作用。洋姜也是，六蒸六晒之后，就非常甜了，蒸到六遍以后，很好吃，非常甜，可以当成果脯了。麦冬也含有大量的低聚果糖，刚挖出来生的时候是脆的，但九蒸九晒之后，就非常甜，原理也是一样的。麦冬、黄精、洋姜、萝卜、白菜，只要含有低聚果糖的植物都可以反复蒸晒，味道就不一样了。目前世界上有很多保健品都以低聚果糖作为原料，例如婴幼儿奶粉就含有大量的低聚果糖。

菊花可以泡酒。我们喝酒的人总喜欢在酒里面放一些鹿茸、海马、淫羊藿、鹿鞭之类的，总希望越能壮阳越好，其实全错了。"善补阳者，必于阴中求阳，则阳得阴助而生化无穷"。白酒是辛温的，要想阴中求阳，那泡酒的时候就要加一点阴的药进去。不能只放阳性药，还要放阴性药。记住这个原则，你们以后泡酒就知道怎么泡了。那我们放阴性药的时候就放甘寒的药，就非常好。所以说用菊花泡酒非常好，还很香；并且菊花性偏微寒，能够抵消白酒的燥热之性。同时因为它药味偏甘，是阴性的药物，可于阴中求阳，所以喝下去了就会很舒服，不上头。喜欢喝白酒的人可以用一些好的菊花来泡酒，喝起来甜甜的。菊花分很多种，目前临床常用的有杭白菊、白菊花、黄菊花、野菊花、胎菊等。

还有一些观赏性的菊花我们一般不作药用。另外，野菊花非常苦，熬水喝可以泻脾胃之火，喝下去会让人觉得恶心，因为苦寒败胃。那么野菊花怎么用呢？住在农村的老人，秋天会到山上采一些野菊花，采完放到锅里蒸一下，把菊花蒸熟，然后再晒干。这时候野菊花的苦寒之性就会大大降低，没那么苦了，但它清热解毒的药性还存在。所以可以用蒸过的野菊花来泡茶喝。我母亲常常蒸上一些，晒干之后用瓶子装起来，每次上火了或者眼睛不舒服，就弄一点儿泡水喝。野菊花满山都是，蒸完之后，泡茶喝，还能起到很好的保健作用。因为野菊花很苦，所以它的解毒功能就比杭白菊强很多，对疔毒、痈肿都很有效。蒲公英、紫花地丁、金银花、板蓝根，都可以清热毒。有些肿瘤患者，体内热毒比较重的时候，就用这些药。菊花的叶子和菊花有相同的功效。采菊花的时候，也可以采点菊花的叶子一起泡水喝，一样有效。金银花的叶子，又叫忍冬藤，也有相似的功效，只是略有不同。忍冬藤有通经络的作用。野菊花的叶子和野菊花都有清热解毒的作用。治疗一些皮肤病，例如牛皮癣的血热期，皮肤脱屑，摸起来发烫，这时候就用野菊花煎汤外洗，可以清热解毒，对皮肤瘙痒、热毒比较有效。上次讲的土大黄，如果身上长了牛皮癣、顽癣都可以用。皮肤病急性发热期，热毒较重的时候，不可以用姜膏，效果很差，这时就需要用清热解毒的药。

我们在亳州的市场上经常能看到一些袋泡茶，而基本所有的袋泡茶里都会放点菊花。比如放一两朵菊花，放几颗枸杞子，加点山楂、冰糖、陈皮丝，就可以配出很好喝的袋泡茶，味道酸酸甜甜的，既能养肝养肾，又能明目除烦。

7. 蔓荆子——让气先降后升的种子

下面说蔓荆子。蔓荆子的特点是非常轻。中药材里有很多种子，例如决明子，掂量起来很沉、很重。1千克决明子就很小一袋，很沉，压秤。蔓荆子就很轻，1千克蔓荆子有一大袋。所以它们两个的密度不一样，密度不一样，药性走势就不一样。决明子很沉，气往下走，走到下面去。蔓荆子很轻，吃下去后，气就往上走。如果不知道药的升降沉浮，在你进货的时候，看药堆的大小就可以分辨，同样重量，一大袋的就往上走，一小袋的就往下走。例如，1千克代赭石就一小捧，往下走；1千克朱砂也那么一小捧，也往下走；生石膏很沉，也往下走。所有很沉很重的，都往下走。磁石、龙骨、牡蛎都往下走。

轻的药材，比如菊花，就往上走。看这些特性，就可以大致判断药性的走势。其实研究中药，也可以通过这些特性来体会。

蔓荆子具有疏散风热、清利头目的作用。有一句谚语说"诸子皆降，蔓荆子独升"，就是说所有的种子药性都是趋下的，唯独蔓荆子能把气往上调，使气血上浮。而正气在往上走的时候，就可以疏散头部的风邪、热邪，清利头目。所以蔓荆子可以用于外感风热所致的头昏、头痛及偏头痛等。单用浸酒服，或配伍防风、菊花、川芎等，可增强祛风止痛的效果。

讲到蔓荆子升的特性，这里再延伸讲几味药。除了蔓荆子外，还有其他种子药性也往上升的。蔓荆子是直接往上升的，还有先降后升的，例如刺蒺藜。这个刺蒺藜是祛风的药。它又是种子，所以从上往下走。走到肾以后，因为它是风药，所以又能疏风，就又升到上面去，往上走。那么在下焦阳气郁堵的时候，或是阳气郁在下焦升不上去的时候，就要有个药能把下焦郁滞的阳气升到上焦。这样下面郁积的阳气就化解了。孙曼之老师治足跟痛的时候就用刺蒺藜，因为它是直接走到下面然后再升上去，这样足跟胀痛就能缓解。我们前面讲过的牛蒡子也是种子，也是风药，所以它也是走到下面去，然后再升上去。还有苍耳子也是风药，也是走到下面去，然后再升上去。而蔓荆子是直接往上升的，这一点与众不同。

前面讲的淡豆豉，它在发酵的时候会加一些其他药材进去，所以具有解表的作用。它也是降中有升的药。所以刺蒺藜、蔓荆子、牛蒡子、苍耳子、淡豆豉，这些药都是很有个性的。我们在用药的时候，要把每个药都用好。这个时候你就会发现，找到每味药个性的时候，就可以特殊情况特殊用药了。

还有一个药——荆芥穗。荆芥穗上有大量的荆芥的种子。荆芥穗是走上焦的，它可以把头部的风散掉。它是温性的，可以散寒。我曾经在十几年前治过一位面部长了很多青春痘的患者，脾气虚，湿气重。我当时用平胃散，燥湿健脾，并重用蔓荆子疏散头面部的热，起到了非常好的效果。他脸上的痘很大，像黄豆一样大，满脸都是，喝了3剂就消去了一大半。所以当你切脉发现患者双寸不足的时候，或者阳气升不上去的时候，或者脸上有痘的时候，就用蔓荆子把阳气升上去，当正气恢复了，邪气就排出去了。当你知道蔓荆子可以把阳气往上升，升到头部，就可以应用它治很多病，而不仅仅清利头目、疏散风热，还可以解决头部的很多问题，例如记忆力减退、视力下降。清利头目的"利"

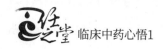

字可以广义地理解为对听力、视力、嗅觉、味觉都有益处，可以让你大脑的各种功能恢复得更好一些。

将药物的升降沉浮记好后，以后就知道治病是用什么药来开，什么药来阖，什么药来升，什么药来降，什么药来清了。这相较于记忆每味药的功效要强很多，也简单很多。例如，我现在视物模糊不清，头脑昏沉，就可以用蔓荆子加菊花、枸杞子煮水喝，清利头目的一个"清"字和一个"利"字，值得我们好好琢磨一下。

8. 葛根——升阳、生津、解肌

下面讲葛根。我们中医村有很多葛根，你站在山上往下望，会看到很多树都被葛根藤缠住了，一蓬一蓬的感觉快被缠死了。那么葛根有什么功效呢？我们用的是根部，是从土里挖出来的，很粗，细的都有碗口这么粗，大概一米长，一个有几十千克。葛根能把地下的水和能量一直输送到叶子上去，而有的树的藤有十几米高。如果用吸管吸一口水，再把水吹几米高，得需要多大的力量，可能我们很多人都吹不上去。葛根向上输送的力量是很强大的，对应人体，其实你只要把这一点记住就行了，其他的都是在这一点上引申出来的功效。比如发表，"疗肌解表，干葛先而柴胡次之"，葛根能解表就是把体内的阳气往上升，再推出去；解肌，我们肌肉如果得不到阴液的滋养就会僵硬；升阳，也是将阳气升上去；透疹也是，当阳气升发上去就能透疹；解热生津，它能把下面的阴性物质推到上面，因而就能生津。葛根就是把下面的津液往上推，通过膀胱经走到上面去。这样全身上下得到濡养，肌肉、五脏六腑得到舒展，然后阳气升上去头脑就清醒了。所以将"升阳生津"四个字弄明白之后你就把葛根这味药吃透了。

什么时候采葛根呢？要在它气很足、能量很足的时候采。如果夏天采，它的能量都冲到外面去了，下面是空的，所以要冬天采。夏天挖的时候它里面的物质，如黄酮、淀粉等有效成分含量很低，嚼起来味道不是很浓。野葛的叶子全部枯萎的时候去挖葛根是最好的时候，因为那时候它的能量全部收到根部去了，挖出来的葛根嚼起来甜丝丝的，口舌生津。现在市场上销售的葛根有很多淀粉，白花花的一片，叫粉葛根。有的是用硫黄熏的，很白，嚼在口里有股酸味，口感像面包渣一样，没有生津的作用。

　　葛根为什么能治脾虚泄泻呢？因为它能把阳气往上升，所以能升阳止泻。清阳升上去了，下面的泄泻自然就好了。葛根芩连汤用治湿热泄痢，方中葛根升阳，使津液往上走，再配伍黄连、黄芩泄热。脾虚泄泻用七味白术散，其方是由四君子汤加上葛根、木香、藿香而成。不要小看七味白术散，这个方子非常神奇。现在有个中成药叫小儿止泻灵，讲个故事给大家听：我女儿在一岁左右的时候，有一次拉肚子，一晚上拉七八次，精神还可以，就是吃啥拉啥。我们也想不通是什么东西吃坏了。我母亲就说："啥都没吃呀，就是早上冲芝麻糊的时候给她喂了几口。"小儿胃肠道的黏膜比较薄，不像我们成人。他们的肠道功能比较弱，所以小儿三五个月大的时候经常拉肚子，这很正常，等肠道功能恢复了，壮实起来之后，就能积攒能量，吃的食物能多吸收一些，聚起来，肠壁变厚了。但是小孩不能吃滑肠的食物，例如蜂蜜、芝麻油。所以我女儿喝了芝麻糊就滑肠，腹泻了三天，孩子眼睛都凹陷了。我们试了很多办法，第一天用药泡脚，不管用，第二天又拉了十几次，就做推拿，还是不行。我母亲担心孩子脱水，让我赶快把孩子送到医院去。到医院做便常规检测，结果显示没有白细胞，也没有脓细胞，西医叫物理性腹泻，不是感染。最后，那个西医也很聪明，给开小儿腹泻灵，就是七味白术散。我一看这个方子开得好，这个西医专家也懂中医。按他的方法，如果是感染性腹泻就用抗生素，如果是非感染性腹泻的就不用抗生素。我女儿拉肚子如果给她用抗生素可能越吃越坏，因为抗生素是寒性的，但是吃了小儿腹泻灵之后，好的很快，当天吃完第二天就不拉肚子了，一共就吃了两三包就好了。长期脾虚泄泻的，或是吃啥拉啥不长肉的小孩，就用七味白术散。这个药对很多老年体虚患者、癌症放化疗患者的腹泻都有很好的疗效。只要有患者说一天腹泻七八次的，就用七味白术散，效果非常好。

　　讲到七味白术散，我再讲另外一首方子——荆防败毒散。荆防败毒散的组成是荆芥、防风、枳壳、桔梗、柴胡、前胡、羌活、独活、川芎。荆防败毒散治什么呢？我到渭南拜访孙曼之老师的时候，他所有的处方都用了羌活和独活这两味药，当时我不明白为什么。翻了下他的医案，二十个处方中可能就一两个没用，大部分都用了。他说独活能升阳，羌活也能升阳，都是风药。风药能解表，就能把阳气往上升。现在很多人需要解表，因为干活不多或者干活受寒，皮肤的表邪都没解。这两味药一个能解表，另一个能把下面阳气往上升。有的患者长期思虑太多，阳气郁结，它就促其往上升，把人体这团郁在里面的气升上去。他讲了个医案，孙老师的小孩小时候经常腹泻，一受寒就拉肚子，想了很多方法都治不好。他老婆就笑他说："自己孩子拉肚子都治不好还天天看啥患者呢？"他就琢磨这个事情，想着腹泻是清气往下走，"清气在下则生飧泄，浊气在上则生膜胀"。如果清气在下，我们把清气往上调就可以了是不是？七味白术散也是用葛根来升清，用四君子补脾。孙曼之用荆防败毒散，荆芥、防风、川芎、羌活、独活都是风药，借这些风药，带领葛根、藿香这些药来升清。如果你们遇到脾虚泄泻的患者，用七味白术散来健胃补脾，升清止泻；还控制不住的话，就可以在七味白术散的基础上加点荆芥、防风、独活（独活只要6～8克）这些风药，立刻就不腹泻了，效果非常快，可以说是立竿见影的效果。

葛根性味甘、辛、凉，是偏凉性的，所以用于止泻的时候要温用。葛根能生津，又偏凉性，它的阴性物质会导致腹泻加重。所以你要止泻的话，需要把葛根煨一煨，或炒一炒也行。目前我们门诊上发现很多人泡葛根茶效果也很好。现在人的疾病适合用葛根的非常多。葛根能够治疗高血压脑病，改善头痛、眩晕、项强，还对高血脂、高血黏度、高血压有效。

葛根为什么可以治高血压呢？这个原理讲清楚你们就知道高血压怎么治了。我们人体的心脏是个泵，它能把血液泵到全身。头在最上方，就像房子一样，如果是房子建五十层，那么头就在第五十层。所以心脏这个泵首先要满足最上方的需求，也就是脑的需求。当颈椎受寒之后，颈椎的肌肉僵硬，血供上不去，就需要增加血压才能升上去，但是增压的时候脑袋舒服了，全身其他地方的血压就高了。这时候如果看西医，一量血压180/170mmHg，就会误以为是高血压，怎么办？如果是稍微聪明一点的西医，就会分类，可能会用扩张血管的药，因为血管一扩张，脑供血改善了，血压就降低了。如果他用抑制心脏收缩的药，让心脏收缩得没那么大力，或者让心脏跳得慢一点。比如用倍他乐克，让本来一分钟跳85次的心脏，只跳60～70次，结果血压自然降低了，但因为增压泵不增压了，脑血供却上不去了，反而头晕。西医治疗高血压有很多种药，你们可以了解一下，但是要注意分类，如果弄错，可能要吃一辈子药；如果把分类弄清楚，西药治疗高血压也很快，既能治标又能治本。中医治疗高血压首先是看颈部的问题，把颈部解决好血压自然就降低了。因为当你把颈部肌肉僵硬的问题解决之后，脑供血改善了，它不需要那么高的血压了，而身体自然反射性调节心脏，使其收缩减弱，血压自然降下来了。所以遇到收缩压高的患者，首先问他颈部有没有不舒服。血压分为舒张压和收缩压。高压又叫收缩压，低压又叫舒张压。高压高的人大多跟颈椎不好有关。所以遇到高压高的患者要问他颈部难不难受，只要颈部难受的就用葛根。如果患病时间长的，要配些姜黄、防风，这类解表的、活血的药。因为时间长了后，要用活血的药把他颈椎的血脉打开。还可以用刮痧，把血脉通开了，就好了。如果是初得的患者，大多是颈部受寒导致的。

曾经有一个修行界的老朋友，跟我在一起聊天的时候说："余大夫，告诉你一个绝招。高血压不用吃药，用手一摸就好。"怎样一摸就好呢？初得高血压的患者，大多在近期内受过寒，颈部不舒服，所以用手掌捂在脖子上就行了。一般捂 15～20 分钟，感觉手心微微出汗，颈部就舒服了，因为出点汗颈部肌肉的僵硬感就能缓解了，而僵硬一缓解血压自然就降下去了。手掌心处有一个劳宫穴，它是心包经上的，心脏主火，用心脏的火来散颈部的寒。就这么简单，不信你可以试试看，捂一会儿就舒服了。

那么如果是舒张压高的呢？舒张压高，西医认为是外周阻力增加。低压高的患者一般腹部气机不太通畅。所以高压高的治颈椎，低压高的治肚子，如果高压、低压都高的两个都要治。治高压高的一个特效药就是葛根，那么治低压高的特效药是什么呢？就是鬼针草。鬼针草治腹部气机不通畅、低压高，效果非常好。鬼针草也叫盲肠草，我们的书上没有这味药。当阑尾炎发作的时候阑尾红肿，伴有发热、腹痛，就可以用鬼针草煮水喝，这是专病专药。早期的阑尾炎，只要没有穿孔，就用鬼针草取 30～50 克煮水，喝一两天就好了。我母亲曾经阑尾炎发作去医院，医生说要手术。我说不用手术，可以回去煎点药喝。母亲就喝了两天就好得差不多了，快得很。盲肠草能消阑尾的肿，那么这个药进入肠道，对肠道内的其他肿也能消么？可以，它对肠道周围黏膜的肿都有效。所以我在门诊经常用鬼针草治疗腹部的包块、肠道气机不通的疾病。鬼针草能疏通肠道气机，对肠道外也有疏通作用，所以对三焦水道也有帮助。用它治疗尿频、尿急、尿痛，效果非常好。基本上用鬼针草搭配马齿苋，就可以解决大部分的泌尿系感染的问题了。如果喝了还是没效果，那可能就是复杂的疾病了。我女儿有一次也是小便不舒服，尿频，尿不尽而且小便黄。家人急得不行。我

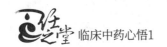

就用鬼针草煮水给她喝，当天晚上喝第二天就好了，非常快，效果好得很。

如果高压高，低压低，或者高压高，低压正常，一般是颈椎的问题，用葛根。如果高压正常，低压高，就是腹部的问题。如果高压、低压都高，可能腹部、颈椎都要考虑；如果高压高、低压低的，就要考虑可能是身体的调节机制出了问题。比如一个老人，高压180mmHg，低压只有40mmHg，脉压很大。这时如果降压，高压往下降的同时低压也跟着降，难搞得很。这种患者大多年纪较大，可能有七八十岁，然后动脉血管也硬化了，需要补肝肾，加一些平肝的药进去。到了这种情况，通常疾病就很复杂了。

《神农本草经》记载："葛根，味甘平。主消渴，身大热，呕吐，诸痹，起阴气，解诸毒。"其中"主消渴"，是指若患者口干得很厉害，用葛根、天花粉。治"身大热"，是指如果感受寒邪，表不解的时候，阳气郁在里面导致发热，用葛根就能解表除热。主"呕吐"，是指葛根能治疗颈椎不舒服导致的呕吐，因为颈椎的原因导致项强，阳气不能从后面升故而从前面升，就导致了恶心呕吐、眩晕。治"诸痹"，是因葛根是根类药，能疏通经络阳气，能缓解关节不舒服、全身肌肉僵硬，所以可以治疗痹证。"起阴气"，是指葛根能把下部的津液往上引。

葛花，是野葛未开放的花蕾。采摘葛花时，不是采已开花的，而是采没开的花蕾。葛花性味甘、平，功能解酒醒脾。用于饮酒过度，头痛头昏，烦渴，胸膈饱胀、呕吐酸水等伤及胃气之证。

黄酒喝多了会产生湿热，而白酒喝多了会耗气伤阴。白酒伤阴，因为它像烈火一样，会耗你的阴，所以喝完白酒会有口干舌燥的感觉。那么如何让我们喝完白酒不会口干舌燥呢？下面介绍几个方法：一是泡酒时放些菊花、麦冬、枸杞子，或者放点甘蔗进去。把甘蔗皮一剥，剁成小块，放酒里一泡，甜滋滋的。甘蔗可以抑制酒的燥性，还有甘寒滋阴的效果，其泡酒的味道远远比泡麦冬好喝得多。二是要把白酒放的时间要长。窖藏三年以上的白酒，它的气不往上走，而是往下走。当气往下走的时候，就可以促进阳气下行，也就是我们所谓的引阳入阴。引阳入阴就是导阳气向阴液转化，就可以生津。所以只要是正宗的粮食酒，就可以放久一点再喝，就不会那么燥热了。因此放置时间短的，或酿造工艺差的，或放了香精的酒，喝完就会口渴、脚发凉、脸色发白、背后出冷汗，因为它往上走。这样的白酒喝下去，会有点燥，能伤阴。我们就要用点酸的药。酸甘化阴，可以帮助解酒。比如甘蔗，性味甘、寒。喝完白酒后，啃点儿甘蔗，借助它的甘甜和清凉，正好可以解酒。除了甘蔗能解酒外，还有一个黄瓜。黄瓜也有效，只要是甘寒的就有效。白糖加点醋，酸甘化阴，也可以。酸梅汤也行。或者如果你喝多了，感觉心慌，可以喝两支50%的葡萄糖溶液，心悸就好了，因为甘能缓急。酒能促进阴向阳转化，若转化太快阴不足的时候，就要补充阴性物质，例如补充一些糖，所以医院通常输注高浓度葡萄糖抢救酒精中毒的患者。输注葡萄糖溶液比喝见效快。这取决于看患者的状态。如果他已经是半醉的状态，不清醒了，只能输液。如果他的神志还清楚，就可以喝点葡萄糖。

葛花也可以泡酒。如果说一边喝酒，一边喝葛花茶，这个酒一般就被解了。经常需要喝酒的人可以试试这个方法。

酒到了胃部之后，可以直接穿过胃黏膜，到胃的外面去，并通过胃外面的网膜进入肝脏。肝脏可以解酒。肝脏就是一个化工厂，可以产生很多解酒酶。少量喝酒，可以刺激肝脏的分泌功能，所以说少量喝酒能疏肝。偶尔少量喝点儿酒，刺激肝脏一下，使它的功能活动增强，慢慢的肝功能自然就强大了。但如果喝得过多，超过肝脏的负荷，就会损伤肝脏，而肝脏分解不了的酒精就会直接进入血液，进入心脏，进入心脏就会引起心悸。当血液中酒精浓度过高的时候，心脏也受不了。

酒是味大药。如果粮食在酒曲的发酵下变成酒之后没有经过蒸馏，直接过滤得到的就是黄酒。黄酒和黄酒之间也是不一样的，比如有绍兴黄酒、房县黄酒、陕西稠酒、山东即墨老酒。即墨老酒喝上去甜甜的，含有大量糖分，带有营养物质、黏性物质，是阴性酒，会导致阳气往下走。因为它还带有黏黏的阴性物质，所以喝下去后阳气向上升发上去会受到抑制，导致下焦湿热。所以有些有脚气病的、妇科病的、湿热病的人，都不能喝黄酒。我昨天做了个事情，把黄酒的酒糟喝了两碗，喝完之后，脚痒得很厉害，还起了个大水疱。

我们感冒（比如风寒感冒）之后治疗的思路应该是解表，通过正气把邪气推出去。如果感冒之后你喝黄酒，就会导致邪气往内收，所以感冒不容易好。如果你感冒后咳嗽，只要喝黄酒，咳嗽可能两个月都好不了。因为黄酒敛邪，邪气痹阻体内，咳嗽就非常难治。我曾经在感冒之后喝了点黄酒发热，结果咳了一个多月。如果你想喝黄酒发热，又想治好感冒，需要怎么办呢？可以在煮黄酒的时候放点姜进去。把姜切成薄片或者姜丝，煮开之后，借助姜辛温解表的特性把酒里面的黏滞物质给挥发掉，这样喝的时候就感觉没那么黏了。生姜能解表，就可以治感冒，还可以温胃，浑身发热就很舒服。酒的内容就补充这么多。

蒸馏的酒我们称为阳性酒。我们前面曾讲过："天上的雾，变成霜，半空中的水"。蒸馏的酒就是阳性的，是天上的雾，所以能补人体的阳气。酒酿是属于黄酒类的。只有蒸馏过后的酒才是阳性的，比如白酒。

9. 柴胡——推陈致新，散三焦邪气

《神农本草经》记载：柴胡"主心腹，去肠胃中结气，饮食积聚，寒热邪气，推陈致新"。该书中记载有推陈出新功效的药没有几味。柴胡疏肝利胆，推陈致新，寒热邪气。我曾经治过一个小孩，高热，每天晚上体温能达到40℃左右，持续了快一个月，在当地住院治疗了半个月，一直也没退热，所有的检查都做了也不知道什么原因。家长带孩子来找我看病的时候，也没有跟我说这么复杂的病情，就说孩子发热。我一切脉发现左手关脉非常郁滞，就用了40克柴胡。其实处方中最主要就是柴胡这味药，其他的不记得了。这个孩子吃了之后，当天晚上开始拉肚子，拉了很多很长的黑色的虫子，一坨一坨的，搅在一起。拉完了之后，当天就没发热了，后来就好了。他的爷爷就非常感激我，过来跟我说："你帮了大忙，吃完药我家孙子昨晚拉了一大堆黑色的虫子出来。虫子拉出来之后，这三天都没有发过热了。"现在医院检查大便，很多时候查不到虫子。因为我们吃的食物中有一些所携带的寄生虫，已经超越我们常规认识的钩虫、蛔虫、蛲虫这些了。猪身上的或其他动物体内的寄生虫可能已经在我们的体内出现了。这个患儿感染了寄生虫，所以一直发热，持续了这么长时间。当时我重用柴胡推陈出新，只因为他的左手关脉严重郁滞，没有想到效果这么好。

这是一个真实的案例。当时我们门诊部的王彩玲医生听说了，就赶紧过来找我说："这是啥方子，赶紧抄下来。"我说："抄方子有啥用？方子是死的，下次另外一个患者万一不管用，怎么办？"如果你摸他左手的关脉瘀滞得很厉害，就放点疏肝的药。疏肝的药有辛温的药，也有辛寒的药。如果指甲上没有

月牙，就用辛温的药，比如荆芥、玫瑰花、川芎，这些都是性温的；如果指甲上有月牙，口苦，心烦，左关脉也很大，就用辛凉的药，如柴胡、薄荷，借辛凉的药性可以把它升出去。所以我们要判断它是热郁了，还是阴寒导致的热郁在里面，这样可以解决很多问题。

"和解退热，疏肝解郁，升举阳气"。柴胡，当我们阳气郁滞的时候，指甲发红，这时候就要疏肝解郁，把阳气散发出去。柴胡的用量要大一些，一般用到 30～60 克。《伤寒论》中小柴胡汤里柴胡的用量是半斤，折算成现代的剂量也很大。如果肝脏阳气不足，脾肾阳虚，水寒土湿木郁，这时候肝脏升发的力量不够，就要用升阳药把肝气升上去，一般用小量柴胡 5～8 克都可以。当你用小剂量柴胡，它的凉性作用很弱，主要发挥的是升发的作用。当体内瘀热重的时候，我们就要重用柴胡。

"伤寒邪在少阳，寒热往来，胸胁苦满，口苦，咽干，目眩等症"。少阳之气郁在里面了，就重用柴胡。柴胡是往上走的，我们在药物配伍的时候要配往下走的药，形成一个循环。肝和胆是一对脏腑，肝气往上升，胆气往下降；胆属阳，肝属阴。肝藏血，体属阴，但它的阳气是往上升的，它的功用往上升，所以体阴用阳。胆是属阳的，但胆气是往下降的，所以它体阳用阴。肝胆是一对，一个是体阳用阴，一个是体阴用阳，构成一个太极循环旋转起来。如果我们使用疏肝的药往上升的时候，就需要配合利胆的药往下降。治疗右胁肝区的胀满，不能单纯升，要升中有降。利胆的药我们常用大黄，它可以很好地通六腑，就能利胆。柴胡配大黄就能把右胁的郁结化开。还可以用川楝子配延胡索，延胡索能行气散瘀，可以促郁的气散开；川楝子能够清热，把胆气往下收降，利胆。所以川楝子配延胡索也可以治右胁的疼痛。

这是个小技巧，我们在治疗任何病的时候，通常有两种思路——升和降。就像批评别人时，你不能一直批评，还要表扬。先表扬一下，然后再批评一下，这样大家都能接受。如果一味批评、打压就厌烦了，一味表扬就飘上去了。用药也是，做人也是，管理也是，这是阴阳之道。

"用于肝气郁结，胁肋胀痛，或头痛，月经不调，痛经等症"。柴胡能条达肝气，能疏肝解郁，比如逍遥散。逍遥散能疏肝健脾。因为脾主升清，脾是属土的，脾把能量向肝转移，肝再疏泄升发。二者一个升清，一个疏散，结合起来，完成一个升的过程。如果只用升肝疏肝的药，起不到好的效果。必须通

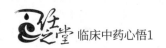

过培脾土来疏肝，才能起到很好的效果。培土疏肝的治法对什么病比较好呢？阳气陷在下面升不上去的疾病最好用。

疝气是很不好治的，有的人阴囊会肿很大。这时候把小肠推回去之后用逍遥散来疏肝健脾。健脾的同时疏肝，气机转起来之后才能把这个气往上提。通过补脾还可以促进肌肉生长，疝口闭合，因为脾主肌肉。所以一定要健脾加疏肝，才能把疝气升上去。

我曾经治过一个病，叫左侧睾丸肿痛。在治疗的时候想着是睾丸嘛，就可以用五核丸、六核丸或七核丸。其大致的用药就是荔枝核、龙眼核、橘核、山楂核这些植物种子核，能行气止痛。这方法有没有效呢？有效，但不治根本。如果切脉时左关郁滞，说明他的阳气升不上去，就要用逍遥散作为基础方，健脾疏肝的同时再配上几个核，就能有很好的效果。这例睾丸肿痛的患者，他在全国各地治了好久都没好，在我这边吃了三剂药，疼痛就消失了，非常好的效果。这都是经验之谈，所以说这个逍遥散值得你们大家好好地研究一下。

"肝郁气滞，胸腹胁肋胀满疼痛，可配伍香附、川芎、枳壳，如柴胡疏肝散"。讲到柴胡，我就顺带讲一下香附这味药。柴胡是一个疏肝解郁往上升的药。香附是气病之总司，妇科之主帅，对所有的气病都有效。

我们的人体之气从下焦产生，借助脾和肝作用往上升，再借助心和肺的功能布于表，通过肺和胃往下收，降下去后构成一个循环。气在升和降的过程中总会存在郁滞，要么升不上去，要么降不下来，卡在那儿，而不管卡在哪里都存在气滞。所以人的气病非常多，基本上常见的病都与气滞有关。所以把气调顺畅了，大部分病就都好了。气病可能是气不足，或体内痰湿瘀堵，或外邪导致的。单用香附就能解决很多问题。《串雅》一书中讲：香附配黄连，香附配乌药，一个是青囊丸，一个是黄鹤丹。男用香附配黄连，女的用香附配乌药。香附配黄连男的用，如果感冒了就配苏叶，脾胃不好就配陈皮。以前走街串巷的土郎中就配这两种药带在身上，能解决好多问题。现在青囊丸和黄鹤丹用得少，因为香附需要炮制。它有很多种炮制方法，可盐制、醋制、酒制，不同的配制方法可解决不同的问题。如果你们确实想研究香附，可以琢磨一下，一味香附药用好可改善80%的问题，就是要花心思去研究。

现在临床用的"十六味流气饮"也可以解决很多问题。比如一身怪病，从头到脚都是问题，乳房胀，胃胀，肚子胀，浑身不舒服，月经也不规律，一切脉，瘀滞得很厉害，就用十六味流气饮，气转起来了就好了。

"用于气虚下陷导致的脱肛，子宫脱垂及短气、倦乏等证"。柴胡能升清阳之气而举陷，常与升麻同用，并配伍人参、黄芪、白术等补脾益气药物，如补中益气汤。补中益气汤就是治疗中气下陷的方子。我曾经在云梦县中医院见习，一个老中医语重心长地跟我们讲："小伙子，你们要学习呀，机会难得。"我问："咋了，咋这么感慨？"他说："我用了三十年的时间才摸索出一个治胃下垂的方子，后来整理好准备发表时才发现这个方子就是补中益气汤。这个补中益气汤书上就有，但是我们年轻时找不到医书看，很多医书都没有。"现在的医书都有，老师一讲都知道，就包括十六味流气饮这个方子。你们今天听我说了就知道了，如果你们不知道，摸索一辈子最终发现这个方子跟十六味流气饮差不多。当时那个老中医讲完我就很感慨，现在知识泛滥，随便百度一下就知道了。要是没有百度没有手机，把你送到大山里去，手上就几本老书，让你摸索出一个东西是很难的。你们现在知识泛滥，但很多人却不珍惜。知识多了是好事也是坏事。大家一定要好好琢磨一些方子，通过方义去琢磨药，把它吃透。

因为柴胡能往上升，所以对气虚下陷导致的子宫脱垂有效。张锡纯发明了升陷汤。我认为他这辈子最大的功绩就是对大气下陷有独到的见解。什么是大气下陷？就是胸中的这股气往下走。很多患者当胸中这股气下陷的时候会出现心慌气短、说话费力，因为气下陷不能濡养心；气不能往上走就不能到达头部，所以常打哈欠。我观察你们今天下午不少人打过哈欠，随便数了一下，就有几十个。你们打哈欠说明阳气不够，阳气升不上去。阳气升不上去有两种情况：一种是胸中大气下陷，气是往下坠的，支撑不住，头部的能量就不够。还有一种是精气神没调起来。"炼精化气，炼气化神"，当你始终保持旺盛精力的时候，下面的精化气，向上升，是从下往上输送的过程。当你头部从下往上调动的意识减弱的时候，就要打起精神。为什么要打起精神？因为打起精神下面的精才能转化为气，往上升。不打起精神，眼睛一闭，气就往下走了。所以你们刚才打哈欠要么是病态——大气下陷，要么是没有打起精神。其实只要你打起精神自然不会大气下陷。打起精神，气就往上升，自然胸中气就足了。我有时候上课，讲到下午5点或者更晚，回到门诊部吃个馒头，晚上7点又开始讲，讲到8点。现在讲课，说实话我的气不太够了，但也必须打起精神。打起精神后立刻感觉下面的气化加强了，气往上升了，刚开始可能说话觉得费劲，慢慢地就越来越有精神了。一定要把精气神调起来。任何时候都是这样，开车要打起精神，听课要打起精神，一辈子都要打起精神。白天打起精神，晚上该休息就休息。你们听说过张锡纯没有？他的《医学衷中参西录》中专门有个治疗大气下陷的方子——升陷汤，其中有升麻、柴胡、桔梗、黄芪这四味药。

讲到黄芪这味药，"黄芪启地户，防风开天门"。有些植物的根是横着长的，黄芪的根是直着往下长的，长很深，大概有一米多深，可以把地下黄泉之水提上来往叶、筋上输送，所以它是往上提的，能补气。黄芪能够把下焦、八髎的能量往上升，所以"启地户"，治疗脱肛效果非常好。有个方子叫黄芪防风汤，就黄芪、防风两味药。这个方子出自《医林改错》，重用黄芪，少用防风，治疗脱肛神效。防风是风药，有升清的作用，能"开天门"；重用黄芪，把下面能量往上调，一直调到背部。

如果不用药，还有什么方法能治疗脱肛呢？可以艾灸百会穴，同样能升阳举陷。百会就是百脉交会之处，阳气在头顶汇集，自然能量往上升。所以灸百会可以使阳气往上升，往头顶汇集，就可以起到升阳举陷的作用。脱肛也好，子宫脱垂也好，短气也好，乏力也好，凡是切脉两寸不足，阳气升不上去的，都可以用灸法。有些患者有痔疮，肛门肿痛，针刺百会穴，把阳气从下面往上调之后，下面压力就减轻了。对于痔疮患者，如果下面肛门疼得很厉害、肿得很厉害，在百会扎针之后，下面的肿痛立刻就消失了。所以有时候痔疮也可以用补中益气汤（丸），目的就是把阳气升上去。

柴胡性能升发，故真阴亏损，肝阳上亢之证忌用。

肝脏体阴而用阳，既然用到阳，必然消耗阴，因为阴为阳之基。"阴在内，阳之守也；阳在外，阴之使也"。阳是阴的使用、功能的展现。阴阳就像夫妻一样，老婆是阴，在家里守着；老公是阳，在外创业。一个好的男人背后必须有个好的女人。一个成功男人的背后必然有个辛苦付出的女人。

"阳在外，阴之使也，阴在内，阳之守也"，所以阴在内，它是守着的，是基础。柴胡在往外调的时候自然会消耗阴性物质，因为阳是由阴转化而来的。有人说柴胡劫肝阴，用多了会消耗肝阴。怎么防备呢？我必须要用柴胡，又要防止它劫伤肝阴，需要怎么处理呢？滋阴？怎么补呢？肝的阴来自肾水，在重用柴胡的时候如果怕伤肝阴可以加点补肾的药，比如熟地黄。还可以（加强）促进肝阴的产生，比如补脾。还有"白芍补虚而生新血"，可以柔肝，它可以把肺的能量，也就是金的能量向下输送到肝部。金气往下收的时候，由阳向阴转化，一直输送到肝上去。通俗点说，白芍可以把天上的云化为雨水输送到树木根部去。所以如果用柴胡怕它劫伤肝阴的话，配伍白芍就可以，或者用熟地黄直接补也可以。或者配四君子也行，只要能把脾脏护佑好，它也不会伤肝阴。所以不用纠结伤不伤肝阴，有很多方法可以处理。

所有与柴胡有关的统称为柴胡剂，如小柴胡汤、大柴胡汤。凡是寒热往来，一会儿热，一会儿不热的情况；或者气机瘀滞，与肝有关；或病变位于两侧，比如颈部两侧不舒服，都可以用柴胡剂。你要判断大的趋势，比如肝区胀，可用柴胡剂；或者颈部两侧肿大，可用柴胡剂；腮腺炎，如小儿急性腮腺炎，可以用大柴胡汤，也就是柴胡剂。为什么小儿发作腮腺炎之后容易引发睾丸炎？小儿感染腮腺炎病毒之后，如果不治好会出现睾丸炎，影响生育功能，为什么呢？因为腮腺炎与肝有关，肝经循行绕阴器。用了柴胡之后，能把肝经的郁热透发出来，肝疏通之后下面的睾丸就不容易出现炎症了。二者看似没有关系，但是上下经络相通，只要把整个经络疏通，下面自然就变化了。

❓ 学生问：是用柴胡吗？

老师答：不是柴胡，是柴胡剂，是一系列的方子，如柴胡桂枝汤、小柴胡汤、大柴胡汤，它们统称为柴胡剂。

我在海南开会的时候，遇见一位福建的白大夫。老人家年纪比较大，有很多白头发。她讲了两个小时，就讲逍遥散。她用的逍遥散方中的柴胡有酒炒的，也有醋制的；柴胡的炮制也很到位。她把逍遥散运用得非常灵活，治了很多疾病。我们前面讲过用逍遥散治疝气，治睾丸肿痛，治乳腺增生，治肝区胀痛。逍遥散可以培土疏木，促进人体的阳气升发，所以对抑郁症有好处。用逍遥散

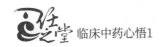

还可以调脾，因为肝随脾升，胆随胃降，当肝脾的升调好之后，清阳就能往上升。我们很多老年人记忆力减退、脑供血不足、视力减退、听力减退、嗅觉减退，所有这些都是因为阳气升不上去导致的，所以用逍遥散都有效。大家不要忽视逍遥散。

陈修园在《医学实在易》中说："头痛详于《伤寒》。太阳痛在后，阳明痛在前，少阳痛在侧。其余头痛，逍遥散加防风、半夏、玉竹、白芷、川芎，可以统治之。"因为头为诸阳之会，清阳之气都在头上汇聚。当阳气升不上去的时候，头就易被邪气所犯。我为什么戴一顶帽子呢？今天早上五点多的时候气开始往下降，寒气往下收，头顶就感到一丝凉意，我戴顶帽子就为了抵御寒气。逍遥散把阳气升上去，为头部提供能量，所以能治头痛。逍遥散再配上其他的药，比如川芎、扣子七、荆芥可促进阳气往上升；如果再配上川牛膝、竹茹可促进气往下降，这样升降就出来了。逍遥散这个药可以解决人体阳气升的大问题，解决青龙门到朱雀门这块的问题。青龙门听我讲过没有？逍遥散能解决这个阳气升的问题，非常妙，你要反复琢磨。

格物致知，你要好好格这个逍遥散，格透之后，阳气开出去的问题就解决好了。如果升不上去是因为湿气阻滞，湿阻气机，阳脉升不上去，可用逍遥散加大茯苓的用量，加点炒薏苡仁等祛湿气的药，促进阳气的升。如果是肝郁血瘀导致的，可用逍遥散加川芎行血中之气，也可升阳气。如果脖子受了寒，颈椎僵硬，阳气升不上去，可用逍遥散加葛根，治疗颈椎病的效果非常好。那么整个思路就非常清晰了，如果这个病是因为阴阳两虚，阳气产生不足，可用熟地黄配肉桂，再加逍遥散。熟地黄加肉桂产生洪荒之力，加逍遥散疏导一下立刻就皇恩浩大，荡过去了。熟地黄是补肾阴，肉桂是补肾阳的，水火共同作用产生气化，之后碰到逍遥散就可以转上去了。如果心脏不舒服，再加点强心的药，比如丹参、石菖蒲；颈椎不舒服，就加点葛根；眼睛不舒服，就加点木贼草；鼻子不通，就加点苍耳子、辛夷。所以逍遥散真的太好用了。真正学中医学好了以后就用那几个方子，把那两三个方子的加减变化用娴熟之后就可以了。因为你们才刚刚开始学中医，所以要慢慢地带你们，让你们慢慢地悟。当找到感觉之后，你们就知道这辈子是以逍遥散当家，还是以蒲公英当家，还是以小柴胡当家。怎么都可以，边学边悟。

10. 升麻——发散体内热毒

　　下面讲升麻。升麻辛甘微寒，柴胡辛苦微寒，一个是甘，一个是苦。柴胡在疏肝的时候还有利胆的作用，有苦降的作用。升麻有发散的作用，辛甘发散为阳。很多人吃得好，喝得好，就是不干活，阳气郁在里面，手心、脚心发热，心胸烦躁，阳气憋在里面，所以要用升阳的药把阳气升发出去，同时还要把里面的热清一下。这时我们就用扣子七，它能清郁热，能把阳气疏散出去。升麻可以发表透疹，清热解毒，升阳举陷。两个药一个发表，一个升阳。发表是从里往外发，把阳气推出去的；升阳是从下往上升。无论是从里往外，还是从下往上走，都是从中央向四周发散。所以升麻可以把体内的郁热释放出去，把气向体表推，推出去就可以透疹解热毒。目前升麻在国内的研究非常多，但它确实是一味非常有研究价值的药。因为它可以从里往外推，所以可以治疗皮肤病；因为它能清热解毒，所以能治疗内热引起的头痛、牙龈肿痛、口舌生疮；因为它能够升阳举陷，所以中气虚弱导致的气虚下陷的类疾病，如气短乏力、久虚脱肛、子宫脱垂，都可以治疗。张锡纯的升陷汤里就用到了升麻。它跟柴胡一样，有一个什么特性呢？它们都有升浮之气，所以阴虚阳浮，喘满气逆者均忌用。阴虚阳浮，本来内在阴气虚，阳浮在外，患者一动就出汗，出虚汗，可以用升麻吗？这时就不能用升麻了，因为里面阴液不足，阳气都浮在外，不能固表，再用升麻就出问题了。还有喘满，治疗咳喘《伤寒论》里用什么方子？桂枝加厚朴杏子汤。咳喘的患者，发作时气逆，用桂枝汤加厚朴、杏仁。杏仁让肺气往下降；厚朴是宽肠的，能把肠道疏开。杏仁是往下降的；厚朴是把肠道打开的，是宽肠的，让肠道肌肉放松的，这样气就可以很顺畅地降下去了。如果只用杏仁不用厚朴，气降一半就会导致腹胀胃胀；用上厚朴，气一降，一排气，就通畅了。气往下走的时候，肺里面的痰液、黏液也往下走，就可以补肾。

　　我们患者吐出来的痰，好像很脏，因为它是浊阴，但如果它在体内往下走就可以滋养五脏六腑。你看中风的患者，西医用吸痰器，不停地吸痰。若气管和支气管分泌很多痰液，是因为肺气往下敛降的力量弱了，降不下去了。只要肺气往下降，黏液自然会被肺部吸收，然后往下走，滋养我们的五脏六腑。所以《黄帝内经》中载："清阳发腠理，浊阴走五脏；清阳实四肢，浊阴归六腑。"虽然是浊阴，但是可以滋养五脏六腑。凡是经常吐痰的，一会儿吐一口痰，一会儿吐一口痰，他的五脏六腑一定会阴液亏虚，日久就会肾阴枯竭。吐痰会吐死人的，因为痰吐得多的，不停地泛痰，下面肾就枯竭了。因为阴性物质往下走，滋养我们的五脏六腑。如果他一会儿吐一口痰，一会儿吐一口痰，下面的阴液一定是不足的。治这种病，我们有一个非常简单的方法，怎么办呢？喝淡盐水就可以了，很简单是不是？淡盐水喝下去之后呢，因为盐可以润下，往肾上收。痰往下走，他吐的痰就少了。

❓ 学生问：鼻涕多的人，是不是也可以用这个方法？

老师答：要看是什么样的鼻涕，如果很臭的鼻涕那肯定不行。

阴虚阳浮、咳喘、喘满气结及麻疹已透均当忌用升麻。当痰往上走的时候，哮喘发作，这时候就不能用升麻了。你要知道升降沉浮，升麻的作用是引气上行，而不是往下走。往上走的时候，用少量的升麻，可能5克、8克，它就可以往上，以升为主。大量升麻，比如50克、60克的时候，因为它是寒凉性的，在往上升的时候能够把热清掉。少量的药只调升降，大量的药还可以清内热。所以当体内有热毒、郁热的时候，可以用升麻清内热。大家要记住，小量和大量的效果是不一样的。

给大家举几个例子，看能不能用。腹泻可以用升麻么？

可以，阳气往上升。

崩漏，就是来月经的时候血止不住，或者月经淋沥不尽，持续十天半月也止不住，可以吗？

可以。

白带过多可以吗？

可以。

过敏性鼻炎，冷风一吹流清涕的可以吗？

可以，因为阳气升上去以后，头部的阳气就可以抵抗外面的寒邪。

记忆力减退可以吗？

可以。

再问个稍微复杂一些的，脑出血可以吗？

不行。脑出血发作初期、急性期不可以，后期可以。在恢复期的时候，身体需要阳气来恢复，细胞才能有代偿功能。西医治疗脑血管意外的时候，起初是把血压控制得比较低，防止再出血。后来发现这样做会出问题，当血压控制得很低的时候，脑缺血会加重。虽然出血减少了，控制住了，但因为它过度降低血压，会导致缺血加重，导致脑组织坏死，对后期的恢复非常不利。

我在人民医院实习的时候，他们开会说，脑出血的时候血压不能降太低，控制在相对安全范围就可以了。这是两个极端，如果从一个极端走向另一个极端，对患者的身体反而不好，就会出问题。就像止血一样，遇到崩漏，我们都想到要止血，但是当用大量止血药的时候就会出问题，因为大量止血，子宫血管收缩，反而会导致子宫肌瘤。

听懂思路没有？这个思路非常重要，就是做事不能矫枉过正。矫枉过正，人体会出现另外一种局面，而这可能比当前的局面更复杂。

还有腹泻。腹泻有时是因为感染了痢疾杆菌，因此我们治腹泻时一定要注意，止痢的时候不能用强力收涩的药。因为强制收涩以后，患者会很难受，肠道内热毒排不出去。为什么可以用葛根芩连汤？因为葛根升阳，黄连清肠道热。"清阳在下，则生飧泄"，阳气升上去了，就不会腹泻了，然后再用黄连把胃肠的热毒清了，就好了。如果用诃子、五倍子收敛一下，再加点芡实、薏苡仁收敛一下，喝完以后是不会腹泻了，但肚子胀了，肠道像火烧一样，非常难受。

所以一定要注意，不能从一个极端走向另一个极端，这是个窍门，不然就会出问题，犯虚虚实实之戒。

我曾经治过一个患者，他是遗精，长期遗精，找了医生看，医生用煅龙骨、煅牡蛎、芡实、莲须，全是收涩的药。患者吃完以后不遗精了，但手心脚心发烫，整个气都郁在这块儿动不了，快憋死了，难受得很。这时候一定要让气动起。

有些男人手淫过度，导致精亏，精亏之后，下面的虚火往上走，心火就亢，而心火亢盛反而加重欲望，欲望加重，下面就不停地泄，形成恶性循环。这时只要把下面的精补起来，上面的火就熄下去了。他上面的火熄了，自然就不想了，即所谓"精满不思淫，气足不思食"。我们临床上治疗精亏就用菟丝子 50～100 克，把精补起来，精一足，他自然就不想这个事了，不想的时候就平静了，形成良性循环。

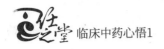

11. 浮萍——解表透疹，能耗肾气

今天我们讲浮萍。浮萍这味药，背部是紫色的，紫色是入血分的，非常有意思。浮萍很小，在水面生长。它的根系很长，扎在很深的水里。因为根扎得很深，深达塘底，它的能量很强，所以可以调动我们的肾气、解表。肾主水，浮萍可以把下面肾气的能量调动上去，所以浮萍的发汗作用很强。

所有生长在水里的植物都有一种功能，就是利水。像中医村种的薏苡仁，它生长在潮湿的环境中，所以能利水。只要是生长在潮湿环境里的植物，都可以利水除湿。因为它如果不排水的话可能会被淹死。生长在潮湿环境下的芦根也可利尿。浮萍生长在水面，有很好的除湿效果，能利水消肿；还因为它能把下焦深层的能量调到体表上来，所以能解表发汗透疹、祛风止痒、利水消肿、生发。麻黄功效发汗解表、利水消肿。浮萍也是利水消肿。所以它是一味很好的治疗皮肤病的药。如果能把浮萍用好的话，就这一味药就可以治疗荨麻疹，无论风寒或风热，都可以用。它可以把体表、皮下的水气除掉。很多人身上起白疙瘩、红疙瘩是因为湿气蕴结在皮下，浮萍可以把皮下的水湿除掉，还可以解表。

我们上次讲治疗荨麻疹，有一个方子叫"杏苏五皮饮"。其中苏叶是解表的，杏仁是收敛的，两者一开一阖。五皮是指陈皮、桑白皮、大腹皮、茯苓皮、生姜皮，既能解表，又能除水湿。这样荨麻疹就很快好了。浮萍这味药，既能够解表，又可利水消肿、祛风止痒。这味药在治疗皮肤病时是经常用到的，把药磨成粉冲着喝，就可以治疗慢性荨麻疹，有很好的效果。它的解表力很强，但不可多服。因为它能调动下焦肾气。若麻疹不透或透发不畅，可用薄荷、牛蒡子、蝉蜕，用于风疹皮肤瘙痒，有祛风止痒之效，也可煎水外洗。

《本草求真》言："古人谓其发汗胜于麻黄，下水捷于通草，一语括尽浮萍治功。故凡风湿内淫，瘫痪不举。在外而见肌肤瘙痒，一身暴热。在内而见水肿不消，小便不利。用此疏肌通窍。"表皮被外邪侵犯，表不解，里面水湿不下，这时用浮萍，既能解表，又能利三焦，通行水道。

12. 木贼草——中空，通冲脉

接下来讲木贼草，它的中心和外皮都是空的。中空的药通表里之气，可保证体内之气的通畅，所以在很多表里之气不通的时候就用这味药。我们看这个中药的时候不需特别地去记忆它的功效，可以通过象思维记忆它的特点。象思维的背后也就是它的功效了。

金荞麦、虎杖的杆中间也是空的。很多年前，我一直在找一味中空的，带有酸味的药，具备这两点特征的，可通人体的冲脉。冲脉又称为十二经脉之海，所以要把冲脉打开，需要用中空的药。现在很多人都是阳气浮在上面，沉不下去。如果想让气往下走，必须把冲脉打开。

记得小时候，吃的酸模杆，它的中间也是空的，也是酸味的，通冲脉效果非常好。后来我发现金荞麦的杆也是空的，味道也是酸的，就用金荞麦代替它。再后来又发现了竹茹，竹子是中空的，直接用竹茹代替金荞麦。现在发现许多药都是中空的，山上土大黄的杆也是酸酸的，如果干活累了，口干舌燥的时候，掐一节吃下去非常舒服，满口生津。

中空类的药需要我们慢慢去琢磨，观察。金荞麦杆子，是中空，味酸。许多人在感冒的时候胸闷，肺部的小气管堵塞不通，这时候喝一些中空的药，就可以把气道打开，效果非常好。我家里的小孩，每次感冒咳嗽，就用金荞麦杆，弄三四节，剪碎后放到锅里蒸，蒸 20 分钟左右，然后把锅里的水盛出来冲一包小柴胡颗粒喝。小柴胡颗粒可以疏肝和胃，解表。小儿感冒喝点小柴胡颗粒就可以了，再加金荞麦杆治疗咳嗽，基本上就好了。小儿感冒咳嗽，这样喝两次就好了。

木贼草为什么可以止咳？书上没有说，但它确实可以止咳。我有一位东北的学生，在一次交流的过程中说他姐姐在怀孕的时候咳嗽，咳得很厉害，但是很多药都不敢用。然后当地的草医告诉她，用木贼草 30 克熬水喝，后来用药一次咳嗽就好了。他就把这个方法分享给我，说木贼草止咳的效果很好。当时我没有太重视它，但当我明白中空的药得原理的时候再处方的时候，就把木贼草配合进去，效果确实很好。很多人在感冒咳嗽的时候用川贝，如果咳嗽有热痰的时候用特别好。但是普通的感冒咳嗽，就用普通的药就可以，比如用木贼草就可以了。

疏散风热，明目退翳。在一位草医朋友的分享中，吃了木贼草眼睛会放光，瞳孔更有光，更亮一些。以前我不是很在意这些，再后来临床上经常用，就发现它治疗视物昏花，效果很好。因为它是中空的，把通道打开之后，阳气升上去了，自然就能看清楚了。所以木贼草只是起到一个辅助作用，只要阳气升上去，阳气上达于眼部，自然就有明目退翳的效果。关于眼睛这块，我多讲一点儿。

"肾者主水，受五脏之精气而藏之。五脏六腑之精气，皆上达于目，而为精"。精气向下走而藏，向上走则开目。

眼睛和肾有什么关系呢？以前道长师傅就跟我讲，眼睛就是身体的外命门，肾就是里面的内命门，一个外，一个内，肾阴肾阳共同气化，才能够滋养五脏六腑。当把眼睛睁开的时候，气化加强，气往上走。眼睛闭上的时候，气开始往内收，回归到肾上去。所以眼睛一开一阖，是阳气往上走或往下走的一个方向标，就像开关一样。所以早上我们睁开眼睛，阳气往上升的时候，就要起床；晚上闭上眼睛，气往下收，脑子开始昏沉，就想睡觉。眼睛的一睁一闭，是有许多道在里面的。

我们在打坐的时候经常闭着眼睛，头脑昏沉，想睡觉；睁着眼睛，气开得太过，开太过脑子又太清醒，所以要半睁半闭的打坐。有些人眼睛睁得比较大，还有些眼球是向外突出的，都是气比较发散的。这样的人气散得比较快，脾气就比较暴躁。有一个词是"闭目养神"，那么为什么要闭目养神呢？因为闭目气往下走，就把肾养起来。眼皮属什么？按照五行归属，眼皮属土、属脾。上眼皮属阳，下眼皮属阴。所以脾胃就是一个开关，那么眼皮的一开一阖就代表体内气的一升一降。我们可以体会一下，当我们脾胃不好的时候，虚火上冲，打嗝、反酸、气往上顶的时候，我们就用补脾胃的药。可以体会一下，我们每天睁着眼睛，眼皮是很累的。眼皮要不停地眨，你们试着用食指把眼皮撑着，撑十几秒钟左右，再放下来就会觉得非常舒服。不要看眼皮很轻，每天撑十几个小时也会很累，消耗很多脾胃的精气。所以闭目的时候能够养神，减少体内能量的消耗。

很多老人的睫毛倒长，当气不足的时候，它就倒长到里面去了。我治过一个有气无力的，眼睛疲劳，气虚的。眼皮无力怎么治呢！很简单的方法，用鸡蛋清抹在眼皮上，它可以收涩，涂在眼皮上跟胶水似的，晾干后撕下来就会觉得很舒服。每天抹一抹，看起来没什么，但却有很大作用。睫毛倒长的患者也可以抹蛋清。上次就有个患者，眼睛睁不开，到医院里去看，让吃西药，弄得很复杂。最后我给他开了点儿补脾胃的药，再配合抹鸡蛋清，回去一周就好了。

眼睛和我们的脏腑是相通的，当肾脏精血不足的时候就要多闭目养神，气就能慢慢地开始从上往下收，开始藏精了。"肾脏主水，受五脏六腑之精气而藏之"。眼睛一睁，五脏六腑的精气就往上走了。

便血、痔疮出血，为什么能用木贼草呢？因为木贼草可以把中间的郁热透发出来。我们人体的阳气在下面，通过气化往上升，督脉是其主要通道。所以若督脉不通畅，或八髎郁滞的时候，通过督脉的气走不上去，就郁滞在肛门附近。很多小腹胀满、肛门坠胀，我们统一当痔疮治。先看这个胀，是因为阳气所需的通道不畅，所以要把八髎附近的郁滞，通过刮痧、刺络拔罐的方法通开，打开后肛门的瘀滞就会好点。所以治痔疮要治督脉，通督脉。督脉不通，痔疮就会出问题。

今天上午，我治了一位腿痛的患者，医院诊断他是腰椎间盘突出症。我摸他两手尺脉偏大，两寸不足。阳气升不上去，湿阻气机，阳气郁积在下焦。阳气郁在下焦，要把阳气调上去才可以。所以就在百会穴上下施针，这本不是治疗腰痛的针法，只是把他的阳气升上去。百会穴扎完再切他的脉，两寸齐了，两尺也没那么大了，阳气重新升上来了。扎完后我问："起来试试腰痛好些了没有。"他说："哎，好了许多了。"我们治病的时候一定要破象，因为我们很容易盯着病名这个象。治腰椎间盘突出症，就用治腰的针法、补肾的针法，或者补肾的药物、活血通络止痛的药物，钻进腰椎间盘突出症这个病里面去了。当你真正地放开，看阳气是怎么分布的，就明白这病为什么要针刺百会穴了。阳气升上去了，腰痛立刻就缓解了。所以在治疗痔疮、痛经的时候，一定要去看八髎有没有郁滞。如果有，就用针刺放血或刮痧疏通，疏通后马上就舒服了。痛经很多是因为子宫有寒导致的，通常有八髎的郁滞，阳气无法正常运行，就会有小腹胀痛的情况。如果八髎疏通了，下面的疼痛就会好多。

有位子宫肌瘤的患者，肌瘤大概7厘米大小，出血一个多月，已经极度贫血了，就去医院输血，又开了西药不让月经来。随后她来十堰参加了骨盆修复班，老师教她们摇龙骨。趴在床上用手捂住八髎，然后晃动脊柱。当时就来了月经，还有两块瘀血流出来。她以为是大出血，结果回到家就不流血了，复查的时候发现肌瘤变成4厘米了。子宫肌瘤是因督脉不通，气无法上升导致的，越堵越厉害，晃通之后，障碍减轻了，自然就好了。摇龙骨这个方法其实还可以治很多病。

　　我想了一个方法，叫"鱼尾巴摇啊摇"。小儿感冒咳嗽、肚子胀，可以跪在椅子上摇晃，摇的同时脊柱也晃起来了。因为小儿背部受寒，督脉不通，就会发热。晃一晃，督脉就通了，就不发热了。我们的膝盖旁有两个膝眼，分别对应我们的两只眼睛，膝盖就对应我们的头。用象思维去理解，鹤顶穴就对应百会穴。头部怕冷，怕风；膝盖也怕冷，怕风，二者是可以取类比象的。

　　木贼草是中空的，它能够把体内的瘀滞透发出来，疏散风热。里面的郁热散出来，痔疮就会好转。中焦的堵住也可以用，因为它是中空的能散表里气。咳嗽的时候，在原方的基础上加上木贼草，药效可以大大提升。

　　解表药就讲完了。解表药大多具有辛味，能把表解开，之后体内的郁滞就通了。所以解表药的使用率是很高的，因为现在我们很多人都有表证。平时稍微受点凉，或者体质差点的，如果表邪不解，体内郁滞，就容易上火。所以用辛凉解表的药物，可以清郁热，还可以解表。此外还有辛温解表药能散表寒，一共两大类。

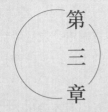

第三章

清热药

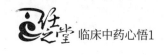

现在讲清热药，它分为五大类。清热泻火药能清气分热，对气分实热证，有泻火、泄热的作用。还有清热燥湿药、清热凉血药、清热解毒药、清虚热药。热与火为六淫之一，以发热心烦、汗出、口渴，甚至神昏谵语、发狂等热盛证候为特点。热为火之渐，火为热之极，两者只是程度上的不同。凡能清热的药物，大抵也能泻火。气有余便是火，所以当体内阳气郁滞不通的时候就会化火。不宜过度使用清热药，因为它毕竟会损伤阳气。只有阳气郁滞才会化热，我们治疗的目的是把郁热散开。我们看它的热象本质是郁滞，而不是火，所以把郁滞解开就好了。比如长青春痘，这时候可以用点解表的药，如薄荷之类，把表解开就不上火了。

脸上长痘的人，背部都是瘀滞。刮痧就会刮出那种瘀紫的痧点，甚至是黑色的。因为现代人爱吹空调，长期不出汗，毛孔闭塞，膀胱经郁阻。年轻人阳气、火力旺盛，背部整个郁阻之后，阳气全部堵在里面，郁在里面，表现出来的就是身上长一些毒痘痘，同时还会因为热扰心神而出现心烦、躁扰不宁。只要把表解了，里面的热透发出来，心也舒服了，毒也出来了。所以在清热的时候，不要忘了解表。清热不是目的，只是治表，把根本的郁热解除掉，才是目的。这个根本原因也可能是寒。

我们在临床用清热药的时候，经常会配伍一些解表的药，比如麻黄配石膏就很常见，荆芥配大黄也经常用。当大便干结，体内有热的时候，就想要清热，用大黄、黄芩。但大家有没有想过这个热能不能疏散出去？阳气是最容易流动的，如果它流动不了的时候，一定有影响它流动的原因。而这个原因往往是寒，所以热病的背后往往是寒。热和寒是两个极端，有热必有寒；并且热越重寒越重，因为热跟寒是相互制约的。现在很多人无肉不欢，手心脚心发烫，舌头发红，一派热象，但是一运动一出汗，摸起来却是冰凉的汗。说明他的体内一直有表证、寒证未解。只有把表解后，体内阳气自然向体表疏散，手心脚心就不热了。

一、清热泻火药

1. 石膏——甘寒之物，非大寒之药

下面讲石膏。石膏辛、甘、寒。书上写它是大寒的，但其实是甘寒。生石膏的"辛"味很重要，如果用火烧过之后，成为熟石膏，辛味就没了，转成涩味了，就有了收敛之性。所以张锡纯反复强调，一定要用生石膏，不能用熟石膏。生石膏是治病的灵丹妙药，而熟石膏往往是毒药。比如一位感冒患者，咳嗽，发热，表证未解，内有郁热，用麻黄配石膏。其中麻黄是解表的，石膏是清内热的。但如果把石膏换成熟石膏，它是收敛的，收敛之后表证就解不了了，阳气就会郁阻得更加厉害。所以熟石膏就被称为毒药，生石膏为灵丹妙药。熟石膏用在皮肤病，治疗疮疡久不愈合。如果皮肤收敛能力不够，湿疹一直流水，总是好不了，那么撒一点儿熟石膏上去，就有收敛的作用，很快疮口就结痂了。熟石膏是收敛的，生石膏是解表的。所以感冒的时候，外感兼有郁热的时候，就用一味生石膏就解决了。因为，生石膏除了有清热泻火的作用，还能解表。天然石膏和人工石膏不一样。生石膏是含水硫酸钙，烧完后它的药性就变了。生石膏是天然的，不是用熟石膏加水泡一泡就能变成生石膏。

生石膏这味药，值得重视。曾经有位患者一直高热不退，吃了很多药都不好。后来就用生石膏磨成细粉，大概有 100 克，每次吃两勺（10 克左右），配中药吃，效果非常好。白虎汤中用的就是生石膏。生石膏熬药的时候，它不易溶于水。把它磨成细粉后用水煮一煮，再把药渣捞出称一称，就会发现它溶于水的很少。所以要提高生石膏的疗效要怎么办呢？可以在煮石膏的时候加点黏腻的东西进去，比如粳米。粳米可以濡养脾胃，它煮出来的米汤黏稠，放入生石膏粉就可以粘在一起服下去了。放知母也可增加药液黏稠度，这样得到的汤剂中生石膏的成分会多一些，药效也就提高了。如果想要更好的药效，就直接磨成细粉，用水冲服。

温病邪在气分，表现为壮热、烦渴、脉洪大等实热亢盛之证。本品具有较强的清热泻火作用，常与知母、香附为用，如白虎汤。若邪渐深入，肺胃热毒壅盛，气血两燔，高热不退，可加犀角、牡丹皮、玄参等清热凉血药，共同起

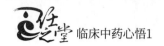

到解毒化斑、气血两清的功效。

温病讲卫气营血，即卫分、气分、营分、血分，病在卫分的时候，解表即可；病在气分，需要解表清热；到营分，就要凉血。所以说病在卫分就是温热感冒，也就是热感冒。我们吃的银翘散、桑菊饮，就是治疗温病咽喉肿痛、口干舌燥、发热等症状的。病在卫分的时候，用银翘散。病在气分的时候，就用白虎汤。在进入深热的时候，也就是到了营分、血分，就会身上长斑。

这次新型冠状病毒感染（简称"新冠"），大家认为属于温病，但是具体是寒湿还是湿热呢？按气分是温邪，后来发现它是寒湿，具有传染性。它与寒邪有关，受寒之后整个督脉不通，气升不上去，胸腔的热郁在上面，就出现肺胃郁热。所以这次新冠是背部有寒，心肺部有热，肠道有湿。很多人高热、咽喉肿痛、舌尖红、背部发凉、舌根苔白厚，所以在治疗这个病的时候，要解决背部的寒（用麻黄汤），清前面的热，燥下面的湿。我们疫情期间在互联网上进行义诊，曾经组了一个小方：针对下面的湿，用苍术，既能燥湿，又能解表；针对上面的肺热，用乌梅加冰糖，酸甘化阴，既能清肺热，又能滋阴。

苍术、乌梅、冰糖，这三味药，治疗新冠有非常好的效果。历史上有瘟疫的时候就会用乌梅。肺燥干咳，呼吸困难，背部怕冷，舌根苔白厚，这时候就用苍术、乌梅、冰糖。冬天的时候，背部受凉，脖子僵痛，阳气郁堵，下不去，就会化热，胸前发热，心烦，就想吃凉的，然后医生再开点泻火的药或清热解毒的药，胃肠一伤，就会出现类似的症状。所以必须先处理背部的寒凉，寒一解，稍微吃点解毒的药，把前面的郁热清一下就可以了，如用麻黄配金银花，或者葛根配麻黄，加点金银花，就很好。

肺热咳嗽，可见痰稠、发热及气喘等症。石膏清泄肺热作用较强。肺属金，对应白色。石膏是白色的，所以归肺经。治疗肺热咳嗽痰稠用麻杏石甘汤，方中麻黄能解决背部的寒，杏仁能促进肺气往下降。我们用药的时候不要只想着功效，还要想着走势。寒一散开，郁热就打开了。很多的热都是寒包火，没有寒就没有火。寒从背部散出去，症状自然就减轻了，再加石膏清肺部的热，加甘草和中。切脉的时候，如果左手寸脉摸不到，左手关脉郁滞，说明背部受寒了，就需要往上升；右手寸脉很亢，说明肺有郁热。这时就可以用麻黄配石膏。麻黄又称为青龙，能把背部打开，从左边往上升；生石膏可以清肺热。麻杏石甘汤看似很简单，但它不仅仅能治肺热咳嗽，对于很多疾病都有效。很多人颈椎不好，脾气不好；一切脉左寸不足，右寸很亢；咽喉肿痛，有慢性咽炎，扁桃体肿大，就可以用麻黄石甘汤加葛根、半夏。葛根可以帮助放松颈部肌肉，半夏可以把前面的胃气往下降。

胃火上炎所致的头痛、牙龈肿痛，可用石膏清泻胃热，并常与生地黄、知母、牛膝等配伍。石膏是白色的，归肺经，但是服用石膏时，它首先到胃，可以把胃热清下去。

牙龈肿痛分为三种：

一是肾虚牙痛。今天治了一个患者，满口牙痛、酸痛，切脉两手尺脉无根，两寸偏亢，整个阳气浮在外面。一看就是肾虚牙痛，于是给他扎了阴阳九针，用天一生水，把右寸的能量送到左尺去。扎完针后，不到十秒钟，牙就不痛了。只要把下面的肾水补起来，使虚火往下降，自然就不痛了，这是肾虚牙痛的特点。

二是寒包火牙痛，包括胃火上炎引起的牙痛。它会出现牙龈出血、口臭。牙痛的时候牙龈出血，热就随血泄出去了。有的人牙痛时不出血，就说明口腔中还有寒。当胃火往上升的时候，有寒把它包裹住，寒往里面收，火往外面攻。所以这种，就是寒包火的牙痛。这种牙痛，如果吃热的，胀痛就会加重；如果吃寒的、凉的，牙龈内收，也会加重疼痛。吃热的、寒的，牙痛都会加重，所以治这种病就用石膏。石膏具有辛味，一边清内热，一边散。石膏是辛、甘、寒的，辛能散，把表证解掉，寒能把内热给清掉。治疗寒包火牙痛，我们有一个方子效果很好，就是麻黄、大黄、薄荷、甘草这四味药。麻黄就是解表，也除寒邪。临床上看到的显示火象的病，大多数都是寒包火，因为火被寒包裹住才能存在。因为没有寒的包裹后，它就散了，可能通过出汗、出血，就散出去了。所以治疗牙痛的时候用麻黄配大黄。生麻黄 10 克，生大黄 10 克，生甘草10 克，薄荷 10 克，就这四味药。麻黄能把外面的寒散掉；大黄能把里面的热清掉；薄荷既能解表，又能除热；甘草和中。这四味药熬完后当漱口水用，漱口的时候既能清里热，又能把牙龈的寒除掉。薄荷可以治瘀热疮疡，所以基本适用于大多数牙痛。但如果有虫牙龋齿，就不能用这味药。龋齿就是牙齿被虫子蛀蚀掉了，会疼，用这四味药就不行了，用补肾的药也不行。被虫蛀蚀导致的牙痛，要去找牙科医生修补牙齿。如果需要用中药的话，可以用一味药——苦参，取 10 克熬水，然后漱口，不用吞，既能杀虫，又能治牙龈肿痛。

曾经有个外地的人来这边开会，突然牙痛，没办法，就找到我。我跟他说用苦参泡水漱口。当晚他漱了三次，早上起来就好了，神奇得很。真的，大家可以试一试，苦参治牙痛在《史记》中都有记载。苦参的根非常苦。我们中医村有一个药叫作马棘，它跟苦参一样也非常苦。那么为什么不用马棘而用苦参呢？因为苦参长得很粗壮，马棘有股豆辛味，和苦参效果是一样的。刚讲到的那个患者，下午发短信说牙齿又开始疼了。我就让他加5克麻黄进去，喝下去就好了。用苦参它可以清热，通三焦，还可以消肿，可以代替薄荷、大黄。《神农本草经》中关于苦参的描述神奇的很。它治疗肿块效果好得很，可以参考一下。

另外一个方法是用重楼泡酒含服，治疗牙痛，效果也特别好。重楼可以杀虫，也能够清热解毒。酒能散寒，就能解散这个寒。外解寒，里清热，自然牙痛就好了。

内服用生石膏，可以打成粉剂。外用时要用熟石膏、煅石膏，有收敛作用。凡是内热引起的口臭、牙龈红肿，都可以用生石膏。生石膏是甘寒的，所以它很平和，不要担心吃多了会出问题。石膏相对于其他清热药还是平和很多的。

2. 知母——天气下为雨

知母苦甘寒，它有什么特点呢？你只要把它的特点记住了，就会用了。知母就相当于把上焦的肺气汇集起来，然后促进肺气的阳向阴转化。张锡纯曾这样描述：黄芪的作用是地气上为云，是把下面的气升上去；知母的作用是天气下为雨，就是把天上的云变为雨降下来。凡是阳气浮在上焦，收不下去的，都可以用知母。黄芪的作用是地气上为云，就是把下面命门、肾这部分的气往上输送，促进下面的气往上升。阳气升到上面，知母再把上面的气降下来。黄芪、知母就是一个云升雨降的过程。了解黄芪和知母的特性就好办了。

第一，用于温热病。热邪亢盛，症见壮热烦渴、脉洪大等，用它能清热去火、除烦。知母能把肺部的热，由阳向阴转化，然后往下走。

第二，用于肺热咳嗽，阴虚燥咳、痰稠。上焦肺有热，可以用知母把热收下去。

第三，用于阴虚火旺证。治疗肺肾阴虚导致的骨蒸潮热、盗汗、心烦。知母有滋阴降火的作用，滋阴也就是把阳气往下降，收到下面去，取阳中求阴之意。

第四，用于阴虚消渴。糖尿病患者下面肾虚，上面热燥口渴，多饮多尿，因此需要润燥。滋阴止渴用天花粉、五味子等。知母的作用，就是把上面的阳，由阳向阴转化，所以能够滋阴润燥、清热泻火。知母是苦寒的，苦味降泻，寒也是降的。它没有辛味，不能散，只能往下收，如果有表证的话，用知母还需要配上解表的药。

切脉的时候，右手寸脉很亢，出现口渴、心烦、咽喉肿痛时，用知母可以把这个气往下收。脖子后面对应左手左寸，浮取不到，稍微一按偏紧，就是背部受寒。可以用葛根、荆芥把后面打开，前面用知母下降，构成一个循环。知母性寒，能滑肠，故脾虚便溏者不宜服用。《神农本草经》中讲知母"主消渴，热中，除邪气"。知母要和黄芪一起用，一升一降。

3. 芦根——中空能通，兼顾养阴

芦根，为禾本科多年生本草植物芦苇的根，性味甘寒，归肺、胃经。甘寒和苦寒是有差别的。知母苦甘寒，芦根甘寒。苦味药败脾胃，甘味药能益气。

药性有寒热温凉，寒和凉的药都能促进气往下走，热和温的药可以让气往上走。甘能益气，寒能下收。

芦根是甘寒的，所以能够促进气往下收，还有补中的作用。如果来个患者，热不是很盛，想把他的气往下收的话，用芦根比知母要好一些。如果里面已经化热了，这个热很重，表现为口苦口渴、烦躁，就可以用知母。日常保养的时候，可以大量喝芦根水，因为它的药性非常平和。知母不一样，它有苦味，容易伤脾胃。虽然知母能够泻火，但苦味对身体还是有伤害的，它能够把阳气也给泻了。芦根是甘寒的，非常平和，孕妇都可以喝。如果怀孕后恶心呕吐，吃不下东西，吃什么吐什么，就用芦根熬水代茶饮，也可以用生姜汁和竹茹汁和入芦根汁饮用。孕妇妊娠呕吐，就取芦根 30 克熬水，代茶饮，就会起到很好的作用。怀孕之后，任脉之气往下走养胞胎。很多人任脉不通畅，气下不去，就会郁闭化热。芦根可以促进任脉之气往下走，把前面的气往下降，将郁闭化开。芦根中空，能通表里气。

冲为血海，任主胞胎，冲脉和任脉走不下去的时候，就可以用芦根下去把它打开。如果芦根还是止不住呕吐的话，就加点姜汁。取芦根 30 克，生姜 20 克，煎取汁服用，治疗妊娠恶心呕吐，效果很好。生姜是止呕圣药。

有一个小方叫三根汤，由芦根、白茅根、葛根三味药组成，能治疗小儿感冒发热，甚至发热到快抽搐的时候也可以用，还可以解表。葛根解表；芦根清肺里的热，还可养阴生津。受寒之后，阳郁化热伤津液。芦根可以生津，还能够清热除热。白茅根，清肺热，也能够解表。小儿受寒之后出现咽喉肿痛、扁桃体肿大，就用白茅根。后面脖子受寒之后僵硬，用葛根、芦根、白茅根各 30 克，适用于 5 岁以上的小儿；如果是 3 岁以下的小儿可以减量至 10～15 克。

现在很多人都坐办公室，吹空调，背部膀胱经就容易受寒，出现表证。酒肉吃多了就会出现胃肠积滞，手心、脚心发热，心里烦躁。芦根、白茅根、葛根这三味药很平和，做成保健饮品，既能解表，又能清热。葛根，能够降压、降血脂，对心脏有好处。现代人的很多胃病，如胃溃疡、急性胃炎，都是因为胃里有郁热，郁热不清就会出现糜烂性胃炎。

春天小儿发热较多，因为大自然中阳气往上升，此时如果受寒，容易发热。孩子发热到两三天以后，就会出现大便干。因为发热煎灼阴液，阴液不足就容易出现大便干。这时候就用三根汤，如果还不行，可能是肠道通不下去。肠道调不好，里面的硬块不化开，热就退不了，这时就需要用到三根一鞭汤（三根汤＋马鞭草）。马鞭草可以化解腹部积块，疏通腹部气机。小儿发热日久会有腹气不通，这时候配伍马鞭草，退热的效果就很好。

马鞭草可以治疗重感冒。很多成人重症感冒高热、浑身痛，就用马鞭草。

有一个中成药叫重感灵片，其中就有马鞭草这味药。马鞭草还能治胃病。小儿冬不藏精，春必温病。春夏养阳，秋冬养阴，所以冬天要养津液，可以吃橘子。为什么要吃橘子呢。因为秋冬养阴的时候，不能吃太凉的东西，会受不了，而橘子是微凉的，且能滋阴。橘络还能通身体的经络。这个季节吃橘子是最好的，腹部有包块的、口干舌燥的、多梦的，都可以吃橘子。每年秋冬天，我家里必备橘子，而且吃橘子时要带着橘络一起吃。

三根汤还可以治疗时代病，看到手心脚心发热的，就可以喝这个药，可以代茶饮。肺部有瘀热，舌尖很红，心火重，很烦躁，也可以喝。家里人爱发脾气的，就可以给他喝两碗。葛根解表，把肺里的热一清，就不烦了。

医院有一个护士找我看病，开了方子。后来她老公说："喝完余大夫的药，我家里的矛盾少多了。"因为身体里有郁热才会发脾气。如果小便短赤、热淋涩痛，是三焦有热，用白茅根、车前草就可以了，或者马齿苋通三焦也非常好。如果小便黄、小便刺痛，没有热的时候，可以用芦根、马齿苋，还可以加鬼针草，就这几味药就可以搞定。你要知道人的气机是怎么产生的，怎么升的，怎么降的，怎么到六腑的，怎么到头部的，怎么到四肢的？把这些弄清楚了，就行了。

4. 天花粉——血郁化热所致阴伤之妙药

接着讲天花粉，注意孕妇不能用天花粉，会导致流产。如果不会处方，宁可不治，也不能乱用天花粉。因为天花粉能使胎盘绒毛膜滋养细胞变性坏死而引起流产。天花粉可以清子宫的热毒，治疗子宫肌瘤、子宫内膜炎。

天花粉味甘性寒，归肺、胃经。若右手寸脉亢，前胸部不舒服、有热，口干舌燥，可以用天花粉生津，因为甘寒能生津。芦根也可以清热生津，但它往下走，可以止呕、除烦。说到除烦，我们前面讲过的栀子、淡豆豉，也能除烦。栀子是通三焦的，心脏跳动会产生热，这个热要释放出去，有一个途径就是通过心包走到三焦，再通过三焦这个水道把热带走，就不会心烦了。有一句话说"三焦通达百病不生"。

顺便讲一个案例：有个小女孩，19岁，得了白血病，开始在医院放疗，家里也没什么钱，最后没办法就放弃了。小女孩的母亲就坚持治，后来听说十堰任之堂，就攒钱来找我治。她的头发差不多掉光了，也吃不下饭，肚子胀，舌苔非常厚、发黑。通过调三焦、健脾、通肠、化湿，慢慢地她能吃饭了，精神、气色都好些了，头发也长出来了，但是舌苔却一直退不下去。她能吃，能拉，说明胃是好的，肠道是通的，病在三焦。那怎么通三焦疏呢？用丝瓜络！

我用四君子汤加香薷让她吃了将近10天，舌苔退了一点。最后加了20克丝瓜络，3剂药下去，舌苔去得干干净净，非常漂亮，我都佩服自己了。这个病看着很复杂，但是把三焦调通畅后，就很简单了。六腑包括胆、胃、大肠、小肠、膀胱、三焦。判断是不是病在三焦，可以看几个方面：能吃东西，说明胃好。吃完不恶心，不呕吐，说明胆好。胆不好就会反胃，恶心。大便如果顺畅，浑身有劲，整体能吃，能吸收，肠道就没问题。这时候舌苔还很厚、很腻，就是三焦的问题。

解决三焦的问题就要在补脾化湿的基础上加丝瓜络。我们洗碗的时候，如果有很多油，去不掉，用老丝瓜络一擦，油立刻就没了，干净了。丝瓜络这味药非常神奇，能把三焦疏通。

天花粉，清热生津，消肿排脓，用于热邪伤津、口干舌燥、烦渴及消渴。糖尿病患者表现为口渴，我们经常用这个天花粉。其辨证思路是喝水能不能缓解口渴。如果喝水能缓解，就是体内津液不足；如果喝水还不能缓解，还是很渴，这就是下面气化不足。

我们下面的津液通过气化，变成蒸气往上走，口就湿润了。当我们下面的阴液不足，火力足够时，就会津亏，可以用芦根、天花粉、生脉饮、酸梅汤（酸甘化阴）。但是如果喝水感觉越喝越渴，就是下面的气化不及。因为水喝下去损伤了阳气，这时就要补命门火，用肉桂、黑胡椒。把下面的火补起来后，气一蒸上去，就不渴了。

所以口渴也分寒热，分阴阳，一个用滋阴的药，一个用补阳的药。肺热咳嗽，燥咳痰稠，其实也是阴虚导致的，如果咳得很厉害还会咳血。秋天空气很干燥，容易伤肺。因为呼吸的时候把干燥的空气吸进去了，而呼出去的时候又把肺里的水分带走了。所以秋天可以多吃水果。水果大多是甘寒的，可以滋阴，养肺的阴分。

推荐一个小方：把梨肉切成小薄片，沾点川贝粉当点心吃，吃个三五片，治疗秋天的燥咳、痰黄、咳血立竿见影。还可以把梨肉切片，撒上川贝粉，加点冰糖，蒸半个小时左右，感觉梨肉都化了，用筷子搅一搅就可以吃了。如果还嫌麻烦，就买瓶雪梨膏，小口小口地喝，对秋燥阴虚咳嗽都有一个很好的效果。

天花粉还用于痈肿疮疡，热毒炽盛，赤肿焮痛之证。本品内服有排脓散肿的功效。气有余便是火，气血郁滞就会化火，不通久了就会腐败、化脓。老人们通常会说，长疮了化脓，就是长熟了，摸上去就软乎乎的，这时候把脓挤出去就好了。在它化火之前，就需要一个清热解毒的药，连翘、薄荷就是很好的药，能把疮上的热散开、清开。

天花粉以清为主，清热生津，消肿排脓。脓是气血腐败的产物，会伤阴，耗损气血。天花粉既能清热，又能生津。疮不只是皮肤表面的病，还是肌肉层面的，而我们的脾胃主肌肉。天花粉能清我们脾胃的热，也能入肌肉，所以它既能清皮肤层面的热，又能清肌肉层面的热。假如有个患者，皮肤很热，皮肤下面的肌肉也很热，我们就要联想到肺胃。天花粉就是味很好的药，还有金银花、芦根、石膏、大黄也可以，都有效。

学中医并不只是学这味药有什么功效，还要知道它是怎么产生作用的，要有这个思路，知道药是走哪一块的。我们治疗疮科疾病有一个很好的方子，叫仙方活命饮（"疮疡之圣药，外科之首方"，适用于阳证而体实的各种疮疡肿毒。临床应用以红肿焮痛，或身热凛寒，苔薄白或黄，脉数有力为辨证要点）。临床上治疗伤寒有柴胡桂枝干姜汤（柴胡、黄芩、生牡蛎、桂枝、甘草、天花粉、干姜）。肺上有热，用天花粉；脾中有寒，用干姜；肝有郁热，用柴胡、黄芩；肾水不足，用生牡蛎。它的病机是金不生水，肺气收不到左尺，左寸脉亢，就会出现肾阴虚、脾阳虚、肝火亢，即水寒、土湿、木郁。这种病机非常常见。那么桂枝柴胡干姜汤怎么用呢？口苦就用柴胡；肚子一受寒就会腹泻，与脾有寒有关；口干舌燥，用天花粉清肺热。

我们再拓展一下：血瘀化热，如果已经腐败化脓的，可以用天花粉。如果患者没有化脓，只有血热，脉数，肺脉很亢，血液运行得不是很顺畅。这时发挥你的想象力，血瘀化热，舌尖红、心烦、口干，是因为血走不动，郁滞化热，就需要滋阴、清热、除烦，所以可以用天花粉。有些人平时大鱼大肉，吃得血脂高、手脚心发热、舌尖红、口干、睡不着觉，这时候都适合用天花粉。这味药的使用范围并不窄，很宽。你要记住它是甘寒，不是苦寒，不会败脾胃。你这样理解的话，就把药用得非常活了。

上课之前老师放那个钵音，嗡——，还有水声，哗——，二者一阴一阳，水代表阴，钵代表阳。当一起听到钵音和水流动声时，静心去接受，你就会发现，当听钵音时体内郁积的气就散开了，肝郁、脾气的郁积就都打开了；当听水流声时三焦都舒畅了，水道就通了。

所以治病说简单真的很简单，只要把体内的阴阳调顺畅就好了。这是直接通过声音和你的身体同频共振，可能比吃药见效还快。我们人体是由一团能量构成的，是有形和无形的共同体。我们不仅仅要调有形的，还要调无形的。

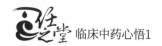

无形能量的震动频率会影响有形能量的流动。就像我们身上的血管淤滞和气郁是密切相关的，两者都会化火。所以上火是不通导致的，通了就不会上火。人就是一团阴性能量和阳性能量的集合，把这个调好就行。

> **学生问**：老师，那个钵也不是随便敲的，敲的不好也有效果吗？

老师答：随便敲也有作用，每个钵音都有它的频率。

> **学生问**：那还是要找能量高的钵音来，不能随便敲一个声。

老师答：你又纠结了。你说天上下雨，那个雨水能喝吗？北京的雨，新疆的雨，因为哪个雨有污染就喝不成了吗？你想得复杂是因为你心中放不下，总想着这个不行吧，那个不行吧。而当你放开心的时候，什么都行了。

> **学生问**：噪音也可以是吗？

老师答：噪音也是能量啊！

我们曾专门研究过噪音的能量。当用分心分辨噪音时，你就出问题了。声音没有好听和不好听的差别，因为它只是唤醒你体内的意识，和它产生反应。你弄一个声音接收器，当有声音传过来，就会振动，振动就能产生电流，就是能量。

5. 瓜蒌——洗涤心胃之黏痰

我们接着讲瓜蒌。天花粉上面结的果子叫瓜蒌。瓜蒌在没成熟前是青色的，熟透之后是红黄色的。药店卖的都是把它压扁了晒干的。瓜蒌分为瓜蒌皮、瓜蒌仁、全瓜蒌三种药。

瓜蒌皮是红色的，非常漂亮，像心脏一样，红黄色，我亲自采过。把瓜蒌捏碎后，里面的汁是灰黑色的，带点灰褐色，就像压扁的昆虫尸体一样，黏黏糊糊的，而且滑不溜秋的，比泥鳅还滑。所以它能清热滑痰，利气宽胸，清肺化痰。炒过的瓜蒌仁非常香，能滑肠通便，可以当点心吃。瓜蒌仁还能润肺化痰。

瓜蒌为什么能利气宽胸呢？心脏就是火，很多时候肺气不降，是因为中焦堵住了，热就浮在上面，而肺热就咳黄痰。这时候心脏要往肺里面输送血液，通过肺循环再回到心脏。当肺郁滞不通的时候，心脏想泵都泵不过去的，很费劲。中医上讲，肺属金，心属火，火克金，心脏的热可以散肺气的寒。然而当肺里的黏痰过多，气道不扩张，肺气郁闭的时候，心脏想把血送出去却送不过去，久而久之就会出现心力衰竭、心肌肥大。很多心脏病都和肺有关系，当肺治好后，心脏也就好了。

瓜蒌薤白半夏汤，方中瓜蒌清肺热化痰，半夏降气和胃，这两味药就把肺上的热清下去了。薤白能振奋心阳，让心脏跳动得有劲。所以这个方子对肺有黏痰，心脏不舒服的效果非常好。

瓜蒌皮，能消肿利水，可以治疗心包积液。

有个患者肋间神经痛，找西医看也没有什么办法，给开了扶他林外用，但是没什么效果。最后来找我看，我也没治过这个病，就想哪个药材的象可以治这个病，突然脑海中浮现出全瓜蒌。因为全瓜蒌晒干之后压扁，再切成一片片的，就像我们人的肋骨一样。我就用全瓜蒌30克，加点甘草，只开这两味药，想试试看。开了两剂药，结果神了！患者喝完之后就好了，来复诊就说我这个药开得便宜又好用，喝了就不疼了，肋间神经痛就好了。

还有个患者得了带状疱疹，好了之后遗留下神经痛。我就在上个方基础上加了点王不留行，效果也挺好。后来我看书、查资料的时候，发现有个瓜蒌红花甘草汤，治疗带状疱疹神经痛，效果非常好。后来我治疗带状疱疹皮肤红肿就用这个方子：瓜蒌30克，红花10克，王不留行30克，生甘草10克（水疱是红的，热性的，所以不用炙甘草）。

治疗带状疱疹有很多方法，比如用火针把水疱刺破，刺破就好了。在针刺的时候，要把周围圈起来，像画地图一样，圈住它，不让它扩散。有个从哈尔滨来的患者，从前胸乳房到腋窝再到背后，全是密密麻麻的水疱。去医院看了三天，说不好治，立刻就来十堰找我了。我就给她用火针，先把水疱围住，围住之后把水疱都点刺一下，然后又开了几剂药就回去了。她回去后一周，电话随访的时候就说好得差不多了。

带状疱疹要用火来治。西医认为它是病毒感染引起的，所以就用抗病毒的药来治。而我在临床发现，治疗这个病用火针、火疗的效果都很好，只要涉及

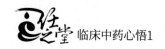

火就很好。

之前我和一个草医一起吃饭的时候，我问他带状疱疹是怎么治的。他说这个病好治得很。他就把棉花撕成很薄的片，稍微沾点酒精，不要沾多，铺到水疱上面去，一点火就唰地烧过去，然后就好了。

带状疱疹怕火！现在网上卖的电火针，用来治瘊子、扁平疣都是小菜一碟。我脸上长了个疙瘩，有人让我涂鱼石脂软膏，但一直消不了。后来我用电火针把它刺破了，然后结痂，它再长，我再刺破，再结痂，重复两次基本就好了。我老家的一个表妹，长了个黑色的瘊子，到医院看，医生说没什么问题。我让她来找我，不管它是黑色还是白色，用电火针直接刺。刺完之后皮肤有点感染，再吃点儿抗生素，过了一周就全部结痂消掉了。你如果不敢扎，拖久了说不定就变成恶性肿瘤了。所以很多皮肤病，疣子也好，瘊子也好，就像木头上的香菇、木耳一样，都是阴性物质的聚集，它们都怕火，把这个火一下去掉就好了。所以这种病毒性的感染都怕火，你一用火，它这个病毒就下去了。

治疗乙肝很多人用板蓝根。板蓝根是清热解毒的，凉性的，其实对病毒没多大作用。从中医的角度讲，病毒是阴性物质，如果再用阴性的药来治肯定治不好。每次在病毒流行的时候，都有人炒作板蓝根，炒到很贵。我个人认为它起不到很大的作用。

肝病有两个有效的方子，如果你看到舌苔很白的，就用柴胡桂枝干姜汤；如果以口苦咽干为主的，就用小柴胡汤，再加减变化就好了。

我曾经治过一个乙肝患者，转氨酶很高。我就给她开了柴胡桂枝干姜汤加蜂房。蜂房是温性的，能散寒也能杀虫。这个女患者肝功能那么差，吃了一周药，然后又过了一个月，跟我说她的肝衰竭让我给治好了，就这样治好了。

接着讲带状疱疹。民间有个方法叫画符，就是用毛笔蘸点墨汁，画一个大圈，把带状疱疹全部圈起来，中间再画一个叉，隔天就好了。有一种人有真本事，他用什么墨汁都可以，再念两句咒语就好了。这叫道家咒术，通过念咒调动宇宙能量治病。这种咒很常见，是非常小的术。不过我劝大家不要练，我现在都没练，现在练太早了，心还不够定。还有一种方式，就在端午节的时候，捉一只蟾蜍，把一小块墨塞到它的嘴巴里。再把蟾蜍的嘴巴缝起来，挂起来。它吐不出来，又不能吃，不能喝，最后就干死了。但它在死之前会奋起反击，就会把身上所有的毒素都吐到墨上面，所以这个墨的毒性就很大了。等蟾蜍干死后就把墨取出来涂在皮肤上，治带状疱疹，有神效！

后来我发现，有个抗肿瘤的药叫华蟾素片，把这个药磨成粉后，用水溶解然后加在墨里，是一样的效果。

❓ 学生问：老师，是要把这些基础的药都学好再学祝由术吗？

老师答：你必须要从基础的知识学起。因为你给别人治病时必须先用术。其实你把酸、苦、甘、辛、咸弄明白后，很多问题都可以解决了。

很多人的思维不一样，但是不论在哪个维度，一定要活在当下。当我们仰望星空的时候要脚踏实地，脚踩得越稳，我们才越容易仰望星空。天空浩瀚无际，令人神往，但我们要从脚下开始，看似简单，其实和最高层是相通的，都是道的演化产物。所以在学医的时候有三个阶段：第一阶段就是学习基础知识，这时学得很有劲，看山是山。第二阶段就是发现这个东西没什么用，想学更高层的，开始注重虚无缥缈的，最后发现不行，还是基础的好，有高层的浓缩。当你到第三层的时候就发现用药不一样了。第一层你可能就死记方子，探索一些玄妙的法术、道术，最后发现不行，还是最简单的法术好。

比如有个患者，小便黄，就用 50 克马齿苋就好了，如果你用那些法术还要透支你生命的能量。阴阳九针也是，我们创造了九种针法，效果很好，然后又弄了九种针法的升级版，但我还是觉得这九种针法最好。大道至简，人生就是这样，吃遍了天下美食，最后还是觉得妈妈做的菜好吃。

我们现在拿个杯子倒茶，可能小狗就觉得我们有神通。它想：哎呀真厉害，他能把那个杯子端起来倒杯茶，真厉害。是不是？它就觉得我们有神通。其实等到我们能量高的时候，很多功能的发挥就像我们倒水那样简单。这种不是神通，只是我们把它说得很玄，其实它就是顺理成章的。现在或许我们内在的力量不够，当我们内在力量够的时候，神通就自己显现出来了。不要把它想得很玄，它就是我们身上的一种能量。我家女儿说："爸爸能抗起那袋米，有 100多斤，好厉害，爸爸有神通。"其实就是她太小了，搬不动。等她长大了，就能搬动了。其实要想有神通，想力量强大，只要把内在能量充足起来就好了。大家平时少看手机，早点睡觉，多打坐，让自己清静，头部的能量才充足。朴素的道理就这样，不是说要到处去拜师学什么。每天把觉睡好，多打坐，意守丹田，自己内在的力量充足，慢慢就会发现外界事物不一样了，发现自己的思维不一样了。

脑袋的能量是非常高级的能量，对你来说是非常珍贵的，可以改变很多东西。它可以转化为很多高级的东西。但很多人却把这好好的能量浪费掉了。生命的本源就在这个地方，你却白白的把它耗出去了，多可惜。所以你应把它攒着，或许可以让你生活过得很好。你们每天刷手机，看那些无聊的东西，很快就把能量耗散了。等你天庭饱满的时候，印堂发亮的时候，你就会发现以前的生活浪费了多少精力。如果您真正地想修习的话，先把精气神攒起来。精气神攒起来，才能积累财富；精气神没攒起来，一切都是虚的。

你们打坐的时候，尽量盘腿。我们中国人打坐，有些人不注重盘腿，包括我的道家师傅也不注重盘腿。他说如果盘腿能成神仙的话，我早就把腿盘起来扎在那里了。很多人不注重盘腿，但其实这是很有必要的。

从中医的角度来解释，盘腿的时候会拉伸到两条经，胃经和胆经，胆随胃降，肝随脾升。当你静不下来的时候，盘腿一坐就能静下来了。我下午讲课一直盘着腿，所以气一直很沉很稳，可以不慌不忙地讲。胆、胃经一拉伸，气就顺下去了，头脑就清静了。当头脑很清静的时候，你自然就不会追求一些虚无缥缈的东西了。你就会想我需要什么？我现在要做什么，该做什么？我的愿力是什么？思维慢慢清晰化，就能捋清楚了，自然而然就有判断力了。

知止而后定，定而后能静，静而后能安，安而后能虑，虑而后能得，这是有次序的。

刚开始打坐的时候，眼睛不要闭死。眼睛就是窗户，把它闭死之后气往里面收，就会昏沉。但眼睛也不能睁开，睁开之后气就往上走，脑袋就兴奋了。一睁开眼睛看到了就会想，这是什么鸟啊？听到狗叫，就跟着狗叫声胡乱想了。眼、耳、鼻、舌都是开放着的，就会接收很多信息。所以你要把眼睛这个窗户关上，但不能关太死，就半睁半闭的状态静坐就好了，若有若无，把呼吸调得很匀称。如果静不下来，就深呼吸，吐几口气，真气就会下行。深深地吐出几口气，还能把胸中的热气给散出去，肺里的热就泄出去了，就不会干扰心神了。

很多人跟老公或者老婆吵架，深呼几口气，就不吵了，因为他的压力释放出去就不那么烦躁了。你们试试深呼几口气，心自然就静下来了。你的腿盘的要舒适，这个屁股要稍微垫起来一点。没打过单盘的可能腿会有点疼，没打过双盘的会更疼，这时候怎么办呢？疼的话就可以扎阴阳九针，缓解这个疼痛。六祖寺的大愿法师也推荐在针灸前行禅，可以通过针刺调整一下。所以你坐着一定要很舒服，不疼。偶尔会有点儿疼也是好事，疼的时候就把注意力放到那边了。身上无处不是窍，你痛的那个地方也是一个窍，痛点就是窍。体会痛的感觉，把所有注意力都放到痛点上面，慢慢地这个痛点就不那么痛了，就很舒服了！这都是我的经验，不一定适合所有人。

6. 竹叶——禾本植物淡竹的叶

接着讲竹叶。竹叶是禾本科植物淡竹的嫩叶。

竹叶，味甘淡，性寒。它是味甘的，所以不伤人，寒能清热，淡能利湿。淡这个字很有意思。味淡能通三焦。三焦的网就像丝瓜络一样，很多水分需要穿过的时候不能有过多的杂质。你肚子很大，或有腹水、消化不良的时候，千万不要吃肥甘厚味，要吃得越清淡越好。现在很多人傻得很，肚子越胀越没劲，没劲就越要吃好，吃完就更胀，恶性循环。他说我没劲是因为虚，需要补，越补越堵，越补越胀，其实是错的，完全弄反了。"淡"字是"氵"加"炎"，能把这个字弄清楚就不得了了。我去清真的饭店吃涮羊肉，他们那里的锅底就白开水加一点儿葱花、枸杞子、薏苡仁，不放盐，清淡得很。我就想为什么要味道这么淡呢？最后我发现这个羊肉越吃越饿，越饿越吃，一斤不够吃两斤。他们家的羊肉又是好羊肉，味淡就能通，老板很厉害！就喝那个淡盐水，都能解决。

竹叶清热除烦，生津。热扰心神就产生烦。心火旺的时候会口舌生疮，因为舌为心之苗。竹叶就能清心火。

大家把舌头伸出来，可以试着用舌头碰鼻子。如果你舌头伸得不灵活的，很僵硬，就是心思不活。所以我跟我们家女儿玩，就让她用舌头碰鼻子。碰不碰得到不重要，重要的是看它灵不灵活。灵活的话就说明你心思很活，因为舌为心之苗。

我这个想法在临床上经过验证，非常准确。舌紫暗代表有瘀血，脉摸上去很细。心脏就像个泵，所有血管都和心脏相通。舌为心之苗，可以反映心脏的状态。心脏和血管的血走不动，脉就很细，因为血少阴性物质就少了。就像煮稀饭一样，米放多了，水放少了，就黏稠得很。所以我加点水进去，就不会那

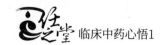

么黏稠了。那么我们给心脏补充点阴液进去，例如用熟地黄、知母、芦根；再把心脏的搏动加强一下，加点薤白、红参、桂枝。一定要把思路搞清楚，有些人血瘀就喝三七粉，喝了一两个月舌还是紫的。舌上溃疡的时候，你要想到是整个脉有瘀热。这时我们可以用类似芦根的清热生津的药，再加一些通的、活血的药。诸痛痒疮，皆属于心！疮和血有很大的关系，与血不通有关。乳香、没药治疗疮很好，二者合起来叫海浮散，是疮科圣药。

那么海浮散为什么能成为治疗疮科病的圣药呢？因为乳香、没药是植物的树脂，就像植物的血液一样，所以能促进血管外面的水往里面收，让血流通畅起来。松脂（松香）也能治疮科病，因为它能活血。松节能补血，安神，散血里的寒。有一位来自加拿大的患者，是我的老乡，他浑身关节都疼，稍微受点寒就疼，还睡不着觉，失眠，头部一受风就不舒服。我看他长期失眠，所以推断他肯定有血虚。松节能够补血，又是油脂有热量，所以能散血里的寒。松节油能散寒，又能把阳气升到头上去，头部就不怕冷了。我跟他说你这个病很好治，就用松节泡茶或者泡酒都很有效。于是我把松节劈开，把正中间红色的那小块给他泡茶用，那是松节最好的部分了，就一小块，大概不到 10 克。第二天他来找我说："这个药开的太好了，晚上睡了一个好觉，也没有做梦了，头也不疼了，身上也不疼了。"松节里面的油脂就是它的精华部分，就像人体的血液一样。很多人血寒血虚，也可以用松节，泡茶、泡酒都可以。

诸痛痒疮，皆属于心，与血瘀有关。讲疮我们讲到乳香、没药组成的海浮散，然后讲到松节，现在我们再讲回来。

中医要有发散的思维，能从某一个点联想出一串内容。竹叶有清心、利尿作用，用于热淋及心火下移小肠所致的小便淋痛，常配伍车前子、灯心草、木通等药同用。接下来讲一下小便。小便是经过我们的膀胱排出来的，所以当小便黄的时候，我们会想到膀胱有热。那么可能的原因就是心火下移小肠或者肺热下移膀胱。因为心与小肠相表里，肺与膀胱相别通，当心火重时，会循经下移，导致小肠有热。小肠外面的三焦也会热，这个水经过三焦到膀胱的时候就吸收了热，所以就会尿黄、尿痛。肺为水之上源，肺有热时，其热下降就会导致小便黄。所以心热也好，肺热也好，都会导致三焦有热。把三焦的热清完之后，小便就会好些了。所以淡竹叶、车前子、灯心草等清热利尿的药都能清三焦的热。如果是由心火重导致的，就要用泻心火的药。比如灯心草既能清心热，又能清三焦的热；白茅根既能清肺热，又能清三焦的热。上面属阳，下面属阴，以膈为界。所以当你弄不懂的时候，就用灯心草和白茅根一个清心热，一个清肺热。走三焦的药还有马齿苋、车前草。上病下治，下病上治。小便黄的时候我们要清上面的热，从心入手，从肺入手。所以有时候不像西医说的，小便热是泌尿系感染，如膀胱有炎症，就要用抗生素。而我们中医治疗这类病通常是清上面的热，下病上治，这个思维要弄清楚。

上病下治，下病上治；前病后治，后病前治；左病右治，右病左治；中央有病四肢治，四肢有病中央求。

7.栀子——走血分，清中焦热

下面讲一下栀子。《神农本草经》中说栀子："主五内邪气，胃中热气面赤，酒泡，皶鼻，白赖，赤癞，创疡。"酒皶鼻大家都见过？就是鼻子红、肿，上面起很多疖肿。《神农本草经》记载的栀子可以治疗酒皶鼻，而这本书中描述的治疗具体疾病的中药不多。栀子治疗酒皶鼻的效果是确认的。为什么栀子能治疗酒皶鼻呢？因为栀子能清胃中热气。鼻子在面部中央，而胃属于中焦，以中治中。很多人治疗酒皶鼻的思路不是很清晰，用五味消毒饮之类的方子，因为一看到红肿热痛就想着解毒。那么酒皶鼻的病灶归属于哪一脏呢？我们把酒皶鼻归到脾胃这一块，认为是胃中热气所致的。所以用栀子泡茶喝都可以预防和治疗酒皶鼻。

关于酒皶鼻，我还要说个故事。我刚开始坐诊的时候，碰到一位老大爷，得了酒皶鼻，让我给他看。因为书上有记载颠倒散外敷可以治疗酒皶鼻。颠倒散由大黄配硫黄组成，二者磨成粉之后用醋调服。大黄为苦寒之品，能把酒皶鼻的热毒清掉；硫黄是大热之品，能把酒皶鼻的寒散掉。

大家要记住一句话"有火必有寒"。酒皶鼻的病机是里面有火，外面有寒。如果外面没有寒，那这个火就散了。火是热量，是可以散开的，但如果外面有寒就没办法散出去。所以很多病其实都是寒包火，包括很多肿瘤也是寒包火。颠倒散用了两味非常极端的药物——大黄和硫黄。把两味药磨成粉后涂上去，治疗酒皶鼻是有效的。不仅是酒皶鼻，对痤疮也有效。你们可以把颠倒散这个方子好好研究一下，把它研究好了，你们会明白很多疾病原理。就如有的医家说：你会治痔疮就会治癌症。因为痔疮和肿瘤的发病原理是一样的。肿瘤局部肿块周围的血管很丰富。痔疮也是一样的。它们都是肿块，周围血管都很丰富，二者治疗的思路有很多相似的地方。所以把颠倒散琢磨透了能解决很多问题。前面提的这个老大爷用了颠倒散之后确实有效，红肿下去了，但没过几天又复发起来，而且还说胃不太舒服，打嗝有酸腐味。于是我判断他是消化不良，就给开了些保和丸。结果大爷吃了保和丸后，酒皶鼻好了。后来他过来跟我说："小余啊，你说这怪得很。我这酒皶鼻吃了好多药，用颠倒散好了一些，但复发了之后没用颠倒散也没用其他药，就是吃了两瓶保和丸，酒皶鼻就消失了，并且过了一年都没有复发，有意思吧！"

后来我明白了这个道理：脾胃居中焦，鼻子在面部中央，和中焦是相通的，所以看到酒皶鼻就要想到是胃的问题，这是一种象思维。一花一世界，一叶一菩提。我想把这个观点再深入讲一下：既然鼻子和胃是相通的，那么当胃出现严重问题的时候，鼻子也会出现问题，比如可能会塌陷萎缩。当脾胃衰败，比如患胃癌的时候，会出现鼻头发黑、鼻子塌陷。鼻子和胃相通，那么和手掌的中心也是对应的，所以得胃癌的时候，手掌心也会凹陷下去。你们看如果手掌中心没有肉的人，脾胃是很差的。然后大拇指的指腹中央，这里也对应胃。如果这个地方出现凹陷，或有黑色素沉淀，也表明脾胃很差。然后再看上肢的中间也是对应胃的，下肢膝盖的地方也对应胃，也就是说人体上所有的"中"都对应胃。就像我们把这本书卷起来的时候，中间这一层就把能量延伸到所有地方了。假如我们把胃癌的肿瘤切掉，那么这病好了没有呢？没有，为什么呢？因为其他所有的"中"的能量场还在，细胞是活的，还会再长出肿瘤。

我再举个例子：假如胃是一个蜂箱，这个蜂箱里有一万只蜜蜂。白天的时候蜜蜂都飞出去采蜜了，但它们的家还在这里。如果有人觉得这个蜂箱碍事，把它一把火烧了，那么晚上蜜蜂回来了会怎么办呢？它们会重新造个家出来，这就是肿瘤复发的原因。你就算把病灶清除了，那个能量信息还在。信息在，能量就会重新汇集起来。

指甲属肝，皮肤属肺，肌肉属脾……无处不是五脏，无处不是五行，无处不与五脏六腑相通。如果只看到脏器，只看到那个蜂窝，没看到外面的蜜蜂，那么就算你把蜂箱除掉，蜜蜂还会回来，造一个新的出来。所以癌症难治的原因就在于此了。

用阴阳九针的理论来解释其实就非常清楚，如果有胃病，就会手掌心凹陷，鼻子塌陷，关节发黑，它都是一一对应的。所以一好诸好，一坏诸坏。如果只是把有形的东西清理掉，它的能量信息还密布在周身，再汇集过来的时候，很快又长出来新的东西。

每一个独立的个体都有一个"中"。我们再说另外一个体系——"象数疗法体系"。这个体系更有意思，比如用药的时候，是用 20 克柴胡还是 30 克柴胡？《伤寒论》是很讲究药物剂量的。但是有时候药材的质量不一样，与其用30 克质量差的还不如用 20 克质量好的。但是用 3 株柴胡和用 2 株柴胡是不一样的。1 株就是一个独立的个体，有完整的生命体系。但如果是粉剂，例如 10克粉还是 8 克粉，你想用这个象数疗法，就没多大意义。因为磨成粉以后，信息就不一样了。但如果是用 10 粒大米和用 8 粒大米，那就不同了，那就是象数了，就包含了数的信息，与我们人体就有对应了。因为我们的五脏都对应一个数，所以是象数疗法，这属于另一个领域。医学的最高境界是什么？我认为就是当你开药的时候不是开多少克，而是开 9 颗绿豆、2 颗红豆、7 颗白扁豆。用这种象数疗法来给人治病，也有很好的效果。

我们再回到胃的问题。当胃出现问题的时候，它释放的信息就遍布全身了。那么我们处理问题的时候不能乱处理，而是要确定一个独立的个体，比如一块骨头，然后再以这块骨头为参照物，找出它的"中"。还有就是思维意识，当你的思维意识达到了一定的程度，你就可以指定一个地方为"中"。因为每个细胞作为个体都有"中"，所以说实际上针刺哪里都应该有效，但前提是你的修行到了一定的层面。最粗浅的就是找一个小的个体，比如手掌，那么掌心就是中，但精细化以后就不一样了。肿瘤不是这么好治的，如果有人说吃三五剂药就能好那一定是骗人的，是不可能的事。

我们还说这个胃，它有无形的能量在体内分布。栀子能够清心泻火除烦，清热利湿，凉血解毒。胃与心包相别通，心与胆相别通，当胃有热的时候，心包的能量就不能下达。手厥阴心包经与手少阳三焦经是互为表里的关系。心包经下膈，利络三焦，当心包经的热不能下移三焦经的时候，热就浮在上面。这就跟胃有关系了。中焦的胃部郁堵的时候就会出现心烦。现代社会有很多人脾气很暴躁，心静不下来，这与中焦的胃有积热有关，因为很多人的胃都不好。我讲阴阳九针的时候就讲过，胃处在这个交叉口，很容易堵住。大多数人都堵

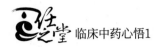

在这个地方，这是一个生理结构的问题。

《圣经》中说，上帝在我们每个人的身体里都放了一根刺，以此来时刻警醒我们，以免过于自高。所以如果你想超越这个生命极限，想扭转乾坤的话，就要多琢磨身上的气机运行模式，把它扳过来就可以长寿了。当中焦堵的时候，心包的能量不能下行到三焦，心火就会亢盛。栀子能清泄胃中热气，把它疏通开来，所以能泻火除烦。很多人患抑郁症，一会儿狂躁，一会儿抑郁，他们一般也会有胃中郁堵。所以把这里疏通以后，狂躁也会好一些。

栀子有清热利湿、利胆退黄之效，用于肝胆湿热郁结所致黄疸、发热、小便短赤等症。若与茵陈、大黄合用，可以增强利湿、退黄作用，即茵陈蒿汤。茵陈蒿汤含茵陈、栀子、大黄三味药。

栀子还有凉血止血作用，用于血热妄行所致的吐血、衄血、尿血等，常与白茅根、生地黄、黄芩同用。

若用于热病心烦，肝胆湿热，栀子可以生用；若用于血热妄行，吐血衄血，栀子可以炒用，稍微炒一下，效果就很好。我曾经治过一例崩漏，患者是我的邻居，开始按常规思路来治，吃了三剂药没什么效果。后来她找了位草医看，给她开了两味药——大黄炭和炒栀子，各15克。我当时看到这个方子就觉得好，因为大黄炭能够止血，并且大黄本身就有活血化瘀的作用，所以它止血不留瘀；栀子炒过以后也能止血，并且栀子也能化瘀消肿。这两味药用得非常好，我当时恨不得拍手叫好。因为这个方子非常简单，单刀直入，没有多用一味药，而且就给她配了三剂药，就吃好了，血就止住了。当时这个方子给我的启发非常大，后来很多年我在治疗崩漏的时候都用到了焦栀子。注意是栀子炒焦，不要炒成炭，这样用来止血效果很好。

栀子还有一个用途，就是治疗脚崴伤后的肿胀疼痛。如果去医院的话，西医并没有什么好的办法，可能就是喷一些云南白药之类的药。在这方面，中医就比西医强得多了，下面给大家介绍一个非常简单的方法：把生栀子磨成细粉，越细越好，用鸡蛋清调成膏状，敷在扭伤的部位，再用纱布包裹。因为蛋清是收敛的；栀子能利湿，因而能消肿。扭伤之后血瘀发热，所以用栀子凉血、利湿、消肿，蛋清收敛。扭伤后的血是离经之血。就是血管破裂之后，血从血管中渗出，离开了血管，所以叫离经之血。这种离经之血经过栀子蛋清敷过之后，就能被重新吸收回去而进入血液循环。所以敷完之后肿消得非常快，可能今天晚上敷，明天早上肿就消得差不多了，走路就非常轻快了。这个方法治疗脚崴伤，只要不是骨折的，效果都非常好。当年我们这边卫生系统的一个领导，下楼的时候把脚崴了。到医院去做了 CT、磁共振等检查，都没检查出什么问题，但腿肿得很粗。西医又不敢给他针刺放血，最后就用喷雾喷了一下，拖了一周多快十天了还是不行，就过来找我。我给他针刺拔罐，放出来很多黑色的瘀血。大家要记住，受伤时间长了，一定要通过拔罐把瘀血拔出来，因为离经之血时间长了会机化。机化，就是这个血堵在肌肉中变硬了。这个拔出来的血是一缕缕黑色的。拔出来他就轻松了，那么这时还能敷栀子蛋清那个方子吗？不能，早期可以用，但是这种拖了一周的就不能用了。因为栀子是凉性的，会影响血液循环。这时候就要用乳香、没药、大黄这些活血化瘀药，再加点温性药，如肉桂粉、桃仁、红花，才能好得快。如果没有药，还可以艾灸，把皮肤灸至潮红，大概半个小时至两个小时。灸完之后血液循环加快了，慢慢地肿就消了，就好得快。

脚崴伤之后，西医的方法是冰敷，而中医用艾灸，刚好是完全相反的思路。西医认为脚崴伤后出血肿胀，就用冰敷或冷水冲来止血。其实因为拉伤后血管是破的，用冰敷或冷水冲寒气会进入到血管里面，所以就算患者伤好了，以后也会留下后遗症——经常脚踝疼，天气一变就疼。中医的思路正好相反，直接艾灸。你们可能会有疑问，艾灸会不会导致出血加重呢？其实我们体内有凝血机制，肌肉拉伤损伤的不是大血管，而是很小的血管，体内的凝血酶和血小板，它们会把血管堵住，所以不会出现出血加重的情况。艾灸的时候要将皮肤灸至发红发热，血液循环加快后，肿就慢慢吸收了。还有一个原因，只要温度一高，我们体内的免疫系统，就会把所有的能量都调动到那里，伤就好了。

我媳妇有一次脚崴了，疼得没办法走路，扎了针之后稍微好了些，一跛一跛地在门诊部忙到中午，最后到办公室用艾条灸了半个小时之后就回家了，第二天基本就好了。所以一定要用艾灸而不是冰敷，别弄反了。

刚才讲到肿瘤，治疗肿瘤的时候中医、西医也不一样。西医是用栓塞的方法把肿瘤周围的血管全部堵住，让它得不到血液供应而"饿死"。中医刚好相反，是用活血化瘀的方法把肿块散掉。

继续讲栀子。有个方叫栀子豉汤。栀子能泻火除烦，清胃热。如果切脉的时候右手寸关偏大，心里有热，很烦，就用栀子。如果是尺脉偏粗，阳气都在下焦，郁在肾，用栀子豉汤就可以把它宣发出去。如果看到指甲上有月牙，小便黄，说明阳气郁在下焦，这时用栀子可以清热，淡豆豉可以让背后出汗。这两味药很有意思，一个清热，一个解表。这就是太极，栀子往下清，淡豆豉从后面把阳气释放出去。所以栀子豉汤可以治很多病，不要小看只有两味药，它可以解决很多问题。这个方子平时也可以喝，因为心上有热的人太多了。如果觉得心里烦，就少放点栀子，可以用 5 克；项背僵硬，阳气郁滞，用淡豆豉20 克。大家试试看，喝完很舒服。两个药一个往下清，一个后面升，就转起来了。

栀子的象是什么呢？你们看栀子是红黄色的，它是走血分的；然后治肝胆湿热、凉血，而肝藏血，心主血脉，还是走血分；炒过之后能止血，也是走血分。

8. 夏枯草——过不了夏天的植物

下面讲夏枯草。夏枯草这味药可以这样理解——长到夏天就自然枯萎了。所以是夏天采摘晒干，药用部位是它的果穗。夏枯草跟荆芥穗的果穗一样长，颜色是灰褐色的，夏天的时候成熟结子，把果穗剪下来之后就可以用。小时候我经常去采夏枯草，卖了以后买笔买作业本。小时候，我都拿个小蛇皮袋，每天放学时采半小时，回家晒干，就行了。因为夏枯草这味药没有经过夏天，而是到夏天阳气正盛的时候就枯萎了。它的升发之气被夏天的炎热之气克住了，所以这味药到体内能清肝火，散郁结，引阳入阴。

夏枯草用于肝火上炎，目赤肿痛，目珠疼痛，羞明流泪。眼珠痛可以用夏枯草，颠顶痛用藁本，额头痛用白芷，鼻子不通用苍耳子，颈部不舒服用葛根，恶心上逆用半夏。

夏枯草用于痰火郁结所致的瘰疬、瘿瘤。颈部两侧的淋巴结肿大，可以用夏枯草清肝火，散郁结。两侧淋巴结肿大郁滞化火，会耗阴，所以用玄参、牡蛎、浙贝母等药，组成消瘰丸，再用夏枯草煎水送服。

讲到这味药我还要讲一点。肝火郁的时候会导致心火亢盛，同时引起血热妄行，而热会损伤孙络，也就是非常细小的血管，身上就会出现很多小红点。所以看到皮肤上很多小红点，也就是小的出血点的时候，就要想到血热；并且切脉的时候左手关脉应该是大的、郁滞的，那么就用夏枯草。所以十几年前，有位老大爷找我看病，他的身上就有很多小的出血点。这个病到西医院也没有什么好的办法，所以就一直拖着，后来他身上的红点慢慢变成淡褐色，最后变成黑色。找到我的时候，他身上都是小黑点了。切完脉之后我就说："你这个病就用一味药——夏枯草，每天 30 克，喝下去。"一周后，他身上的小黑点就消了。夏枯草是个很有特点的药，我在临床上碰到很多这种情况，都可以用这味药。我曾经碰到过一个患者，全身上下有很多出血点，大的如黄豆大，小的如芝麻大，全身上下上百个。他还有个症状是怕日晒，一看到太阳就躲起来，怕光怕热。他的舌尖红，很烦躁，脉象左关瘀滞，肝郁化火非常厉害。最后这位患者是用熊胆粉治好的，夏枯草已经不管用了。

下面我讲一下金和木的关系。肺属金，行宣发和肃降，肝脏以收为主，肺气的宣发可以促进肝气上升。当运动出汗毛孔打开的时候，肺气宣发，肝气也上升；当肺气往下收敛的时候，会抑制肝气上升，就是金克木。所以辛味药可以促进肺气的开，也可以帮助肝气上升，而肝体阴用阳，所以就能促进肝的用。夏枯草是往下收的，是辛苦寒的，直接把体内的郁结散开。

我们在临床上的处方中常用的夏枯草有两种，一种是夏枯球，一种是夏枯草。夏枯球是果穗，夏枯草是整株草。从药性上讲，整株草都可以起作用，都可以用。《神农本草经》载夏枯草"主寒热瘰疬，鼠瘘，头创，破癥，散瘿，结气，脚肿，湿痹，轻身"。

9. 青葙子——小野菜，能退翳

青葙子就是我们小时候吃的野菜。青葙子有一个特点，就是非常亮，闪闪发光，有很好的光泽。青葙又叫鸡冠花，开的花是白色的带点淡红，做成凉拌菜很好吃。小时候我常觉得这个种子很神奇，非常亮。按照象思维，它可以明目，使眼睛更有神，有扩散瞳孔的作用，但注意肝肾虚及青光眼患者忌用。很多老年人眼睛长翳，明目退翳的药材就有青葙子、谷精草、蝉蜕、木贼草。讲到明目退翳，我给大家介绍一本书——《眼科奇书》，这本书非常有意思。我们在治很多眼病的时候都用清泻肝火，清热除风的凉性药，而《眼科奇书》上则用麻黄、细辛等发散的药，全是温性药。这本书好像是失传了，只能零星在网上看到一些书中的方子，例如六味大发散、八味大发散，基本都是用温性药。书里的观点是眼睛长翳是因为头部受寒，阳气郁而化热，导致眼睛干涩。用大发散把阳气升上去，把头部的寒气散开，这样眼睛就亮了，所以说不用清热药而用辛温药。这个思路完全不一样，却也有很好的效果。事实上也确实如此，有时候我们感觉火飘飘的，有热，总想着用清热的药，其实背后常常是有寒的。因为有寒使阳气不能释放出去，郁而发热，才感到火飘飘的不舒服，这时用辛温药就可以把它打开。这本书你们可以去下载看看，对眼病的研究大有帮助。我看过这本书之后触动很多，对于很多风药的认识及头痛的治法都有启发。

之前有同学提到用栀子蛋清加小麦粉，下面就给大家讲一下小麦粉。小麦粉是一味大药。小麦生长在旱地里，水稻生长在水田里，所以原则上大米能利湿利尿，小麦能助湿生湿；大米能消肿，小麦会增加体内的湿。但有一种方法可以改变小麦的药性，就是把小麦炒化。小麦炒化后融成一团，晾凉后它的药性就变了，因为由聚变成散了。炒化后的小麦粉用醋和蜂蜜调成膏状，很黏的黑膏。我们临床上配药的时候经常用到基质，一般用凡士林。比如大黄粉用凡士林调和做成膏，其中凡士林就是基质。还有一种经常用作基质的是蜂蜡和香油的混合物。这是一种很好的基质，蜂蜡比较硬，想要软一点就多加点蜂蜜。基质在外科中应用非常广，比如虎杖膏，就是把虎杖磨成细粉，用凡士林或蜂蜡做的基质调和，可以外敷治疗关节肿、瘀血、丹毒、淋巴炎等。

有一个治疗伤科病的秘方，是将小麦粉炒制后加醋和蜂蜜调和，作为基质，然后加入自然铜、桃仁、红花之类的药。这个基质本身就是一味很好的药材，消肿非常快。比如痛风脚肿，把这个基质抹上去，消肿都非常快。这个方子还强调配膏的时候增加一味药可以增强药物的渗透性，我们传统方法是用麝香，但它是用香菜籽。

10. 白毛夏枯草——治疗肝炎的单方

白毛夏枯草能清热解毒、祛痰止咳、凉血止血。我曾经遇到一位草医，他用白毛夏枯草治疗病毒性乙型肝炎。白毛夏枯草的白毛就有止咳的作用。一些带毛的药材，如枇杷叶、苎麻、虎耳草都能止咳，治肺病。

白毛夏枯草还用于咽喉肿痛、痈肿疮疖及肺痈、肠痈等症，可单用或与金银花、鱼腥草、蒲公英等清热解毒之品配伍应用；治疗痈肿疮疖，亦可单用捣烂外敷。本品既能清肺热，又能祛痰止咳，用于肺热咳嗽，痰黄稠者。本品能凉血止血，故还可用于血热咳血或外伤出血。还有一味止血药仙鹤草，又叫脱力草，可用于脱力、气虚、"凸字脉"、气往外散。喝完仙鹤草以后可以收缩血管，升高血压，还能治疗肿瘤。100克仙鹤草喝下去，血管收缩，肿瘤缺血，就可以让肿瘤缩小。

《本草纲目拾遗》载白毛夏枯草"专清肝火"。凡肝上有热，都可以用白毛夏枯草，因此其治乙肝有效。肝主筋，其华在爪。如果见到指甲发红发紫就是有热，就可以用白毛夏枯草。患者胬肉攀睛，想要除掉，要辨别寒热，如果是热就用秦皮外洗；如果是寒就用大发散，用发散药把寒散开；或者用核桃灸，或用玄石灸也是可以的。肝上有热即使用桑叶、蒲公英外洗眼睛也可以。

二、清热燥湿药

1. 黄芩——清胆肺之热

下面讲黄芩。黄芩苦寒，清热燥湿，泻火解毒，止血安胎。

"黄芩、白术为安胎圣药"是朱丹溪提出来的。清代医家陈修园的夫人每得胎三月必堕，尊丹溪法用药连堕五次。最后有一次陈修园外出，其妻又出现流产征兆。其母亲用四物汤加鹿角胶、补骨脂、杜仲、续断各二钱，一服而安。陈修园回来后大吃一惊，之后凡遇胎漏欲堕之证，不敢再按照朱丹溪的方法治疗了。

因为现在很多女性都有宫寒，下丹田的火不够，下焦虚寒。黄芩这种苦寒之药容易导致胎儿停止发育，会出现问题，所以用它安胎的思路不对。我查了很多资料，也经过考证和验证，结论是用黄芩安胆存在疑问。写书的人很多也是照着古代的资料汇编的，并没有甄别对错。

现在给大家提一个问题，黄芩是苦寒之品，苦寒伤脾，那么为什么苦寒又能燥湿呢？任何病我们要去深入思考，才能够对用药有一个清晰的思路。最怕的就是概念套用，我们应该吃透概念，逐渐形成自己的中医观、用药观。我们经常能看到有湿疹的患者，体内的湿气随阳气往外释放的时候在体表形成很重的湿气。因此我们用苦寒的药的时候，阳气就内收，湿气也往内收，由气向液转化，由阳向阴转化，往内收的时候外面的湿气自然就少了。所以体表的水湿的问题是可以用苦寒药解决的。体内的湿因为没有气化，用苦寒药往内收的时候湿还在，如舌体胖大、水湿重，所以应该用温性药，通过健脾来气化湿气。所以体表的湿和体内的湿的治法是不一样的。

湿热痢疾，大便黏滞，我们用葛根芩连汤。因为葛根有升阳作用，能把下面的水气往上升；下面的阳气郁积化热，用黄连清热用。葛根升阳，津液往上走，大便就好了。清热和燥湿这两个概念要想清楚。

再给大家讲个高级一点的概念。我们人是很有意思的，从嘴巴吃饭，通过食管、胃、肠道，最后残渣从肛门排出。如果把这些脏腑的功能抛开，其实就是一根管子，从口到肛门。还有一个是从鼻子到膀胱、尿道。所以当时我跟几个道家朋友说，其实人体可以用一个竹筒和一片橘叶来比喻。竹子上下疏通，橘叶把气顺开，一个疏，一个降，就可以解决很多问题。如乳腺增生，就是肝气郁结，乳房是肝经、胃经所过之处。竹茹可以降胃气，橘叶可以把肝气疏散开，所以这两味药就可以解决乳腺增生的问题。大便不通的时候，就是这个"竹筒"不通，用大黄和荆芥就可以，很简单的。

有个病叫荨麻疹，有风有湿，体表起疙瘩，很痒。西医用激素治疗，中医用祛风解表除湿的药，如杏苏五皮饮，苏叶解表，五皮除湿。激素往内收，用完后表皮可能好了，但病气会到皮内，在胃肠道的黏膜也会出现痒疙瘩，又叫作胃肠型荨麻疹，可能会导致死亡。因为胃肠型荨麻疹会导致肠道内壁出现水肿，那就更难受，整个腹气都不通畅。郝万山曾经讲过一个概念，叫发肠汗，也就是让肠道出汗。芒硝喝下去以后，在体内不能被吸收，因而就在肠道内形成高渗环境，肠道外面的水湿会向肠道内渗透以达到液体浓度的平衡。当水液向肠道内壁流动的时候，就像肠壁在发汗一样，这就是发肠汗。发肠汗的时候水湿向肠道内汇集，那么燥屎就能顺利排出来了。五脏藏而不泻，六腑泻而不藏。五脏的积热和病邪要通过六腑来泻，五脏的病要从六腑治，所以发肠汗可以解决很多问题。刚才讲到苦寒的药能让表皮的湿往内收，这个湿不是收到肠道里面，而是收到肠道里面和表皮之间的部位。

什么是表里，什么是内外？肠道的内壁是表，肠子外面是里。嘴唇外缘是人体内表和外表的交界线；肛门的齿状线也是内表和外表的交界。所以荨麻疹在外表走不通的时候就往内表去了。这个概念你们可能理解不了。有一种瓶子叫克莱因瓶，它是四维空间的产物。你们可以去研究一下这个瓶子，或许有助于你们理解表里内外。

黄芩分两种，一种叫枯芩，一种叫条芩。年份短的，比较嫩的是条芩；中间空心的，黑色的是枯芩。枯芩中空能清肺热，大便黏稠可以用条芩。条芩清肠道湿热好一些，枯芩走肺这一块。黄芩走胆、肺、肠道这三个地方。胆火重，胆胃不和，肝胃不和，胆气不降，用黄芩、柴胡都可以。《神农本草经》载黄芩"主诸热黄疸，肠澼，泄利，逐水，下血闭，恶创疽蚀，火疡"。《名医别录》谓其"主治痰热，胃中热"。黄芩可以生用，可以酒炒，还可以炒炭用。其炒炭可以止血，酒炒可以上行头目。黄芩苦寒伐生气，脾胃虚寒少食，便溏者忌用。

我在这里讲的都是经过反复思考验证的东西，包括前面所说内表、外表的事情，也跟修行的人讨论过。我这个观点也讲过很多遍了，你们可以直接接受，没问题。内表有热的时候会向上下熏。胃有热，上熏就口臭、牙龈肿、牙龈出血；肠有热，往下熏就会生痔疮。所以这个腔体，口和肛门就是两端。肛门有痔疮的时候，把嘴唇翻起来，上面就有血丝显露。我们挑一下舌系带就可以治痔疮。学医的时候不要走极端，把人体想得太复杂，其实要把它简单化。人除去四肢就是个腔体。有位姓马的修行人讲，人体分为五层，就像五张纸卷起来一样。五脏藏而不泻，六腑泻而不藏。肺与大肠相表里，通过经络相连，肺有热的时候，大肠一泄，这个热就清下去了；心与小肠相表里，心上有热的时候，小肠一泻，心上的热也泄出来了；肝与胆相表里，胆汁往下排的时候，肝热也泄出来了；脾与胃相表里，胃气往下降的时候，脾也好了……腔体就是个通道，是给五脏发泄的通道。

有一种病，叫肛风，就是指肛门周围红肿，大便不通，很难受，还会出现狂躁，可能会导致死亡。因为五脏的热要通过六腑来泄，肛门堵住的时候五脏的热就无处可泄了，就会出大问题。在民间，肛风急性发作很危急的时候，有些老人就会让挑肛风，就是在肛门附近的皮肤会长很多疖子、红点的地方，在此处针刺放血，肛门的邪气一泻，大便一通，神志就清醒了，能正常吃饭了，就好了。其实肛风这个病在民间很常见，但现在都没人提了，因为很多病都没有找到根本。很多患狂躁症、焦虑症，或长期失眠的患者，有可能就与肛风有关，是邪气排不出去导致的。所以可以体会一下，当你能非常顺畅地排便的时候，就会感觉很舒服。但当你排便不畅的时候，就会浑身难受。

2. 黄连——清心火，宜肠道

我们今天讲黄连。黄芩、黄连、黄柏这三味药都有清热燥湿的作用。黄连和黄芩都能泻火解毒，黄芩、黄柏都有清热燥湿的作用。所以在治疗皮肤病的时候，经常用这三味药煎水外洗，对湿热证的效果很好。

关于黄连，我想讲讲自己的心得。黄连非常苦，比黄芩还苦，苦就能降。我们经常会遇到上热下寒的情况，如果单纯用黄连，量小还可以，如果量大喝下去就会伤脾胃，伤下焦的阳气。黄连大苦大寒。我曾经遇到一位老大爷，也是位民间中医，他看患者体内热比较重，就用30克黄连。患者喝完后还可以，感觉舒服，就开一周的药。等患者喝了一周后，再找他复诊时整个脸都是黄色的，像用黄连水清洗过一样。他就问我："余大夫啊，黄连喝了会脸黄吗？"我说："我没用过那么大的量，一般煎汤喝用3～4克，量很轻，很少会超过5克。"他用了30克，患者喝完后脸就像黄连一样。所以黄连千万不能多喝，喝多了会伤肾气。有一个方子叫左金丸，是黄连配吴茱萸。吴茱萸是温性的，黄连是寒性的。吴茱萸是种子，往下降。一般热药都是往上走的，真正往下降的热药很少。那么往下降的热药有哪些？肉桂、小茴香、丁香、黑胡椒。大家一定要记住黑胡椒，当患者恶心，呕吐清水，气往上走时，就要用温性的药往下降。现在很多人上热下寒，喝了黑胡椒后会舒服，因为它能引火下行，把下面的寒散掉，再把热补起来。吴茱萸可以制约黄连对胃的伤害作用，两药都可以下降。吴茱萸是辛味的，它往下降时还能疏肝。所以左金丸这个方子经常会用到。还有一个用得非常多的方子就是半夏泻心汤，用黄芩、黄连来清上面的热，黄连泻火解毒，黄芩清心肺的热。半夏引阳入阴，因为阳浮在上面，上热下寒。干姜散脾里的寒，辛开苦降，寒热同调，治中脘痞满。很多人胃区痞满，堵着很胀。痞满在临床上很常见，基本上只要胃是不好的，百分之七八十都是痞满，可以用半夏泻心汤。所以用好半夏泻心汤，胃病就能治好了一大半了。

现在药理学研究显示，黄连、黄芩、黄柏都含有盐酸小檗碱。这个成分可以用于肠道湿热等证。黄连可以让肠壁气机充实，也就是厚肠壁。很多慢性结肠炎患者，长期腹泻后肠壁薄得像纸一样，没有抵抗力，稍微吃点东西就会腹泻。所以用少量的黄连可以慢慢地让肠壁厚起来。黄连有很多妙用，例如刚出生的婴儿，他在子宫里时会吞食很多羊水，肠道就会出现胎粪。新生儿的胎粪很多，如果是 4 千克的婴儿，可能胎粪的重量就要占 0.5 千克。我曾专门研究过胎粪，如果用两根手指拉扯，可以把胎粪拉到五六寸长。胎粪是黑色的，非常黏，像胶水一样。胎粪不排，肠道不清理干净，胃肠炎就一直不会好。所以我很多时候都会讲，小孩生下来后喝的第一口水应该是黄连水。黄连喝多少呢？很多人担心黄连苦寒会败脾胃，其实错了，只要用的很少，比如 0.5 克或 1 克，就没问题。如果将黄连切成薄片，也就大概两片的量，0.5 ～ 0.8 克，不到 1 克。然后用一次性的杯子装半杯开水，大概 50 毫升，泡黄连片，水就变成红黄色了。喝的时候用棉签蘸上 5 ～ 8 滴，滴在小孩嘴里。只要喝一点点下去，黏在肠道上的胎粪就能非常顺利的排出来了。我女儿刚生下来的时候有点羊水污染，皮肤有点黄，医生说需要住院。我就强烈要求不住院，然后就让她喝点黄连水，边喝边观察，当天晚上就拉了三四坨黑便，就都好了，鼻梁也一直没有青筋。很多小孩鼻梁上有根青筋，就是肠道的胎粪排不干净导致的，会伴随一生，老年之后也有患直肠癌的风险。所以出生时喝一小勺黄连水，可以管一辈子，为肠道打个好基础。如果成人大便黏滞，喝黄连也可以。还有味药叫胡黄连，它和黄连不是一种东西。胡黄连也非常苦，磨成细粉后喝 1 克就可以了，对清理成人肠道的湿热效果非常好。

不要小看肠道的湿热，它非常难治。因为我曾经治过一个老太太，她每天早上起来大便的时候，都感觉大便像黏在肠壁上一样，排出来的大便就跟胶水似的，如果不排出来肛门就发肿发胀，痛不欲生。西医给她开了左氧氟沙星，吃了之后肠道稍微好点，但还是不行，拖了几年。这种病如果长期不治，就会变成结肠癌。很多结肠癌患者在得癌症之前，大便就一直不好，一直是黏滞的。目前治这种病，我有百分之九十九的把握。主要有几招：第一招补水。因为不论大便干或黏，都是因为缺水。如果肠道水分充足，就会不那么黏滞了。所以在大便很黏滞的时候，可以多用熟地黄和芝麻。很多人不敢用熟地黄，认为它黏滞，喝下去之后会增加肠道湿热。其实熟地黄是补水的，喝下去之后，肠道的水分就足了，大便就顺畅了。无论大便干或黏滞，都用熟地黄，用50～100克。第二招清湿热。大便黏滞就用胡黄连，它可以清湿热。第三招补脾。思虑太过则伤脾，当脾虚时，小肠的吸收功能就差一些，水谷精微在肠道就无法完全吸收，再由小肠进入大肠，这时候没有经过大肠中益生菌的分解，就随湿热湿毒排泄出来。所以把脾补好后，让食物在小肠这个环节的吸收功能增强。小肠分清泌浊的功能加强后，残渣就往大肠排了。总结一下：一是补脾；二是用熟地黄、芝麻补水；三是清肠道湿热。这三步走完，基本上没有不好的。

大量喝淡盐水也算补水，因为水是低渗的，会让细胞充盈起来。当大量喝低浓度的水时，在渗透压的调节下，人体内的水就进入细胞里了。大家腌腊肉的时候就多放点盐，这样肉里面的水就跑到外面了。所以胖人就要吃得咸点，瘦人就要吃淡些。把食物用好了，如茶叶、醋、酒等，就可以解决很多问题。如果心火亢盛，烦躁失眠，可以用黄连阿胶汤，也叫朱雀汤。《伤寒论》中有青龙汤、朱雀汤、白虎汤、真武汤。当朱雀门的位置心火亢盛时，火亢于上，水亏于下，就用黄连、黄芩清上面的热，用白芍引阳入阴，用阿胶来补下面的水。上面热，下面阴分不足，长期失眠，用黄连阿胶汤；上面热，下面寒，用半夏泻心汤。

前天晚上门诊来了一个老患者，因为熬夜透支了身体。我用了一个很简单的方法，把他的病治好了。他是这样说的："医生啊，我连续熬夜后口干舌燥，晚上睡觉时腰痛，膀胱炎发作了，两周了还没好，该怎么办？"我让他喝点淡盐水，因为熬夜伤肾，下面肾水不足，虚火上炎，所以腰痛、口干舌燥。膀胱炎是因为虚火在上面，上面热。喝了淡盐水之后，上面的热输到下面了，泌尿系感染好了，腰痛也好了。昨天晚上他给我发消息说："你这个淡盐水喝下去之后神奇得很，膀胱炎也好了，腰也不痛了。但还是口干舌燥，怎么办？"因为他上面还有热，所以我让他泡茶的时候加点盐。盐往下走，茶叶清上面的热，和黄连阿胶汤的用意一样。下面阴虚上面热，所以用茶叶清上面的热，用盐补下面的肾。后来他给我打电话时我感觉他很焦躁，就让他再滴两滴白酒进去。白酒是辛味的，能疏肝。一边往下降一边疏肝，气机就转起来了。这位患者后来给我发短信说："天呀，你的白茶盐酒汤，我只沏了三壶，就带来了饥饿感和浓浓的睡意，一切症状皆已消除。再次被你的大爱所疗愈，多么简单又了不起的经典食疗方啊。"所以说，有时候患者都快急死了，不停地喝水口还渴，难受得很，就试试用淡盐水，放点白茶，再滴两滴酒进去。茶叶是苦寒的，清热解毒的，把上面的热清了，然后再加点盐往下走。只喝水不能补肾，要加点盐，淡盐水就能滋肾、补肾水了。所以泡白茶加点盐喝就相当于用黄连阿胶汤了，睡眠不好的人可以试试看。

黄连用于痈肿疮毒、疔毒内攻，耳目肿痛诸证，就是说它可以解毒。有个方子叫黄连解毒汤，用于痈疡疔毒。类似这种方子非常多，比如黄连解毒汤、五味消毒饮等。在古代做手术，切开之后，要在创口消毒，而当时没有生理盐水，也没有碘伏，那么怎么办呢，伤口用什么清洗呢？就用黄连水清洗。小时候，我爷爷看病清洗伤口就用黄连水。黄连能清热解毒，所以用它煮水后冲洗伤口，再包扎起来，就能起到类似碘伏的消毒效果。那么茶叶可以吗？茶叶也可以当消炎药用。

现在很多肿瘤患者，他的体内气机郁滞，化热。能够解决所有这些肿瘤导致的体内热的问题就一味药——茶叶。所以茶叶就可以缓解癌症患者的疼痛，但茶叶不能治根，不能让肿瘤痊愈，只是缓解痛苦。这个食疗的观点来自杨育川老师，我也实践过。所以茶叶是个好东西。如果伤口是寒性的，比如阴疽，局部皮肤发黑发凉，就不能用茶叶了，可以用温性的药材，如大蒜。把大蒜拍烂，用开水泡一泡，就可以用了。大蒜是抗菌功能最好的食材。基本上把大蒜、茶叶用好，就可以解决很多伤口清理的问题了。一定要记住，绿茶、白茶、黑茶都可以，但绿茶最好。黄连还可以做成黄连膏，外敷也可以。

我道家师父用三黄汤治急性脑出血。当脑出血后，气血往上涌，这时候热都浮在上面，颅内压力比较高，热往上涌。道家师父就用黄连、黄芩、大黄各10克。只要是脉热往上浮的，如急性脑出血，大黄、黄连、黄芩喝下去后，血就往下降，症状很快就缓解了。抢救患者时迅速喝下去比十宣放血还快，火降则血降。从中医理论来讲，阳气浮在上，用寒性的药，由阳向阴转化。三黄汤喝下去后，把上面的浮热转化为阴性物质输下去，火一降，气往下降，血也往下降，这是他的一个独门秘方。三味药煮十分钟即可，取的是药的气。脑出血的患者及时抢救非常关键，最怕的是刚出血时，就抬个担架晃啊晃，等到医院可能都来不及了。所以家庭急救很重要，直接十宣放血，或喝点三黄汤。家里有老人家的，或者有高血压患者的，怕出意外的，可以备点三黄汤。发生这种情况时，及时熬了喝上。

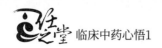

3. 黄柏——走皮肤的树皮

下面讲黄柏。黄柏的药用部位是树皮，对应人体皮肤，也对应肠道黏膜，所以对湿疹的效果很好。黄柏在皮肤病的治疗中应用得非常多，诸如疮疡肿毒类的疾病均可应用。有一个临床常用的方子：苍术、黄柏、苦参、荆芥、薄荷、地肤子，煎汤外洗。黄柏苦寒，能把阳气往内收。把黄柏磨成细粉之后，加入用凡士林、黄蜡、香油制成的基质中，搅拌均匀，就制成了黄柏膏。黄柏膏可以治疗很多皮肤病，只要是皮肤上热毒、湿气往上泛的，抹上去，清热解毒，能把湿气往里收。白头翁汤（黄连、黄柏、秦皮、白头翁）治湿热痢的效果很好，方中秦皮收敛，黄连、黄柏清热燥湿解毒。治疗湿热痢还有个方叫葛根芩连汤。那么白头翁和葛根有什么区别呢？葛根升阳，是把水湿升上去；白头翁也是升的，我一个道家师父说白头翁能把气从肛门一直升到头顶。下焦湿阻，阳气郁滞化热，导致湿热，这时用白头翁或葛根把下面郁滞的阳气往上升，然后再用黄连、黄柏这些苦寒的药清热。如果带下黄稠就用易黄汤（黄柏、白果、车前子），其中的白果是收敛的。为什么叫带下呢？我们人体腰部有一条带脉，当它松弛时，经脉的气就往下坠。带脉和腰带一样，有约束的作用，如果带脉约束无力，那么体内的水湿、精华就会往下渗，导致带下病。白果能走带脉，有收敛的效果。山药能补带脉。很多女生腰部的肉很松，如果想减肥就用白果、山药一收，再加上除湿的薏苡仁。白果和山药，一个补带脉，一个收带脉；再加上车前子利湿，把湿气除掉，带下病就能好一些。如果带下病的白带是黄稠的，说明有热，就用黄柏；如果不是黄稠的，就不用黄柏。黄柏苦寒，如带下是白色的，再用黄柏就会伤阳气。如果白带有腥臭味，加个特效药龙胆，5～6克，异味就消除了。这些病应用的都是黄柏清热的功效。

黄柏是树皮，能走表、走皮肤。熬夜导致的阴虚，阴不敛阳，虚阳外越，阳气往上浮、往外浮，就容易形成疮疡，还容易形成溃疡，如口腔溃疡。经常患口腔溃疡的人，如果手上没有月牙，就是阴虚，熬夜太多了，火都浮在上面，可以用黄柏煮水漱口。阴虚火旺，虚火上炎导致的潮热、手心发热、口腔溃疡，服知柏地黄丸或用黄柏水漱口，特别有效。因为黄柏能走皮肤，当黏膜溃疡时，它把浮在外面的热转化为阴性物质往内收。阴虚时，阳就浮在外面，黄柏能把浮散的阳转为阴性物质收下去。

十几年前，我刚开诊所的时候，有个搭档，是一位姓徐的老大爷。他的经验就是：口腔溃疡就用黄柏含漱，因为大多数口腔溃疡都与阴虚火旺有关系。那么还有种口腔溃疡，是因为体内有郁热，两寸不足。用黄柏时是两寸偏亢，尺脉要弱一些。如果两寸不足时，就说明阳气郁在里面，这时用补中益气丸，可以把体内郁积的热升发出去，也就是升阳。口腔溃疡时黏膜要修复，需要一种阴性物质，比如麦冬可以促进黏膜修复。还可以用蒲黄、五倍子、生甘草各10克，煎煮后含漱，可以通治所有口腔溃疡的疼痛，通常含漱一次，就不疼了。五倍子可以敛疮。蒲黄生肌消肿，能治疮科病。口腔溃疡如果有郁热，用补中益气丸。如果处方汤剂，要在补中益气汤原方基础上加扣子七。如果用针刺治疗口腔溃疡，效果也很快，可以立刻止痛。比如右侧口腔溃疡，就在左手无名指和感情线交接的地方进针，疼痛立刻就消失了；如果左侧溃疡就在右手相同的地方针刺，一会就不疼了。如果舌尖出现溃疡，就在中指的指尖放血，痛也能立刻消失。通过中医的象思维治疗口腔溃疡，可以非常迅速地缓解疼痛，然后再用点中药就好了。还有种说法是口腔溃疡之所以发病是因为腹部有包块，包块里面长得硬就会释放能量出来，就像压缩饼干一样。它释放出来的能量，就会循经络传，到哪里，哪里就不舒服。这个地方能量释放出来后，通过心经传到舌，就会长口腔溃疡。

再给大家分享一个简单的治疗口腔溃疡的方法：有个东北的医生，是个修行人，叫李老。他就说很多病都是体内淤积的蛋白质、食物没有完全运化，形成了包块，腐败之后形成酸性物质，有一定热度。他认为，可以用碱来中和体内的酸性物质。

买一袋面碱、一瓶矿泉水，然后用矿泉水瓶盖量取一瓶盖碱，放在矿泉水瓶里，摇匀，就得到了一瓶碱水。把这个碱水含在嘴里漱口，漱三次，再用清水漱一次，就够了，上午一次，下午一次，绝对有效。这个碱可以治疗很多病，例如有些顽固性的咳嗽、反酸都可用。很多人腹部有包块时就会出现这种情况，用面碱漱漱口就解决了。贝母、百合配伍可以治疗胃病反酸。因为贝母含贝母碱，百合含百合碱，二者都显碱性。反酸难受就弄点浙贝母熬水喝，它能清热化痰，还能中和胃酸，喝完胃就舒服了。

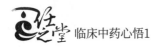

4. 龙胆——味极苦，却能健胃

下面讲龙胆。龙胆，性苦寒，也能清热燥湿。黄连、黄芩、黄柏都苦寒，黄连偏于入心、胃经，黄柏偏于入膀胱、大肠、肺经，黄芩偏于入胆、胃、肺经。归经这个概念其实不是很准确，我们可以将其理解为药物作用的脏腑。龙胆临床用得最多的是归肝和胃经，这确实没错。讲一下归肝经。肝经湿热的时候会有什么表现呢？湿性趋下，因为湿是有形的邪气，在地球的引力作用下，是往下走的。切左手关脉的时候，位置要稍微偏下点，大概是左手关脉下 2 毫米，这个地方如果脉很粗，说明有湿邪往下走。这种情况一般表明肝经有湿，如果脉搏跳动得很有力量，就是湿热。只要切到左手关脉大，摸着脉粗的样子，大多数都是肝经有湿热。中医讲肝无虚证，肾无实证。肝的疾病一般都是实证，很少有虚证。那么肝既然有热有湿，摸到关下脉粗，就问患者小便是否黄。因为肝经湿热，湿往下走要通过小便排出，小便就会很黄。所以只要摸到这个脉象，患者的小便一定是黄。我今天上午还看了一位患者，她得了肝内胆管细胞癌，很难治，可能只有几个月的寿命了。这位患者才 30 多岁，还很年轻，脸色也好，气色也好，不像得了绝症的人。医院那边没有什么好办法，所以她就在我这里治。我一切脉，她就是肝经湿热，问她小便黄不黄，她说黄的很。这个脉非常典型，龙胆主要就是用于这个脉象的疾病。我平常患者比较多，没有时间仔细地询问每位患者疾病的细节，所以一切脉有这个脉象就用这味药了。如果有黄疸，就用茵陈、栀子；如果有阴肿、白带，就配苦参、黄柏、车前子；如果带下有异味，就用龙胆。这是经验之谈，记住我说的话，以后保准有用。

因为龙胆苦寒，所以对肝经热极生风所致的高热、惊风、抽搐，与钩藤、黄连等同用，可以起到息肝风的作用。它是个苦寒苦降的药，可以治胃病。张锡纯曾说过，龙胆为健胃之妙品。胃炎的"炎"字是两个"火"。所以把龙胆喝下去，它能把胃里的热给清除。胃多热证，脾多寒证。因为胃病如果是寒证，吃点热的东西就可以缓解了。很多时候食积、吃火锅等都会导致上火，所以胃热多一些，脾寒多一些。

胃热与胃寒怎么鉴别呢？胃寒的时候容易吐清水，因此只要胃痛、吐清水就是胃寒，用干姜、筠姜、高良姜的效果很好。姜有几种姜，生姜、干姜、筠姜、高良姜、煨姜。高良姜温胃的效果很好。如果胃寒的时候打嗝就用丁香，因为它能下气。如舌头一伸出来舌苔偏黄，舌上有裂纹，胃隐隐作痛，晚上睡不着，就跟胃热有关。这时就用龙胆，因为苦能坚阴。苦药下去之后，能增强阴性物质。苦能促进胃气下行，能降。所以很多反胃的、胃糜烂的、胃溃疡的患者，喝点龙胆下去后，胃气往下降，胆气就往下行，胆随胃降，就开胃了，想吃饭了。用龙胆治胃病时药量不要过大，一般 3～4 克。少量龙胆是健胃妙品，大量龙胆会败脾胃。胃腐熟水谷需要温度，当把温度降得太低时，就消化不了了，所以少量龙胆喝下去之后，胃气往下行，胃就舒服了，就能吃饭了。张锡纯说龙胆是健胃之妙品，确实是这样的。

龙胆用于肝胆湿热所致的胁痛、口苦、头痛。我们人体两侧是胆经。有些人两侧的头发先白，多是胆火不降。胆火不降，热就浮在上面，就会耗血，所以头发就白了。发为血之余，头发白是血不足，要清热养血。头发枯燥要养肾。如果头发没有光泽要补肾。肾其华在发，这个华是光彩、光亮的意思。肾脏的精华要通过头发展现出来，当肾精血不足的时候，头发就枯了。如果患者来找你看病，一坐下来，看到她的头发跟枯草一样，不用摸脉，就知道她的肾精不足。两鬓发白因用脑过度，胆火不降；因为胆火扰心，还会夜梦多。胆气犯胃不降，这时就要在其他药的基础上加点龙胆，让气往下行，胃就舒服了，胆气也往下行了，晚上睡觉就好了。这就是龙胆，清热利湿，泻肝火，利胆，促进胆气下行。《名医别录》载龙胆"除胃中伏热"。胆有热用龙胆。胆有寒就胆怯、怕事，可以喝酒。酒壮英雄胆，喝酒可以壮胆，吃花椒、辣椒，或别的辛味的食物也能壮胆，增加胆的热量。

我们一般用清热的药退翳，这个思路的效果很差。如果效果很好的话，这个病就很好治了。八味大发散的作者另辟蹊径，从寒的角度治病，认为很多头痛都与寒有关，受寒之后，阳气不能升发，慢慢地阴性物就会弥漫到头部了，所以就有八味大发散（藁本、麻黄、细辛、蔓荆子、羌活、川芎、生姜、白芷、防风）。风药能引药上行，把头部的寒散开，眼睛就亮了，也叫拨云见日。这个思路完全是道家思路，它是从另外一个角度考虑的。你们把八味大发散多研究一下，会发现它可以治很多病，例如头痛、脑动脉硬化、记忆力减退。这个方子的思路非常有意思，是个把阳气往上调的思路。

讲到头，就跟大家分享一个关于头部阳气的鉴定方法。用手摸头皮，如果头皮很厚，下面非常松弛，多半是头皮上有痰湿，会感觉头晕晕乎乎的，像乌

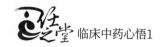

云盖顶一样。头皮下很厚就是阴性物质多，大脑反应就会稍微慢一点。痰湿在上，就需要用阳性的药物把它气化掉。还有种情况，头皮摸着很紧，感觉皮肤贴着骨头，推都推不动，这是里面有火。火把里面的阴性物质烧干了，头部就发热，思虑过度会产生大量的热，就耗阴。如果有位患者，头晕晕乎乎的，就可以给他给拍拍头，把头皮拍松，把阳气拍上去，阴性物质就气化了。任何东西的产生必然有象。天垂象以示吉凶，把这些象慢慢地琢磨清楚后，就知道它背后的意义了，就好处理了。

5. 苦参——用于心腹结气、癥瘕积聚

苦参是味大药，我在临床使用苦参的频率远远胜过龙胆，胜过黄连、黄柏。我用得最多的药对就是苦参和黄芩。因为黄芩能清胆火、清肺热、清肠道，它的使用范围很广，很好用。黄连味辛，走心。很多人心脏有寒，稍不注意，用了黄连后就心脏不舒服。炙甘草汤用黄连、桂枝，其中桂枝扶心阳，黄连清郁热。长期运动过少，不出汗的人，体内阳气郁积化热，会出现血热，血热的时候心脏跳的没力量，所以他的血管壁上就会附着很多黏黏糊糊的东西。这时就需要用清热的药把血管壁清一下，黄连就可以起到这个作用。但在使用黄连之后，会影响心脏收缩的力量，所以要搭配桂枝。黄连能解决血液里热毒所导致的这些浊性物质，把它清理干净，从而加速血液运行。黄连配桂枝就可以解决很多心血管疾病的问题。这有点像丹参配桂枝的感觉，丹参是凉性的，桂枝是温性的，丹参起到凉血的作用，黄连起到解毒的作用。黄连配桂枝，是一阴一阳搭配。如果看到患者手心、脚心发烫，脸色发黑，一脸浊气，血脂高，血黏度高，左寸浮取不到，就用黄连配上桂枝。黄连用 8 克，桂枝用 12 克或 15 克，这样既能让黄连发挥出最大的作用，把血液里的东西清理掉，同时桂枝也能抑制黄连苦寒作用对心脏的伤害，这就是制约作用。我们开处方的时候，就是对药的一种领悟，对阴阳的领悟。就像管理企业一样，既要有表扬的一面，也要有制约的一面。

《神农本草经》中载："苦参……主心腹结气，癥瘕积聚，黄疸，溺有余沥，逐水，除痈肿。"余沥不尽，就是解小便的时候解不干净。心腹结气，是说心和腹都有气结、郁滞，胀满不舒服。积聚，是触摸有很多包块。所有这

些对应的是什么呢？对应三焦系统郁滞。心脏外面、肠道外面、胃外面是三焦。心腹气结，三焦不通时就会形成癥瘕积聚，胀满不舒服。苦参色白走气分，不走血分。丹参红色走血分。三焦属阳，苦参就能把三焦郁滞的水热郁结散开，当三焦郁滞化热时就可以用苦参了。所以黄疸，可以通过利小便把热清出去之后，黄也退下去了。三焦有热时或小便不利时，就可以逐水，去痈肿。苦参能把三焦系统疏通，这是非常重要的。三焦通达，百病不生。三焦的热如果清了，它就不往体表走，体表不会犯事儿；也不往肠道走，肠道也不会犯湿热。苦参能把这块搞得非常漂亮。

三焦主水道，气往下行的时候，下焦湿热，会导致妇科病。如阴道瘙痒，用苦参、蛇床子、黄柏、地肤子煎水外洗，效果好。蛇床子是温性的，补肾阳、命门之火，能壮阳，扶下面的正气。苦参清三焦郁热，还能杀虫、燥湿。蛇床子配苦参，一阴一阳，一热一寒，就可以起到很好的治疗阴道瘙痒的效果。治疗皮肤瘙痒、脓疱疮、疥癣，利用苦参苦降的作用往内收，能疏通三焦，把水通过三焦、膀胱排出去。苦参的应用范围非常广，对皮肤病尤其是湿疹的效果好，临床中很多中成药软膏都含有苦参。把苦参这味药用好，遇到湿热证的患者，首选要把湿热收回去，然后通过三焦排出去。这样收的时候加点马齿苋，通三焦的时候加点丝瓜络。把这几个循环的路径弄清楚后，在什么点用什么药，套起来就行了。

苦参具有清热利尿的作用，用于湿热蕴结之小便不利、灼热涩痛等症。单用蒲公英能清热解毒、利尿。蒲公英能清三焦热，配上苦参就能把三焦的热毒给解了，可以起到利尿、通淋的效果。苦参一般用于清肠道湿热、脾胃湿热、小便有热。苦参是苦寒的，所以它对应热证，以湿热证为主。《神农本草经百种录》谓其专治心经之火，与黄连的功用相近。但黄连以去心脏之火为多，苦参以去小肠之火为多。按我的理解，苦参是去小肠外面三焦的火多一些，三焦一通畅，它的火伏下去之后，五脏六腑的火就都下去了。五脏藏而不泻，五脏之热都要通过六腑来排。三焦是最大的腑，能把五脏的热都带走。

"任之堂"有一个泡脚方，其中有苦参、苍术、玫瑰花、艾叶。苦参苦降；艾叶是温性的，可以散脚寒；苍术健脾燥湿；玫瑰花芳香，行气理气，可以除脚臭，效果很好。这个方子是怎么来的？我的一个朋友种了五百亩玫瑰花，让我去看看有没有合作的空间。我就买了 100 千克玫瑰花，想着可以用玫瑰花泡脚。玫瑰花能让皮肤很滋润，还很芳香。再加个杀虫的苦参，用于脚上有水疱、足癣的都可以。因为苦参偏凉，脚又是人体的末端，血液循环比较差，所以要用温性的药来解苦参的凉性，同时还能消除脚的疲劳，因此选择了艾叶。弄好之后，我就自己泡脚。把水烧热后，我的脚还没碰到水，只是先用水蒸气稍微熏了一下，就知道这个方子非常好。因为我的经络很敏感，脚一碰热气的时候，那种非常舒服的感觉就从脚上传过来，疲劳刷的一下就消失了。我们门诊部靠这个泡脚方（苍术 10 克、苦参 20 克、艾叶 20 克、玫瑰花 20 克）最后把那 100 千克玫瑰花都用完了。目前我们正在研发更新的泡脚方。桃树枝是个好东西，它是温性的，能活血解毒杀虫，还能舒筋活络。所以用桃树枝泡脚可以通经络，杀灭足癣真菌。

桃树枝能疏通四肢，桑枝、桂枝、柳枝等树枝也能疏通四肢。有下肢静脉曲张的患者、脚气病的患者、腿部发凉的患者，需要疏通四肢，都可以用桃枝泡脚。

6. 白鲜皮——阳气外浮，气不内敛，用白鲜皮

白鲜皮为芸香科多年生草本植物白鲜的根皮。因其属于皮类药，故可用于皮肤病，以皮治皮。白鲜皮苦寒，能清热解毒，可以把皮肤的热往下收；还能除湿止痒，用于湿热疮疹、多脓或黄水淋漓、肌肤湿烂、皮肤瘙痒等症，可与苦参、苍术等配伍。

《神农本草经》谓："白鲜……主头风，黄疸，咳逆，淋沥，女子阴中肿痛，湿痹死肌，不可屈伸起止行步。"湿邪瘀滞在关节则不可行步，瘀滞在皮肤下就会形成死肌，所以只要看到多脓、黄水淋漓、肌肤湿烂、皮肤瘙痒就可以用白鲜。当右手寸脉很亢，阳气外浮时，就可以用白鲜皮苦寒泻肺气，促进气往里收。杏苏五皮饮中杏仁往里敛，苏叶开毛孔，五皮打通水道，加上白鲜皮，则可行气化湿，利水消肿。

7. 秦皮——兼有收敛作用的清热解毒药

秦皮虽然用得不多，但它是《神农本草经》收载的药物，比较有价值。

这味药苦寒，能清热解毒，清肝明目，用于热毒泄痢、血痢、里急后重，常与白头翁、黄连等同用。临床常用药组如白头翁汤，黄连、黄柏、白头翁、秦皮四味。

临床治疗肝经郁热，目赤肿痛、生翳等证，常用秦皮配伍黄连、竹叶，亦可单用煎汁洗眼。肝气主升，如果升不上去就郁滞。肺属金，金克木，肺气往下收的时候，会抑制肝气的升发，肝气升不上去，就会形成郁热。所以肝气郁热大多因为金气太盛。右手寸脉亢，就是肺气亢盛，肺与大肠相表里，所以此时大肠也是热的。秦皮是木犀科落叶乔木苦枥白蜡树或小叶白蜡树的茎皮，皮走肺，故可清肺与大肠之热。金气一泄，木气就升上去了。所以秦皮对肝经郁热有疏散作用，也叫金木交换。这就像打太极一样，一升一降，相互交换。

秦皮可以煎服或入丸散，外用煎水洗眼。

❓ 学生问：秦皮和桑白皮有什么区别？

老师答：首先二者都是皮类药材。桑白皮主要是清肺热，对肺热咳嗽的效果比较好，还能利水消肿。桑白皮的表皮是金黄色的，对应脾土。桑白皮、桑叶、桑椹对三焦的输送功能都有好处，还有滋补作用。桑叶凉拌食用还有滋补作用。桑叶又叫神仙叶，用来泡水喝，胖的人可以减肥，瘦的人可以变胖。桑白皮是黄色的，所以对于脾胃不好、虚火上炎的人有益。秦皮是苦寒的，能治疗实热证，但没有补益作用。

关于秦皮还有个治眼睛的方法：对于口苦、心烦、两胁痛、乳房胀痛、目中青翳白膜，都可以用秦皮煎水洗眼睛。

三、清热凉血药

1. 犀角——通督脉，能凉血

下面讲清热凉血药，第一个犀角。这味药现在不让用了，也买不到。有些狂躁症、血热妄行出血和脑血管病神昏的患者可以用，但基本上很少用了，因为买不到了，通常用水牛角代替。当然水牛角的药效就比犀角差很多。犀牛角比水牛角厚。现在很多人带犀牛角珠子，还有的把犀牛角做成杯子，葡萄美酒夜光杯。犀牛角每克 600 元，一个杯子要好几万。这种药平时一般不用，但是如果备一点，特殊情况下可以救命。

有一个方叫犀角地黄汤，用于血热妄行导致的吐血等证。水牛角也有清热凉血解毒的作用，所以当血热时就可以用。用水牛角的时候要把它削成很薄的皮入药。犀角一般是打成粉冲服，或者做成丸药，如紫雪丹。安宫牛黄丸中就有犀角，也是打成粉做丸药服用的，一般治疗血热为主的疾病。犀牛和水牛的角都是凉性的，鹿的角却是温性的。动物的角是其督脉的余气化生出来的，梅花鹿反应很敏捷，阳气比较盛；牛憨厚些，静一些。如果按阴阳划分，梅花鹿更敏捷，阳气足，属阳，所以鹿角有发散的作用。妇女产后，如果乳汁未及时排空或乳房受压，导致乳汁淤积，局部红肿疼痛，就会发生急性乳腺炎。这种病要及时治，如果不及时处理，24 小时就开始胀痛，48 小时就会化脓，就要开刀了，疼得很厉害。在这种情况下，就把鹿角磨成粉后冲服，治疗急性乳腺炎有特效。鹿角服下去后，整个督脉一疏通，气一散开，前面的热就散下去了，就好了。

鹿角能治乳腺炎、乳腺增生。女性经常乳房胀痛的就喝点鹿角粉，可以作为日常保健用。家里有小孩的要备些羚羊角，当小儿突发高热、惊厥的时候，喝下去可以平肝。小儿肝常有余而脾不足，所以感冒发热的时候就容易抽搐。鹿角是督脉余气所化生的，鹿的尾巴也是督脉之气化生的。鹿尾巴、猪尾巴、牛尾巴都是补肾的，小儿督脉不通，有过敏性鼻炎，或者经常流鼻涕，可常吃些猪尾巴。猪尾巴为什么能治流鼻涕呢？猪尾巴摇啊摇，督脉的能量都到尾巴上去了，所以猪尾巴的补力相当于鹿茸。猪没有角，所以它督脉的能量就都往尾巴上调，尾巴的能量就很足。经常流鼻涕的小孩子，头部阳气不足，就吃点猪尾巴；经常感冒鼻子不通气的，也可以吃点猪尾巴。

水牛角是寒性的，咸寒之物，鹿茸是咸温的，海带是咸寒的。有些小孩腿上有密密麻麻的出血点，从中医角度讲是血热妄行，热伤孙络，小血管受伤之后，皮肤上就会有出血点。这时候就用凉血的药物，比如水牛角、丹皮、槐花等。这些凉血的药吃下去之后能凉血，可以用于治疗过敏性紫癜，但它容易复发，非常容易复发。

　　我十年前治这种过敏性紫癜，或者身上长斑的，就用犀角地黄汤加槐米。后来我一直琢磨它为什么容易复发，通过切脉我发现得过敏性紫癜的小孩的关脉、尺脉都偏大，说明阳气郁在下面。这时用凉性药虽然能把下面的热清了，但阳气还没有升发上来。我就用升阳的药如荆芥、葛根等，再加凉血的药治疗，很有效。有好几位患者从外地过来看病，其中一位患者反复发作两三年了，西医没办法，只能用激素控制。但是用激素后易导致紫癜性肾炎，就更麻烦了，因为热通过激素伏藏到肾里面了，就把肾给伤了。患者往往进退两难，不用激素，皮肤表面出血很吓人，用了激素又怕得肾病。其实把热稍微透发一下就好了，用点淡豆豉、牛蒡子、白蒺藜，这些种子类的风药能走肾，而风药往上升，能把体内的郁热给透发出去。大家一定要把象思维记好，不要死记功效，功效是应付考试的，用好象思维才能治病。

　　这个病是怎么得的呢？有个小孩长期咳嗽，吃了中药后咳嗽好了，但腿上却出现了大量的紫癜，家里人吓坏了，就来找我看。我把他用的药方一看就知道了。他吃的药里有淫羊藿，这是补肾精、补阳的药。小孩子在小的时候不适合吃淫羊藿、鹿茸这类的药，因为这类药用后下面的阳气就旺盛，如脾胃不好，中焦郁滞，阳气就升不上去，郁在下焦，就要找出路，所以就会出现血热出血。我就明白了之后也不好说明白，就说这个病可能是淫羊藿过敏导致的，吃点升阳的药加凉血的药就好了。我们往往会犯一个错误，就是看到斑就用凉血的药，而不思考为什么出现这个病。只有深入思考之后，重新调整阴阳，这样疾病复发的概率就能大大降低了。过敏性紫癜其实很好治，凉血、升阳加利湿，只要满足这三个要求就可以了，如水牛角加葛根、薏苡仁。湿阻气机，很多阳气郁在下面都是因为湿气导致的。湿性黏滞，湿阻气机，会导致阳气升发受阻。因此利湿就能升阳，升阳就能清下面的热。

2. 生地黄——土地的精髓

　　下面讲一下地黄。古书中记载，地黄有个别名叫地髓。地就是指土地，髓就是指精髓。种完地黄的土地第二年再种庄稼就不长了，它会把土地里的精微物质全部都吸收了。所以，地黄是一味很好的补脾胃的药。把生地黄蒸制就成了熟地黄，很多时候大家认为熟地黄很滋腻，其实它不滋腻，而是很补脾胃，

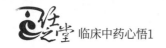

养胃阴，补肾阴。

胃喜湿恶燥，脾喜燥恶湿。当胃阴不足的时候，就会出现睡眠不好，舌头有裂痕。这时候就需要养胃阴，用地黄养胃阴非常好，它能补土的精气。当胃阴不足，虚火上亢时，吃下地髓虚火慢慢就会往下走了，会很舒服。地黄是个滋阴的药，当我们体内水分不够时，血脉流动就会不通畅。就像我们煮粥，一小杯米，能煮一锅粥；如果用两杯米煮一锅粥，那么粥就太稠了，此时加点水，粥才会变稀。很多血瘀患者，比如有静脉曲张、舌质青紫，其实不是血瘀，是阴虚。如果切脉很细、涩，脉搏跳动的感觉不是很清晰，数不准脉率，都是瘀血导致的，因为阴分不足。所以把阴分养起来后，自然血脉就能通畅了。所以地黄能够活血，能够养胃阴。

因为地黄是凉性的，能够清热，对于热在血分，迫血妄行导致的吐血、衄血、尿血、崩漏都可以用。对于热病伤阴，症见舌红口干、多渴多饮，就可以用生地黄养阴分，配伍麦冬、沙参、玉竹养胃阴，生津液，如益胃汤。对于糖尿病口渴、多饮多食，可以与葛根、天花粉、五味子配伍，如玉泉散。如果肠道缺乏水分，便秘，就加玄参、麦冬，如增液汤。增液汤临床应用非常广，很多患者长期失眠，睡觉不好，或者阴液不足，大便不调时，这时都可以用。前面讲过，运动、活动就能生阳，睡觉就能养阴、生阴。当今社会，睡眠质量不高的人非常多，而睡眠不好就会阴液不足，这时候就会便秘，肠道就不好。所以需要用生地黄、麦冬、沙参来增水行舟，补充肠道水分，大便就通畅了。同样的，我们血液中的有形物质红细胞、白细胞的运输也需要阴分，也需要增水行舟，把阴分养起来后，血液才能通畅，才能不瘀滞。

前几年火神派的理论很流行，大家都在吃附子。现在用附子的人少了，因为有些疾病重用附子之后会出现严重后果，甚至会导致阴分干涸。例如长期失眠的患者，本身阴分不足，再用大量附子，当下喝完可以提升阳气，机体运行加快，但却是以牺牲阴液为基础的，透支了阴液，把阴液耗尽了，可能会导致暴亡。

很多骨伤患者，都会用到桃仁、红花、生地黄，其中生地黄就起到养阴活血的作用。所以外伤出血，要把阴分养起来，就可以用生地黄。

《神农本草经》中记载地黄"主折跌绝筋，伤中。逐血痹，填骨髓，长肌肉"。血痹就是局部的皮肤麻木不仁。生地黄把阴分养起来后，血液流通就能好一些了。长肌肉是说生地黄可以补脾胃精气，脾胃主肌肉，所以能长肌肉。填骨髓是说生地黄能够养胃阴，把阴养起来后，阴阳共同炼化成精。这就像熬麦芽糖一样，将大米煮成稀饭，加入麦芽粉后，淀粉会水解成糖，过滤后就是一锅糖水，再慢慢熬，蒸发水分，有形物质浓缩成糖凝固下来。同样的，人体的阴性物质，在阴阳共同作用下，产生一股气，通过气化作用把阴性物质炼化成精，储存起来，就像味精。所以，当我们身体阴虚的时候，会出现精虚。长期阴虚的患者，精会释放出来。长期阳虚的患者，也会透支精。所以肾阴虚、肾阳虚的患者都伴有肾精虚，即精亏。现代人最多的不是肾阴虚，也不是肾阳虚，而是精亏。所以，很多慢性患者把精补起来后，病会好得快，因为精可以转变成水。比如一大碗盐水，通过蒸发浓缩可以变成一勺盐。那么这勺盐再加点水，就又能变成一大碗盐水。所以精可以转化成阴或阳，阴阳和合也能转化成精。当阴不足或阳不足时人体就会调动肾精再转化成阴或阳。

我的道家师傅给我讲过一个很简单的治疗慢性风湿性关节炎的方法。慢性风湿性关节炎需要把关节疏通，还要把筋养起来，就喝牛骨汤。牛很壮，个子大，骨髓很充实。牛骨汤里有很多油，其补充的精能转化成阳，使气血运行加快，抵抗力增强，促进正气恢复。身体虚的人也可以喝点牛骨汤。

因为生地黄可以凉血，入血分，养阴凉血；桂枝是促进阴向阳转化的，是化气的，化气时会消耗很多的阴，所以用桂枝时可以配生地黄。心是个离卦，属火，中间是阴爻，也就是有阴性基础。中间的阴很重要，如果只有阳火，就会把阴烧干，烧干后就会出现心悸、心烦、心律不齐、早搏、结带脉。就像汽车爬坡需要动力，汽油能够提供动力，如果汽油不够或者输送汽油的管道不通，汽车就会卡壳。所以需要把物质基础保证，才能由阴向阳转化。治疗心脏病要用些养阴的药，比如丹参、生地黄、白芍，再配上桂枝这类升阳的药，阴阳搭配，产生一股气，推动心脏运行。这股气也可以用红参代替，单用一味红参，而且不燥。肝脏是个震卦，震卦初爻是阳爻。疏肝时可以用柴胡、薄荷类疏散的药，但前提是下面的阳在，才可以借助药力把下面的阳气化起来输送上去。所以肝的阳很重要，心的阴很重要。

治疗心疾时，把阴阳调好，血脉通畅，心脏的压力就小了，所以用丹参、桂枝后可以搭配乳香、没药或桃仁、红花这类活血药。如果只用丹参配桂枝，也有效果，但加上乳香和没药，效果就大大增加了。因为乳香和没药是树脂，也可以理解为树的血液凝固后形成的物质。很多植物树脂对血液都有改善作用，比如松香也能起到很好的活血作用。有些血液疾病，只有用这类药物才能起到特殊效果。所以乳香、没药的活血作用比桃仁、红花会好很多。但乳香、没药熬出的药汁跟牛奶一样，很浓稠，有苦味，一般人喝不下去。

还有一味药就是琥珀。琥珀也是树脂，能净化血液。凡是血液系统的毒素，如肌酐、尿素氮、血脂等，都可以用琥珀吸附净化，然后通过小便排出去。一定记住，治疗血液系统疾病，少不了琥珀，这也是我的道家师傅传授的。最近我在治疗肾病时，用了琥珀后，很快患者的小便就清了，没有泡沫了，尿蛋白降得很快，肾功能也恢复得很快。血液里杂质和有害物质需要清理时，就需要用琥珀。

还有一味药叫作血竭，也是植物的树脂，是伤科药，能活血，也很好。

我们发散思维，再拓展一下。比如无花果，在采摘时会流出白色的浆汁，这是植物的血液，所以它有很强的活血和疏通三焦的作用。有次我的心脏有点受寒了，胸闷较重，非常不舒服，这时候怎么办呢？九针庄园旁边有棵无花果树，那里的无花果是红色的，已经熟透了，有点软了。我心想有办法了。掰开无花果是空心的，像心脏的形状，离中虚，刚好对应心脏。整个无花果吃下去，心脏立刻就舒服了。

植物流出的浆汁能疏通我们的血脉。明年我们打算大量种植无花果树。无花果可作药用，治疗痔疮、肠道疾病、肿瘤。心脏是红色的，无花果里面也是红色的，对疏通血脉非常好。有一年夏天，我摘了一些无花果叶子打算送给患者泡脚，结果摘完后就放在塑料袋里扎紧准备送时，放在办公室忘记了，过了五六天我才想起来。正常情况下，因为夏天温度高，叶子早就捂烂了。但是我打开一看，叶子还是新鲜的，跟刚采下来时候一样。无花果树的树枝剪下来，一插就能活，第二年就能结果。因为它有很强的生命力，所以气转的很快，对我们人体这些气脉不通的地方都有好处。心脏不好的、胸闷的、嘴唇发紫的，都可以把无花果摘下来晒干，熬水喝。它的浆汁可以让血液运行非常流畅。人体的心脏就是一个"泵"，这个"泵"让整个血脉顺畅的时候，就少得病，甚至不得病了。

王清任的《医林改错》中有通窍活血汤、身痛逐瘀汤、血府逐瘀汤，少腹逐瘀汤、膈下逐瘀汤，方中全是大量的活血药，如桃仁、红花、川芎、赤芍，能治很多疑难杂症。我们讲的方法是大法，生地黄配桂枝，然后配红参，再配上乳香、没药，这是个大法。心是君主之官，也就是我们身体里的"皇帝"。它的统治很顺畅的时候，人就不容易得病了。

如果我们腹部有肿块，它是长在肠道外面的三焦系统中的，而三焦的血液循环系统是最丰富的。心脏要想把肿块疏通开，就会增压，这时肿块处就能触摸到血管跳动。所以我们治疗时，可以从心脏入手。凡是腹部有肿块的患者，左手寸脉浮取不到，就配上生地黄、丹参、桂枝，再配上乳香、没药、无花果把它们推开，因为腹部肿块上有丰富的血管。三焦系统也是血液循环最丰富的地方，为什么最丰富呢？我们吃进去的所有食物，在口腔内嚼碎，在胃内分解，在肠道被吸收，然后进入到肠道外，通过网膜系统吸收送到肝脏。从肠道外到肝脏要靠三焦网膜的转移，与脾脏有关。所以思虑重，脾虚时，转移就会减弱。你吃得很好，但是肚子大，浑身没劲，都是肿块，左寸不足，就是因为能量没法从肠道外面转到肝上，然后通过肝脏分解，向上到心脏，上奉心化赤为血。所以如果水谷精微到不了肝脏，肝脏想帮忙也帮不了忙。肝随脾升，脾脏功能恢复了，把肠道外面的能量向肝脏转移，肝脏吸收能量就多些，而脾不好的时候就不行。

脾与肾有关，与命门火有关。当命门火衰时，肠道外面的三焦网膜是寒的，它受凉，血管就收缩，脂肪也变硬。这时候必须要把命门的火补起来，补命门火用什么药呢？用肉桂。肉桂把下面的火补好之后，整个小腹都暖和起来了，肠道外向肝脏的输送能力就加强了，肝脏向上到心脏的输送也加强了，这时从右尺到左尺到肝到心就都转起来了。

切脉时要想：这个病的问题是出在哪个环节，我该从哪个环节入手。腹部肿块的问题，要从心入手，从脾入手，从命门入手。单从心的角度看，生地黄配上桂枝，阴阳和合，加强气化功能；配上乳香、没药、无花果通一下血脉，或者用桂枝配白芍。腹部肿块用白芍也很好，它能把右侧的能量收到腹部，把腹部能量往肝上收，养血柔肝。它怎么柔肝的呢？因为白芍能把整个腹部的能量往肝上收，阴性物质就入肝了。另外，白芍治腹痛是很好的，比如肝硬化，肝火重，肝胆气滞，只要阴分不足，都可以解决。生地黄偏凉，脾虚腹满便溏

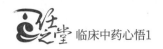

者不宜用，会使便溏加重。如果脾虚，大便黏稠，可以稍用点熟地黄。熟地黄经过炮制，药性没有生地黄那么凉。

3. 玄参——主女人产乳余疾

玄参是玄参科的植物玄参的根，也称为元参。为什么称它为元参呢？这是因为清代康熙年间，为了避康熙的名讳玄烨，所以改玄为元。玄参性味苦、甘、咸、寒，归肺、胃、肾经，功效清热、解毒、养阴。前面讲过生地黄、玄参、麦冬组成增液汤，所以玄参这味药养阴的效果很好。《神农本草经》上记载，玄参"主腹中寒热积聚，女人产乳余疾，补肾气，令人明目"。由此说明，玄参清热解毒养阴的功效是后人总结出来的。玄参有治疗女人产乳余疾的功效也常常是我们所不了解的，但在《神农本草经》中对于这点已经讲得很清楚了。张锡纯的《医学衷中参西录》中指出，如果女人产后乳汁不通畅，乳汁很少，就用玄参滋阴，很有帮助。急性乳腺炎的患者，开方子时加点玄参、蒲公英，效果很好。

为什么玄参对哺乳期的妇女产乳很好呢？因为很多女人生完小孩后，尤其是第一胎，会很紧张小心，白天晚上睡觉时都把孩子放在身边，孩子一动她就醒了，不敢睡得太熟，而且半夜小孩还要吃两三次奶，所以睡眠质量不高。前面讲过，动则生阳，静则生阴。刚生完小孩的女人，如果睡眠质量不好，她的阴分就不够，加之本身生产时失血就会耗伤阴分，因此导致肾阴虚，阴分不够。乳汁为阴血所化，当阴分不足时，就会导致乳汁少。所以治疗乳汁不足时，首先应该养阴。很多医生治疗时喜欢用王不留行、穿山甲，有句话说，"穿山甲、王不留，妇人食了乳长流"，但它们起到的是疏通作用。穿山甲可疏通奇经八脉、十二经脉，而王不留行可以将阴性物质向乳房转移，往上潮。因为王不留行是种子，非常轻，熬出的水是白色的，像乳汁一样，所以喝下去后能把阴性物质向上潮，往上升，再通过穿山甲把它疏通排出来。当阴分不足的时候，喝穿山甲、王不留行是没用的，因为没有阴性物质这个基础，就没有物质可以转移，所以首先要用玄参把阴性物质养起来。《神农本草经》上记载它能够补肾气，因为玄代表黑色，能补肾气。肾水足了，再用穿山甲和王不留行，才能起到增加乳汁的作用。

现在很多年轻女生追求漂亮，于是就减肥，不吃饭，饿着，或者吃些减肥药，那么吃完有什么效果呢？它会使代谢加快。有些减肥药中含有甲状腺素，服后会让你心率加快。这个药本身是用于治疗甲状腺减低症或者甲状腺疾病的，服后会代谢加快，浑身发热，就瘦了。心跳加快，代谢加快，即便不干活、不活动，也会瘦下来。我有个患者，很胖，他就买保健品减肥。他跟我说："这个药好得很，我一周减了5千克，就是感觉心慌。"我一摸脉，他的脉率114次/分。这样减肥易耗阴，伤心血。

有个女孩子来找我治疗乳房发育不良，我用玄参配王不留行，先用玄参把阴分滋养起来，然后用王不留行让它往上走，再配上黄芪促进胸部的发育，这样就可以起到丰胸的作用。很多女人乳腺有结节，可以用王不留行和丝瓜络配伍把它疏通开。

肾阴养起来后，就会滋水涵木，肝也被养起来了，就会起到明目的作用。如果眼睛干涩不舒服，可以用玄参养肾水明目。

生地黄味偏甜。玄参味偏苦、咸，咸能软坚散结，苦能清降。当我们咽喉肿痛，或生疮、瘰疬、痰核的时候，配伍玄参可以把里面的郁热清掉。因为它们都属于局部的郁滞，而玄参咸能软坚散结，苦寒能清里。有个经典的方子叫消瘰丸，由玄参、生牡蛎、浙贝母组成。贝母能够化痰散结，多用于小儿化痰止咳。生牡蛎也是咸的，可以散结，搭配玄参就可以治疗淋巴结肿大。疮科疾病属于局部瘀滞，化热会伤阴，所以会想到用清热解毒的药，搭配养阴的药，比如用玄参、天花粉。天花粉治疗疮科疾病也很好用。局部郁滞会化脓发热，消耗气血阴液。生疮时要想到它持续发热耗伤阴分，所以在用清热解毒的药、活血化瘀的药，或疏散药的同时再加些养阴的药。玄参和天花粉都是疮科疾病经常用的药，如仙方活命饮中就有天花粉这味药。

另外，补充一下玄参和生地黄作用的差别。生地黄偏于走上焦心、胃和血脉，玄参偏于走下焦肠道和肾。我们讲了生地黄和玄参，可以将二者对比看。增液汤养阴分，既可以补上面，又可以补下面，还可以通大便，为增水行舟之法。单独来讲，生地黄偏于凉血止血。《神农本草经》记载，生地黄可以治疗骨折伤筋，所以它对于修复有好处。生地黄是地髓，脾胃不好的患者，如舌苔中间有裂纹的，或是有牙龈萎缩的，都可以用。牙龈萎缩也是阴分不够，有内热。牙龈萎缩、口臭、舌裂，是胃火重，阴不足。口腔异味大、食后易饥、中

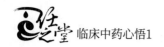

消都可以用生地黄。生地黄的用途很广，用好之后可以改善很多问题。当有胃热，但心脏阳气不足时，大量喝生地黄下去，心脏会受不了，导致心寒。就像在夏天喝冰啤酒一样，喝下去感觉很舒服，但心脏不舒服，肠道也不舒服。所以这种情况可以用生地黄配伍桂枝，阴阳和合，转化为气，就能通血脉。玄参苦、咸、寒，苦能降，寒能清热，咸能软坚散结，所以体内有瘀滞、痰块、肿块的，用之皆宜。

4. 牡丹皮——有辛味，去心中浮火；入血分，凉肝中热血

下面讲牡丹皮。牡丹皮就是牡丹的根皮，其作用是清热凉血，活血散瘀。《神农本草经》中记载，牡丹皮能够"除癥坚，瘀血留舍肠胃，安五脏，疗痈创"。所以它对胃肠道瘀血有好处。在切脉时，其对应的位置是左手的关脉，代表肝。肝是藏血的，左手关脉瘀大，内有热时，就可以重用丹皮。很多肝病，比如肝硬化、肝癌，肝上都有瘀热，都可以用丹皮。丹皮的用量，书上写是6～12克。临床上有些医生用的量很大，常用到30～50克，我一般用到15～20克。

比如桂枝茯苓丸，治血滞经闭、痛经或癥瘕，它能把腹部的瘀血化开，所以子宫肌瘤也可以用，效果很好。

《本草纲目》记载，牡丹皮能够"和血生血凉血，治血中伏火，除烦热"。要记住这句"治血中伏火"。肝藏血，当血中有伏火时，肝火就亢盛，肝脏局部亢盛就会出现胆囊炎、肝囊肿等，表现为左关脉瘀大、指甲红紫色，就可以用牡丹皮。当心气足时，火就会被疏散出去；当心情烦躁，心气不舒时，火会立刻加重，会更加烦躁，要释放出去，就会发脾气。

牡丹皮是凉血的药，凉药能促进气往里收。牡丹皮中含有丹皮酚，所以喝下去有股特殊的香味，而香味有散的作用。牡丹皮性味苦、辛，微寒；薄荷、金银花也是辛寒，可以把热疏散开来，它们都可以治皮肤病。现在开发出一个新药叫丹皮酚软膏，治疗血热皮疹效果很好。其味辛可以疏散泄热，凉又可以把里面的热清掉，而且对皮肤刺激性很小。很多小孩起疹子，涂激素软膏会有后遗症，而丹皮软膏没有副作用，效果非常好。如果遇到皮肤病的患者可以用牡丹皮煎水外洗，对于血热皮疹也有很好的效果。同样的，用薄荷煎水外洗也可以，它也是凉性的，有辛味，能疏散清热。患者脸上长痘，如果痘是红色的，

代表有热，用牡丹皮来洗；如果是白色的，代表有寒，可以使用姜膏治疗。松针也是温性的，如果脸上长白色的痘，可以用松针泡酒来擦。不能用牡丹皮泡酒擦，因为它是寒性的，会被酒的热性中和。可以把牡丹皮打成粉末，然后用猪油或黏合剂调和涂抹。

《神农本草经》中载牡丹皮"主寒热"。因为我们体内既有寒又有热，并不是单纯的肝上有火就起热疹。其实绝大多数患者都有寒热，一脏有热，一脏有寒。比如一个人脚怕凉、指甲没有月牙，就是命门火衰，肝脏有热，说明水寒土湿木郁。牡丹皮把郁热散去，通道打开，寒热对流，体内的寒证、热证就同时消失了。

5. 赤芍、白芍——野生和种植之别

下面赤芍和白芍一起讲。它们俩有什么区别？很多人会说，一个是红色的，一个是白色的。赤芍和白芍都是芍药，都开芍药花。那么野生的，长在高海拔地区的，能开花结籽的，就是赤芍。把野生芍药弄回去进行人工培植，就不能结籽了，就是白芍。这就像猪一样，有野猪，有家猪，只是生长环境不同。

我曾和安徽中医药大学的王德群教授一起讨论过芍药，我们都认为现在市面上的芍药都是人工种植的白芍，不是赤芍。我在太白山采过赤芍，这个山上有个上板寺，它附近的树林里有很多芍药。五月，当芍药正准备开花时，把根刨出来，闻一闻非常香。它的根被劈开时是白色的，带一点点红色，并不是很红，当地人告诉我这是赤芍。白芍的断面非常整齐，赤芍的突起会多一些。赤芍比白芍香，有特殊香味。《伤寒论》里的桂枝汤中用芍药，那么这里的芍药究竟是赤芍还是白芍呢？那个时代可能没有人工种植芍药，全是野生的。我和王德群教授在聊天时问过他《伤寒论》里桂枝汤用的芍药是赤芍还是白芍？他说理论上讲应该都是赤芍。现在有些医生在开桂枝汤时，常常是白芍和赤芍各用一半，发现效果也很好，比单用白芍好一些。

赤芍能够清热凉血、祛瘀止痛，用于温病热在血分之身热、发斑及血热所致的吐血、衄血等症。温病讲卫气营血辨证，病在卫分时解其表，在气分时清其热，在血分时以凉血为主。温病如高热后皮肤上有很多出血点、斑点，就用凉血的药。

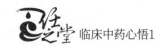

赤芍可治血滞经闭、痛经及跌打损伤瘀滞肿痛诸证。赤芍活血，白芍也能活血，还用于痈肿、目赤肿痛，常配伍金银花、黄连、重楼等。

《神农本草经》记载，芍药"主邪气腹痛，除血痹，破坚积，寒热，疝瘕，止痛，利小便，益气"。这些是赤芍的功效，也是白芍的功效。比如治疗血痹局部肌肉麻木不仁，可以用黄芪桂枝五物汤。赤芍和白芍走腹部，所以对腹部肿块、子宫肌瘤、卵巢囊肿、前列腺肿大、肝硬化、肝脏肿瘤、痛经、闭经等一切腹部瘀滞不通的病都可以用。

另外，它可以祛瘀，对血脉瘀滞如血瘀经闭、跌打损伤也有一定作用。树脂类活血药走血脉；植物类活血药如三棱、莪术、赤芍、川芎、牡丹皮对肝脏血瘀效果很好；肾脏有瘀血就用种子类活血药如桃仁；如果是泌尿系统瘀血，需要活血就用泽兰、益母草、蒲黄这类长在水里的药。

慢性肾炎患者，脚肿得厉害，用益母草消肿会非常快，其他活血利水药的效果就差一些。

如果是皮肤的问题，活血就用花类药，如玫瑰花、月季花、三七花、红花，它们都可以走皮肤，走表。

把象思维记好，大概分类记好，再去找你需要用的那一类的药。比如脸上长斑，切脉时左寸不足，这时候就可以用红花。心主血脉，其华在面，再配上丹参、桂枝、乳香、没药。我们有个方子叫五白散，其中有白茯苓、白术、白芍、白及、白芷，五种药各等份，磨成细粉外敷，可以祛斑，效果很好。面部的血液循环差，红花可以促进面部血液循环，对面部消除瘀滞有好处。麻黄性温，可以把毛孔打开，让药物穿透体表。所以五白散再配上红花、生麻黄，增加药物的透性，祛斑的效果就更好了。

有些人皮肤没有弹性，还可以加点西洋参粉进去，用牛奶调，外敷。活血药有走血液的，走肝脏的，走肾脏的，走皮肤的，等等。不同的药走的部位不一样，因此在用药时思路要清晰。

比如胃里长疙瘩，可以吃一些土豆、红薯，土豆不要炒得太熟，不然力量就太弱了，药性就消失了，而太生又偏凉，吃完胃不舒服，最好是炒到五六成熟，嚼起来脆脆的，就能消除肿块。

所有土里长的疙瘩都能消肿块，但注意不能煮太熟，熟了就剩淀粉了，药性减了。

板栗生吃能攻下，炒熟吃又有补益作用。但生的板栗吃多了会导致腹泻，熟的吃多了肚子会胀气。土豆榨汁当饮料喝，药性很大，可以化胃里的肿块，治疗贲门癌、胃癌。土豆可以看作是一股能量，打成汁犹如把能量释放出去了，就有散的功能。脸上长痤疮的人，用土豆打成泥外敷上，消肿很快。脚崴伤后，敷上土豆泥，消肿也快。

6. 紫草——凉血解毒，烫伤妙药

紫草为紫草科多年生草本植物紫草的根，能凉血活血、解毒透疹。现在软紫草很贵。以前用的硬紫草，有效成分含量不够，现在不让用了，都用新疆紫草。

取紫草根部的薄皮和香油一起炸，就得到了紫草油。紫草油治疗烫伤的效果非常好。还可以用芝麻，紫草和蜂蜡一起制成紫草膏，治疗皮肤烫伤、皮肤肿块，以及对皮肤伤口的修复都有很好的效果。

有一种病叫过敏性紫癜，一般表现为小腿部有很多出血点，但身上没有。因为长在小腿，表示阳气郁滞在下面，升不上来。有些医生按温病治疗，喜欢用大量的清凉药，如槐花、紫草，思路是对的，但是如果只用凉血的药，阳气还伏在下面，非常容易复发，只是治了标，没有治本。因此要想治本就要用凉血的药搭配升阳的药，如葛根、荆芥。阳气郁滞在下面叫作湿阻气机，所以要加些藿香化湿，再加紫草，效果会非常好。一般用药五天左右，所有的斑就消下去了，再巩固三五天就不会复发了。有个荆州的小孩得了紫癜，在外面治了两年多一直都没好，后来在我这里吃了 7 剂药就好了，也没有复发。这种病看起来很复杂，但其实核心问题就是要把阳气升上去。如果阳气不升上去，郁在下焦，久则伤肾，可能导致紫癜性肾炎。如果伤了肾，尿血了，就不好治了。这时候可以用淡豆豉，它能入肾，把肾脏里的热透发出来。

紫草凉血解毒，用于疮疡、湿疹、阴痒及烫伤、火伤等证，常外用，可单用或配伍白芷、当归、血竭等制成膏剂，如生肌玉红膏。讲到烫伤，下面讲个烫伤的治疗原则。烫伤、刀斧劈伤，最终都是靠其自身修复的，而不是靠我们涂药就能长好的。如果是刀伤斧劈后，伤口裂开很大，自己修复有困难时，就需要把伤口缝起来以促进愈合。烫伤也是，伤口也能自己修复，但一定不要感染；如果感染，就会恢复得慢些。所以烫伤后伤口表面一定要做好隔离，防止感染。烫伤后皮肤表面会有很多渗出液，先要把渗出液处理好，再用凉血药。烫伤后局部会有炎症反应，按中医的说法就是正邪相争导致发热，所以用凉血药可以防止局部皮肤温度过高。比如大黄、黄芩、黄连、黄柏这类苦寒的药，外用后皮肤就不那么烫了。还要预防感染，只要局部不感染，慢慢就会好起来了。烫伤的治疗思路就是这样，看起来很复杂，其实思路对了就很简单。

紫草有个很特殊的功效，就是能抗辐射。现在我们使用的智能手机辐射已经变得很小了，十年以前我们用的手机（如那时候的摩托罗拉等），打个五分钟脑袋会发热，一测辐射很强。长期使用手机，就会偏头痛，脑袋静不下来，这时就可以用紫草。现代社会，我们使用电脑、手机的频率很高。《易经》讲这些设备都是属火的，所有电器都属火。为什么风水上讲电视不要放南面，要放在北面，因为要水火既济。南本属火，再把电器放在南面，火上加火，一家人会经常吵架生气，所以南面可以放鱼缸来中和这个火。这些辐射都会造成影响，你们都会晚上玩手机，凌晨一两点还在刷手机，可以喝点紫草。遇到患者长期熬夜玩手机虚亢内热导致耳鸣、视力不好的，正常用药时再加点紫草可能就不一样了。

四、清热解毒药

本类药物主要具有清热解毒作用，适用于各种热毒病证，如疮痈、丹毒、斑疹、咽喉肿痛、痄腮、痢疾等。部分清热解毒药还可用于毒蛇咬伤及癌症等。中医讲究"毒"字，西医不讲究"毒"字。人体气血郁滞会产生毒，伤害身体。一些解毒的药，会把它清理出去。大小便中的浊气，也是一种毒。长期便秘的人，这些毒被吸收，就会头昏脑涨，精神不济。肝性脑病患者，大便不通，肠道里氨气积聚，只用醒脑药效果就不好。中医看病切脉，还会问一下大小便，如果患者有几天没大便了，而当下又昏迷，可能就是体内有毒导致的。把这个毒排出去，就好了。一些危重患者，如果大便不通，可以用大承气汤，只要把大便都排出去，化解浊气，就好了。气血郁滞化热，比如疔疮、痈肿腐烂，都是有毒。理解这一点，可以给我们治病用药带来很多新思路。下面结合临床讲一讲金银花。

1. 金银花——透发肺胃郁热，解热毒

为什么叫金银花呢？金花和银花，两种颜色的花，开的时候很漂亮，双花共舞，像夫妻一样，所以又叫鸳鸯花。金银花刚开的时候是白色的，过一两天快凋谢时变成黄色，并不是一开始就是黄白两色花同时出现。从临床来看，金指黄色属胃，银指白色属肺，所以金银花走肺、胃经。所以临床上与肺、胃有关的疾病，只要有热毒壅盛都可以用金银花治疗。

金银花有清香味，能解表，可以把热疏散开；性味甘寒，可以清内热，能疏散也能清肺胃热毒。温病初期时如果咽喉肿痛，用金银花一味药泡服就会有很好的效果。

临床上怎么用呢？只要患者咽喉肿痛。不论是否由背部受寒引起，用少量金银花代茶饮，都可以把前面的热毒清下去。如果是风热感冒，喝金银花茶也有效。只要是身体热毒壅盛，循气管食管上熏咽喉导致的咽喉肿痛，用两三克金银花泡水慢慢喝下去，症状立刻就能消失，效果非常好。如果是艾灸之后咽喉痛，也可以用金银花代茶饮；或者感冒导致的咽喉痛，也可以用金银花代茶饮。

金银花用于疮痈、疖肿。药物只要有辛味就能疏散，可以治疗疮痈、疖肿。大家头脑中要有这个思维模式：芳香辛味能散，兼有清热的特性，都可以治疮痈、疖肿。金银花可单用，亦可配合蒲公英、野菊花、紫花地丁、板蓝根等，以加强解毒消肿作用，如五味消毒饮。金银花的主要成分是绿原酸。金银花露可以清热解暑，对治疗胎毒效果很好。金银花清香，有灵动之气，不是浊气。这种气很轻盈，对新生儿很好，不像大黄气味很重。如果小孩子上火，用蒲公英、板蓝根、紫花地丁这类清热解毒药，时间长了小孩子是受不了的，但如果用金银花露就很好。1岁以前的小孩子，如果有上火的症状都可以喝金银花露。它甜甜的，很好喝，很清爽。新生儿刚出生时如果没有母乳喝，只能喝奶粉。奶粉厂生产时会利用喷雾干燥设备，把牛奶液体直接喷出去，喷成雾状，在高温空气中迅速挥发变成粉末。因为是快速干燥，还有热量保留在奶粉里面。所以小孩喝奶粉容易上火，出现大便秘结、烦躁的症状。因此，对于奶粉喂养的小儿，可以适当喝点儿金银花露。如果没有金银花露，可以用点金银花泡水，然后冲奶粉，效果也很好。

金银花有清热解毒、凉血止痢的作用，可用于热毒泄痢、下痢脓血之证。因为肺与大肠相表里，金银花能清肺热，故对大肠热毒也有好处。如果是泄痢重症，可配黄连、白头翁、赤芍、葛根。

下面讲一些金银花的拓展内容。金银花在采摘时为取其采清香之气所以要采摘花蕾，不能采已经开花的。因为花在没开之前气是很足的，开后气就泄了，败了之后就没有什么气了。金银花在采摘后不能暴晒，要阴干，暴晒气就宣发出去了。有一种金银花，品种不一样，但也可以当金银花用。金银花要在花朵是绿色或青色的时候采摘，稍微泛点儿白的时候采最好，如果纯白的时候采药性就差一些。

金银花的藤叫忍冬藤，它跟金银花有相同的功效，也能清热解毒，治痈肿、疮毒。但因为忍冬藤是藤类，所以对所有经络里的郁热，效果比金银花要好一些。风湿热痹，关节红肿、疼痛、屈伸不利与热证有关。

金银花与金银花藤之间还有一味药——金银花嫩苗，因为很嫩所以能宣通升发气机。很多民间草医把嫩苗采摘下来做成茶，这个药茶很好用，既有金银花的疏散解毒作用，又有藤的通经络作用。

人体的气从下焦往上升，经过肝和脾，肝随脾升，升到上面，经过心脏布散出去，收回来的时候敛降到肾，形成一个循环。

不是所有人气的循环都很通畅，很多人的气循环不了，散不出去，收不回来，卡在中央，没有精气神，舌质是红的，心情烦躁。针对这类患者用药时就要顺势把阳气释放出去，而具有疏散功效的和有香味的药都可以把阳气疏散出去。内热会伤五脏六腑，火邪会伤人。气有余便是火，阳气郁积则会化火。所以经常出现口腔溃疡、失眠多梦、心烦的人，都是内有火。要想清内火单用苦寒的药也有效，但会伤阳，这时候要用甘寒的药，带辛味的药，把热疏散出去，才会舒服。

橙子很香，是凉性的，有甘寒和辛味的特点，能疏散解郁。如果它没有辛味，只是甜的和凉的喝下去，肯定不舒服。

为什么冬天要吃辛香味的食物呢？因为冬天人体内一般都有郁热。用橙子榨汁时，要连皮带肉一起榨汁，保留了皮的芳香之气，行气动很强。橙子皮可作陈皮用，是理气的药，对体内的郁热有好处。例如肥儿膏，里面有薄荷、山药、扁豆、山楂、党参、白术。其中党参、茯苓、白术都是补脾的，山药健脾，薄荷疏散，山楂化瘀、引火下行。因为薄荷凉凉的，所以这个药喝下去非常舒服，小孩喝第一口，就想喝第二口，这样胃口就打开了。辛香的药物有挥发性，不能煮得太久，烧开几分钟就可以喝。现在的小孩子都很烦躁，因为他们阳气旺盛，如果吃鸡蛋，气机收敛，把阳气闭在里面，就会难受烦躁。小孩运动出汗，背部湿，如果没有及时换衣服，背部受寒，寒性收引，督脉被堵住，阳气郁滞在里面就会烦躁。

前面讲了牡丹皮，有辛味，可以去心中浮火；入血分，还能凉血。《重庆堂随笔》中记载，金银花清络中风火实热，可以把郁在里面的热清理出来。金银花走气分。左手走血分，右手走气分。左手属阴，右手属阳。左手主升，右手主降。所以左侧体阴而用阳，右侧体阳而用阴。左手脉对应心、肝、肾，心主血脉，肝藏血，所以左手主血。右手脉肺主气，脾生气，肾主气化，所以右手主气。左手体阴而用阳主升，右手体阳而用阴主降。金银花能清肺胃郁热。切脉时，右手寸关郁大，轻按偏紧，重按偏粗，阳气闭在里面，用金银花可以把它透发出来。切脉时手一搭上去，用什么药就知道了，左关、右关、左尺、右尺都对应什么药就很清晰了，有其脉用其药。

有一个 7 岁的小孩来看病，我的处方中有杜仲、桑寄生、川续断。这个孩子是因为咳嗽过来看病的。学生问我为什么用杜仲、川续断。因为从脉象来看他的双尺不足。孩子母亲后来复诊时才说他一直腰痛。虽然看病的时候，可能没有时间仔细问，但是切脉感觉出来该用什么药，就要用什么药。

还有一个患者，它的左手寸脉几乎摸不到，气弱得很。我说他有颈椎病。患者不信，说他的颈椎好得很。当天晚上就叫了"120"，说脖子疼得动不了了。

未有宇宙气生形，已有宇宙形寓气。

我们的肉体是靠气来滋养的。气的改变会导致肉体的改变。如果气改变了肉体还没有改变，那也是迟早的事。敏感的人可能通过头部感知空气细微的变化，如感觉头凉丝丝的，就是冷空气过来了，第二天可能就下大雪。中医认识疾病的角度是多元的，是综合各种因素分析的。所以痈肿疮毒，西医认为是感染，要用抗生素，把细菌或病毒杀死。中医则认为是局部气血郁滞化热，只要把制造痈肿疮毒的气散开，就会有变化。我们要想学好中医，其实很简单，并不复杂，也不难学，只要时刻记住把思维放在整体上，关注全局，不要只注重眼前的一点儿变化，慢慢就好办了。

❓ 学生问：那个小孩子腰痛，脉象上是怎么体现的呢？

老师答：小儿腰痛就会两尺脉弱，浮取不到，沉取细弱。肾是作强之官，肾精不足，则不耐劳，就会腰痛。能量不足，补起来就好了。

长期胃不好的人，肾一定不好。因为气从上面往下输送，即从上焦肺输送到肾。它在上面是阳气，到下面是阴水，中间要通过中焦，所以中焦必须通透才行。如果中焦不通，气降不下去，下面就会亏虚。就像下雨一样，无论下多大的雨，如果地面是硬的，像水泥地一样，那么地底下一定是干的，水渗不下去。只有疏松的土壤水才能渗到下面。所以把中医理论放到自然界中类比，会很容易理解。患者腰痛，肺气使劲往下降，降不下去。只要把中焦的气稍微疏通一下，腰痛就好了。

2. 连翘——像心脏，清心火，疗疮疾

连翘为木犀科植物连翘的果实，产于我国山西、河南、陕西等地，野生、家种均有。白露前采初熟果实，色尚青绿，称为青翘。寒露前采熟透果实则为黄翘。青翘采得后，即蒸熟晒干，筛取籽实作连翘心用。临床用药以青翘为佳，宜生用。

连翘苦微寒，形状像心脏一样，有辛香味，跟金银花一样能疏散郁热，并且辛凉之气较金银花更胜一筹。连翘既能走气分，又能走血分。因为形状像心脏一样，所以能把心脏的郁热疏散出去。"诸痛痒疮，皆属于心"，也就是说痛证、痒疮都要从心入手。为什么痛证要从心论治呢？心主血脉，大血管、小血管都与心脏相通。当心脏跳动乏力，心气不足时，血脉就瘀滞不通，不通则痛。比如丹参、桂枝、乳香、没药，这四味药就可以治疗很多痛证。张锡纯创制的活络效灵丹，其组成为丹参、当归、乳香、没药。桂枝温通作用强，止痛效果更好。活络效灵丹能治疗经络瘀滞，如肩周炎、上肢痛等。所以把丹参、归尾、乳香、没药这几味药用明白，就能治疗很多痛证。很多癌症患者痛得死去活来，也是因为不通，把不通解决好之后就不痛了。

连翘这味药能够散郁热。它走血分，所以对局部瘀滞，如长疮、疖等的效果很好。因为诸痛痒疮，皆属于心，所以疮也属于心。局部血脉瘀滞，就会化

热腐败。把气血疏通之后，郁热散了之后，疮就好了。

大家可能理解不了，生疮也要从心论治吗？有一个很好的佐证：乳香、没药，两味药各等份，研成粉末叫海浮散，是治疮圣药。疮要从心脏、血脉治疗，当血脉通畅之后，疮就好了。治疗疮疖，单纯的消毒是没有用的，就是好不了。丹毒，西医认为是感染，用青霉素治，常常会反复发作。中医按疮治，用乳香、没药研成粉末，用酒调成膏外敷，敷几次，瘀滞散开，血脉通畅就好了。

我曾经治过一例糖尿病足，患者的小趾都发黑了。他看了西医说不好治。我一看确实不好治，因为用手一摸，小趾很凉，局部没有血流通。因为这个患者是我很好的朋友，于是跟他说："我也不给你开药，送你一根艾条。你回去以后，用艾条灸，然后刮一下，把溃烂的地方都刮掉。"一段时间后，他的血脉通畅了，患病的地方用手触摸是热的，皮肤颜色也由黑转红了，伤口结痂就好了。艾灸能把局部温度升高，就会让血流加快，再刮一刮，把筋脉气血疏通好，就好得快了。

连翘清热解毒，消痈散结，有清香之味，能够散，治疮毒痈肿、瘰疬等证。因为连翘的外形像心脏，所以长于清心泻火，治疗热陷心包之高热、烦躁、神昏。热邪扰心的狂躁症患者，常表现为登高而歌、弃衣而走、疯狂怒骂、打人毁物，这时就要通大便，把他们的热通过大便清下去，如用栀子、连翘、灯心草。心藏神，肝藏魂，肺藏魄，脑藏元神。当心被热邪所犯时，神就不安稳，人就躁动不安，夜梦多。如果早晨起床后头脑静不下来，说明心火重，神不定，就要灭火。很多失眠患者不一定是阳不入阴，要看是什么情况。就像我是因为思虑过度，考虑的问题多。现在好多了，所以还是简单、单纯点些好。有一年，我心火旺，小手指火烧火燎的疼，于是找了一杯冰啤酒，在睡觉时把小手指放进去泡，就能好很多。后来我发现想多了不好，开始修道了，悟大道，找规律性东西。前面讲所有治湿疹的药物都能活血，这就是规律性的东西。道就是规律，当我们找到规律就可以去模仿道来演化万物。所以我现在都是找规律性东西，记起来也方便，用药就简单一些。如果是死记知识点，像这本中药书我是记不下来的。但是我在大学时"中药学"学得很好，甚至过了五六年，考执业药师时没怎么看书就直接考过了。说明我在大学学习的内容是很扎实的，当时花了很多心血背书。我现在教你们的是比我当时更简单的学习方法。我们老师从来没讲过连翘的外形像心脏一样，所以能清心火。

心火重用酸枣仁可以吗？不行，因为它含有大量油脂，遇火就着，就像火上浇油，所以酸枣仁不适合心火很重的人。那么酸枣仁适合哪种情况呢？酸枣仁的味道是酸的，酸入肝，所以当肝血不足、阴分不够时可以用。当心火亢盛时，不能用酸枣仁，会出问题。有些患者用酸枣仁的效果很好，有些人用酸枣仁却越用越亢奋，因此并不是所有人都适合用酸枣仁。

黄连阿胶汤，可用于心火亢盛。

《伤寒论》有四大类方，青龙、白虎、朱雀、玄武。其中青龙门就是大、小青龙汤，白虎门就是白虎汤，朱雀门就是黄连阿胶汤，玄武门就是真武汤。朱雀门南面对应心，所以黄连阿胶汤可以治疗心火亢盛，其中黄连去心火，鸡子黄引心火往下移。如果觉得黄连太苦，可以用灯心草。一两岁的小孩，如果晚上睡觉时哭闹、烦躁，舌尖很红，就用2～3克或3～5克灯心草熬水给他喝，心火一清，就好了。

临床上还有一个清热的方叫导赤散。赤对应火，对应心。导赤散中有生地黄、木通、甘草梢、竹叶。竹叶清心火除烦。木通利小便，能把心火引到下面去。生地黄能清热凉血。当心火亢盛时会导致血热。心脏内有三滴血，如果三滴血变少了，就麻烦了。心脏的血用生地黄来养，用竹叶、甘草梢、生甘草来清热，还能护中。莲子心、灯心草、栀子、淡竹叶、生地黄对心火亢盛都有好处。心脏属火，火是对应苦，所以吃的食物中苦的、凉的都可以清心火。黄连是苦的，就可以清心火；莲子心也是苦的，也可以清心火；苦瓜是苦的，它也能清心火。所以心火亢盛，夜梦多，吃点清炒苦瓜，也有好处。如果没有苦的东西，可以想办法变出苦味。当心火亢盛，睡不着的时候，可以把白糖放在锅里炒，炒化，炒焦，炒煳，然后加水煮一煮，煮到类似可乐的颜色，甜甜的略带苦味。中医认为，焦苦入心，甘能缓急。当心火亢盛，阴血不足，感觉烦躁时，喝一碗焦糖水就可以了，能睡得很好，这是我在狂躁的患者身上实践过的。白糖炒过是热的，喝的时候冰镇一下，效果非常好。

有一次我在餐馆吃饭，老板给我倒了一瓶大麦芽茶。大麦芽茶的麦能养心。麦为心之谷。麦芽茶炒后有一股苦味，焦苦入心，所以我就想它应该能促进睡眠。然后我就从网上采购了一批麦芽茶，先尝试自己喝，后来给失眠的患者喝。来看病的患者，我就送他几包茶，让他们睡前泡一杯，不要太热，不要喝太多，以免损伤脾胃。结果很多患者反映这个茶非常好，对睡眠很有帮助。

心藏神，肺藏魄。我们经常说人有魄力，那么这个魄力体现在哪里呢？魄力不是来自肌肉，而是来自肺。很多没有魄力的人，看起来畏畏缩缩的，他的肺气就不足。凡是做事畏畏缩缩、没有精气神的，他的右寸脉一定浮取不到。这时只要把他的右寸脉提起来就有魄力了，有冲劲了。很多人喝完酒之后，以前不敢说的话，现在都敢说了，声音也大了。肺主宣发和肃降，酒能帮助肺的宣发。肺气足之后，魄的能量就足了。当我们的魄得不到能量的滋养的时候，我们做事也没有魄力。

> ❓ 学生问：通过黄芪把肺气补上来，是不是也能增加魄力？

老师答：可以。

心藏神，肝藏魂。当肝火重的时候，晚上睡眠也不好，所以睡眠不好不仅仅是阳不入阴。前面讲过，栀子豉汤能治心烦。《神农本草经》上记载，连翘"主寒热，鼠瘘，瘰疬，痈肿，恶创，瘿瘤，结热，蛊毒"。主寒热，是指如果体内既有寒又有热，可以利用连翘散的性能把中间的结散开，让寒热对流。连翘对颈部淋巴结肿大、甲状腺肿有效。治疗颈部淋巴结肿大还可以用猫爪草，效果也非常好。我经常将连翘和猫爪草一起用，消除一些肿块，如肿瘤等。

连翘的特点就是清热解毒，能消肿散结；有辛香之味，可以疏散；形状像心，能散心脏的热，对神昏谵语、心包有热有效；心主血脉，所以对血脉瘀滞导致的疮痈肿痛有效。

3. 蒲公英——通三焦，三焦通达，百病不生

蒲公英的花是小黄花，和洋姜的花很相似，它的花冠大小大约是洋姜花冠的1/10。洋姜和蒲公英都是菊科植物。洋姜也叫菊芋，它的花像菊花，根像芋头。

蒲公英很有意思。大家或许都采过蒲公英，它的花是一茎独生，而茎是中空的。中空茎就像人体的中脉一样，能够通行上中下。

蒲公英的叶子一掐就会流白色的浆汁。我们前面讲无花果的时候提到过，白色的浆汁能疏通三焦水道。小蓟、大蓟、苦苣都有白色的浆汁。我们把蒲公英洗干净，用开水一焯，再用凉水清洗，捞出来切碎，放点盐、醋、香油、蒜凉拌，非常好吃。三焦通达，百病不生。基本上我们所有人的三焦都不太通畅，

而三焦不通的时候就是生病的时候。三焦是气的通道、水的通道、火的通道。蒲公英吃下去之后很多人感觉非常舒服，因为它能通三焦。三焦主水道，所以蒲公英对小便淋沥涩痛、湿热黄疸都有效。因为三焦通达之后，水道通畅，小便自然就顺畅了。大蓟、小蓟能清热利尿，凉血止血，治疗尿血有效。还有很多药材、食材都对通三焦很有效，大家要好好琢磨一下。我们家里吃的一个菜，叫莴苣，也叫青笋、莴笋。莴苣的叶子一掐有白色的浆汁，吃着苦苦的，能把体内三焦的郁热通开，也能治疗小便淋沥涩痛。如果看到亲戚朋友的小孩，小便黄，就让他吃点儿莴笋的叶子就好了。这是一个规律。

蒲公英能通三焦，因此使用的剂量不一样，作用点也不同。如果用药量小，如5～8克，就是走上焦，用于咽喉肿痛、头面部的疾病都可以。例如，普济消毒饮就可以治疗头面部的疾病；或者用蒲公英3～5克代茶饮，就可以治疗头部热证、痈肿疮毒。蒲公英用10～15克可以治疗中焦的疾病，如脾胃病、胆囊炎。只要是中焦瘀热导致的疾病，或者西医说的炎症都可以用。如果是下焦的疾病，比如前列腺炎、小便淋沥涩痛，蒲公英的剂量就要大一些，可以用20～30克。

刚生完小孩的妇人，如果得了急性乳腺炎，就用蒲公英煮水喝，效果非常好。《新修本草》中载："蒲公英……主妇人乳痈肿，水煮饮之及封之，立消。"其中"封之"就是指外敷。《本草备要》谓其"专治乳痈、疔毒，亦为通淋妙品"。只要是有白色浆汁的中药，都是通淋妙品，且治疗以热淋为主，还可用于湿淋。乳腺问题、乳汁不通畅都和三焦有关，所以蒲公英治疗乳腺疾病的效果很好，这是我反复检验过的。但需要注意，在乳腺疾病急性发作的时候蒲公英的用量要大。比如平时我们用蒲公英治疗上焦病的用量是3～5克，当乳腺红肿热痛、病势很猛的时候，就要大量用，可以用30～50克。我一般用50克，用干品，煮水代茶饮一天。这个药喝下去之后病情就控制住了，第二天不会加重，肿块也会慢慢消下去，大概两三天就好了，效果非常好。

蒲公英是阴性的，清热的，但是它能够通，阴中有阳。鹿角是阳性的，能直接疏通。治疗乳腺疾病的时候可以用蒲公英内服，也可以用鹿角粉冲服。把鹿角磨成细粉之后，用黄酒冲服，效果非常好，它能直接把乳腺的肿块给气化掉了。这两味药一个是把肿块清除，一个是把它气化，二者思路不同，但都可以解决问题。鹿角粉治疗乳腺疾病的效果，特别好，但一般你买不到好的鹿角，而蒲公英可以买到。

乳痈就是急性乳腺炎，这个病进展非常快，比如刚生完小孩乳腺管堵住了，到了晚上乳房就开始会红肿，如果不及时治疗，到第二天下午就可能要开刀了，所以要尽快治疗。

> ❓ 学生问：鹿角粉和蒲公英是不是要一起用啊？

老师答：单用也可以，有什么就用什么。两味药合在一起我还没有用过。

> ❓ 学生问：用冷的方法和热的方法都可以解决这个问题，是不是？

老师答：对。蒲公英是在春天采摘的，具有春天的生发之气，虽然是凉药，但其里面有一股生机，不是单纯的苦寒之药。有人说蒲公英喝了会败胃、伤脾，但它不是单纯的苦寒，还带点甘味，对通便效果很好。

蒲公英能清体内所有的热，从皮肤的疔肿疮毒到肌肉的痈肿，再到脏腑的痈（如胃溃疡）都有效，从表到里都有效。三焦不通的时候会产生很多郁热，而交通三焦就可以治疗身体内所有的郁热。如果从西医的角度讲，蒲公英就是广谱的抗生素。

蒲公英用好了之后还可以壮阳。很多人性功能差，左手寸脉不足，阳气升不上去，因为三焦堵住了。当把他体内的郁热清除之后，性功能就恢复了。蒲公英有很多神奇的效果，可能远远超出你的想象。三焦通达，百病不生，很多疾病都和三焦不通有关。所以我认为最好的茶就是蒲公英茶，我也一直想开发蒲公英茶作为保健饮品。

蒲公英在熬膏的时候，它的很多有效成分就挥发掉了。洋姜含有大量的低聚果糖，因此可以熬膏。同样的，萝卜也含有低聚果糖，大白菜也含有低聚果糖，它们都可以熬膏。

用好蒲公英，就能用它清从头到脚的郁热，只是要把握好剂量的问题。我们中医村种了好多苦苣，它的功效可以和蒲公英媲美。夏天时把苦苣做成凉拌菜吃，效果很好。

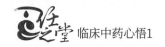

学生问：三焦不通，用蒲公英好，还是无花果好？

老师答：都好，有什么就用什么，信手拈来。

如果是三焦不通导致的尿血，就可以用小蓟和大蓟。大蓟一掐上去也会流那种白色的浆汁。大蓟扎手，用开水把它烫完之后，它的刺就软了，切了凉拌吃，根本不扎口，很好吃。而且大蓟能够清热凉血利尿，对三焦瘀热、膀胱炎都很好。

蒲公英的根是多年生的。虽然叶子枯了，但是它的根没有死，第二年春天还会再长，而且会越长越粗。蒲公英的根代茶饮也很好喝，挺香的，带一点苦味。

4. 紫花地丁——紫色花，寒性强

紫花地丁，能清热解毒。蒲公英利湿，紫花地丁偏于解毒。

紫花地丁能清热解毒，消散痈肿，用于疔疮、乳痈、肠痈、丹毒等热毒疮痈证。其鲜品可捣汁服，并以其渣敷患处。紫花地丁常与金银花、蒲公英、野菊花等配伍（如五味消毒饮），用于毒蛇咬伤。

《本草纲目》记载，紫花地丁主治"一切痈疽发背，疔肿瘰疬，无名肿毒恶疮"。紫花地丁是紫色的花，蒲公英是黄色的花，连翘也是黄色的花。紫色的花寒凉之性更强一些，黄色的花更平和一些。一般来说，喜欢穿紫色衣服的人，个性都比较特别。所以紫花地丁的解毒力量更强，但如果脾胃太寒的患者就要少用。

5. 大青叶——凉血解毒，不是解病毒

下面讲大青叶。中医村里就有大青叶。现在大青叶就和油菜的叶子一样，都是十字花科的。我们经常凉拌大青叶来吃，它吃着有苦苦的，麻麻的。所以这个菜生的时候，牛不吃，骡子也不吃。但是凉拌之后，把它的麻味去掉之后，就非常好吃了。

大青叶用于温热病热毒入于血分，见发斑、神昏、壮热、烦躁等症。本品具有较强的清热解毒、凉血消斑功效，用于血热毒盛，发为丹毒、口疮、咽喉肿痛等症。大青叶还有清热解毒、利咽消肿之功。古籍中有用大青叶鲜品捣汁饮服，治疗喉痹咽痛的记载。

　　临床上经常用板蓝根治疗病毒性感冒，但其实板蓝根的抗病毒效果并不理想。按阴阳属性划分，细菌属阳，病毒属阴。在病毒感染的时候要用阳性的药物，所以板蓝根这味药喝下去就没有办法对病毒起到很好的作用。像石菖蒲、藿香、佩兰这类温的、芳香的、散的药就可以起到很好的抗病毒作用。洋葱也有抗病毒的作用，它是温的、散的。感冒咳嗽厉害的，吃点生洋葱都可以止咳。

　　既然病毒是阴性的，那么我们身上很多病毒感染就可以用阳性的药来治疗。比如说扁平疣，用阳性的、发散的药就可以治疗。将艾草和蒜用白酒泡过后，捣烂外敷可以治疗扁平疣。带状疱疹也是一样的。带状疱疹也是病毒感染。有的医生看到带状疱疹处是红色的，就用龙胆泻肝汤，但是效果非常差。虽然书上写的带状疱疹是因为肝经湿热，但其实它的病性是属阴的，可以艾灸或者用酒精棉点燃后烧灼疱疹的表面治疗。所以阴阳要分清楚，类似的情况还有感染乙肝病毒。有些乙肝患者，用大青叶、板蓝根、龙胆治疗，这样是转不了阴的。我还见过用大量苦参的。有一个老大爷得了乙肝，听说苦参是抗病毒的，就吃了很多，结果不仅没治好乙肝，脸色还发青了。感染乙肝病毒会导致水寒土湿木郁，因此先要把命门之火补起来。然后解决水寒土湿木郁这个状态。所以治疗乙肝要用疏肝健脾的药，如小柴胡汤或柴胡桂枝干姜汤，再加上解毒的蛇床子、蜂房。蜂房是温性的药，能解毒；蛇床子也是温性的药，还能够杀虫。

　　学生问：用白酒泡脚可以吗？

　　老师答：老实说用白酒泡脚的思路是对的，比如可以用酒精泡中药治疗糖尿病足。糖尿病足就是局部血液循环不好，导致溃疡、感染，甚至组织坏死。其治疗可以用桃仁、红花、乳香、没药泡酒，泡一大缸，每次舀一勺出来泡脚。

　　刚才讲到泡脚，用桃树枝泡酒就行。桃树枝很好，可以辟邪气，散阴邪，通四肢，能宣通、疏通、活血、解毒、杀虫很多功效。桃树枝用酒精泡，然后泡脚，能改善很多问题。

　　学生问：糖尿病足是怎么回事？

　　老师答：糖尿病导致末梢血管病变，小血管堵住了，血液流不过去，没有正气，就长不好。糖尿病患者，经常吃降糖药可以把血糖指标控制得很好，但血液中的阴性物质却没有解决掉，最终的末梢神经病变还是会出现。西方有一项关于糖尿病并发症的统计显示，西医治疗糖尿病的方案并不能阻止糖尿病并发症的产生。它的实质只是一个安慰剂，让你认为自己的血糖正常，就很健康，但其实无法对血糖病的进展起到阻碍作用。这是一个真相，大家不要心寒，事实就是这样的，吃一辈子药只是安慰自己血糖控制得很正常，该出现的症状还是会出现。

？ 学生问：糖尿病就只能治标了吗？

老师答：得了糖尿病要动啊，一切在于运动，对不对？所有的外援都是标，力量来源于内在，求人不如求己，内在改变之后，任何药物都是治标。我们为什么要练功，要改变生活习惯？因为这些才能治本。我曾经用麻黄、小伸筋草、蛇床子制成药酒，晚上睡觉前用热水泡脚的时候倒入二三两，泡完很舒服。

给大家讲一个故事：有一个民间草医朋友告诉我，小伸筋草配蛇床子，可以解我们身上锁。什么叫锁呢？我们的关节是个能量库。肺主治节，与宇宙相通。所以怎么把关节这个锁打开？蛇床子、小伸筋草，二者各等份，磨成细粉，用布袋装起来，放在肚脐上，有什么好处呢？我们身体的带脉是一个环，从修行方面理解每个关节也是一个环，也可以理解成一条带脉。有些人带脉瘀滞时，上下就不通，这时用伸筋草的宣通力量就可以把它疏通。我试过用黄酒加小伸筋草粉、蛇床子粉，调成糊状，敷在肚脐上一天，很舒服，感觉身上所有的节都层层打开了。

我们身上的能量是很强大的，但被枷锁束缚住了。就好像你有神通，但神通被封住了一样，打开之后，就会很神奇。关节打开之后，我早上起床就感觉非常舒服。我想这个应该能治很多病，于是就把小伸筋草和蛇床子做成药丸，取名开节丸。有一个福建的朋友，他的师傅在深山里练武术，经常站桩，患有风湿，关节都很僵硬，就是用这个开节丸，一次8克，用水调服，就把筋脉都舒展开了。

打开带脉既有好处也有坏处，就像扎裤腰带一样，扎紧了喘不过气，扎松了裤子又容易掉。有些人带脉松弛，有些人带脉太紧。很多人有腹部肿块，这与带脉不太顺畅有关。后来我发现麻黄也能开节，因为它能宣通。身痛、腰痛、骨节疼痛、恶风、无汗而喘，都可以用麻黄。麻黄汤里用的就是麻黄、桂枝、甘草、杏仁。骨节疼痛必须用麻黄。骨节的问题，麻黄可以解决。我从麻黄汤可以开骨节联想到可以用麻黄、伸筋草、蛇床子制成药酒，治疗关节的问题。这个药酒可以外敷，可以熏洗，但不要太过，否则会影响睡眠。白天用，晚上不要用，会影响睡眠，因为当所有关节腔的能量都释放出来之后，人会感觉很亢奋，精气神很足。

❓ **学生问：关节打开了，寒气也容易进来呀？**

老师答：我们体内有很多能量，只是自己不会控制，不会用罢了。

❓ **学生问：姜膏达不到这个效果吧？**

老师答：姜膏补充热量，让局部发热，如果局部有寒，用姜膏是可以的。神经，按照中医的理解，其实就是神所游行的通道。我们头脑中的阳气要传播出去，与神经有关。头部的能量是个球，它通过神经系统辐射出去。如果神经被阻断了，或者压迫了，阳气就过不来了。你看有颈椎病神经受压迫的患者手就是凉的。有些偏瘫患者，手动不了，但气色是好的，白里透红，所以不是血过不来，而是神经的能量过不来，气过不来。头部的能量传出去需要一个通道，这个通道就是神经系统。所以我们针刺的时候会有酸麻胀痛的感觉，也就是得气。如果神经阻断了，就永远不会有酸麻胀痛的感觉了，比如高位截瘫的患者，针刺就得不到气。所以要把西医解剖学的神经系统结构和功能与中医针刺得气结合起来理解。

有一天我看见鬼针草，就在想鬼针草的种子是什么味道呢？于是我就把鬼针草的种子嚼了一下，发现很有味道。很多时候你不去尝试就永远不知道。所以想要弄懂一味药要看它的颜色，尝它的味道，看它的形状，摸它的棱角。这些都是象。中医理论其实很多都是思维方法，例如青、赤、黄、白、黑不同颜色，对应不同脏腑，还对应酸、苦、甘、辛、咸五味，这些都需要琢磨。中医教你很多方法，不是教你知识点。知识都是死的，也许是错的。我们要自己去

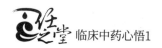
探索，通过颜色、形状、味道、开花的季节，看自然规律，这就是道。在将道所演化的过程摸清之后，慢慢地就能通过规律找到药了。

❓ 学生问：心藏神的"心"是指什么？

老师答：脑藏的是先天的元神，心藏的是后天的识神。一个是先天，一个是后天，所以我们心藏的识神的位置要放低。元神当家的时候，启动系统能量，身体好得快。我们一直用心，是让识神当家，把元神关起来，但其实元神是最聪明的，识神是后天学的。我们总认为学了一个麻黄能发汗解表，很厉害。其实错了，它只是一个知识点，不是道所演化的产物，而是阳性能量所经过的通道。所以我们要学会把头部的能量释放出去，感受变化，感受气，不要用心来想，要直接感受。一想就是让后天当家，就偏了。如果让元神当家，就算你没学过，但一喝下去你就知道麻黄的作用。天下万物都是能量，越是元神当家越简单，越是识神当家越复杂。

我小时候放过牛，发现牛吃草的时候可以自主分辨哪些草有毒，它就不吃，比如泽漆。我把泽漆跟其他草堆放一起，让它吃，它吃的时候就能把泽漆挑出来，即使是晚上看不清楚，它也不会吃错。因为牛靠天性当家，它不是有知识的积累才知道的。

所以很多时候，我们的潜意识就能知道哪里有危险，不能走，这都是高层意识决定的。

6. 垂盆草——保护肝脏，防止湿热

垂盆草清热解毒、利湿，能用于疮疡、毒蛇咬伤和水火烫伤，治疗湿热黄疸和小便不利，治疗急性黄疸型肝炎，对降低转氨酶也有良好的效果，也可用于口苦、胃纳不佳、小便黄赤。肝胆湿热或脾胃湿热导致的身体黄肿就用垂盆草熬水喝。这个药很安全，可以用到30克，单味药就有效。

7. 土茯苓——小腹部湿毒、热毒要药

土茯苓可以治疗梅毒。虽然现在患梅毒的人少了，但还是有的。土茯苓配伍金银花煎水服治疗梅毒的有效率可达98%以上。土茯苓和金刚藤长得很像，

金刚藤的藤上有很多刺，土茯苓没有刺。土茯苓能治疗生殖系统疾病，如阴部糜烂、尿痛、尿赤，效果好。土茯苓还能健脾胃、强筋骨。土茯苓含有大量淀粉。有的农村就用土茯苓酿酒，然后蒸馏就得到了土茯苓酒。广东一带用土茯苓煲汤，认为它能强筋骨，利关节，除风湿。这属于高级的汤，能除体内的湿毒。土茯苓山上多得很，感觉湿气重就可以弄点儿煲汤喝。土茯苓是植物的块根，而茯苓是菌类，二者没什么关系。宫颈癌等生殖系统疾病都可以用土茯苓搭配金刚藤、贯众治疗。阴茎头炎导致的阴茎红肿、糜烂、疼痛，可以用威灵仙配伍土茯苓煎汤外洗；如果有阴囊潮湿，就加用马勃粉。

8. 鱼腥草——清肺热佳品

鱼腥草有腥味，有肺热的人闻到这个腥味就感觉很舒服，如果是肺寒的人就会很恶心，因此可以通过是否喜欢闻鱼腥草的味道来判断是肺热还是肺寒。成都人经常吃火锅，因而容易上火，所以就喜欢吃鱼腥草来败火。鱼腥草清热解毒、消痈排脓、利尿，能清肺里热邪。鱼腥草的根是白色的，和白茅根相似，通体玲珑。白色入肺，所以鱼腥草走肺经。鱼腥草的根长在土地表层，像渔网一样，吸收水分的能力很强，因而在潮湿的地方繁殖得很快，所以它能利水渗湿。因为脓属于阴性物质，所以鱼腥草能排脓。鱼腥草注射液治疗热性咳喘比汤剂的见效快，如果用于寒性咳嗽后果就严重。如果不辨寒热就乱投注射液，容易造成医疗事故，如过敏、休克，甚至死亡。有一些西医不辨寒热就使用鱼腥草注射液，造成了很多医疗事故。如果要辨别是否可以用鱼腥草注射液，就先让患者吃一根鱼腥草看他是否喜欢这个味道。鱼腥草有辛味，能辛散，就能治痈肿，可以配伍蒲公英、银翘等，用于热毒疮疡。

鱼腥草还能清热除湿、利尿通淋。小便不利的患者要从肺入手治疗，因为肺为水之上源。

黄河之水天上来，地气上为云，山顶的水都是天上的云下来的。刚蒸馏出来的酒是热的，因为下面的蒸气是热的导致酒也变热了，所以肺有热的时候排的尿也是热的。当膀胱有寒的时候，就相当于热水从冷水管里流出来，冷热相遇就会导致输尿管收缩，所以会尿痛、尿不尽等症状。很多泌尿系统疾病都是由上热下寒导致的，即肺有热，膀胱有寒，其治疗就是清肺热，散膀胱的寒。

鱼腥草能清肺热，利水道，所以能通三焦，缓解小便涩痛。白茅根也能清肺热，它的根也是横着长在土地的表层。白茅根是清热凉血利尿。

如果肺里有热，咳吐黄痰，用鱼腥草；如果痰中带血，用白茅根；如果痰黄有腥臭味，就用鱼腥草；如果痰液没有异味，用全瓜蒌清肺热化痰也很好。

治疗泌尿系统感染，宜清肺热、散膀胱寒，用白茅根 30 克清肺热，小茴香 10 克散下焦寒，甘草 10 克调和药性；如果尿流很细，小便不利，就用石菖蒲开九窍。明白这个思路就知道怎么治肾炎了。呼吸道链球菌感染会导致肾炎，扁桃体肿大也可能发展为肾炎。呼吸道感染会导致肺热，肺为水之上源，所以三焦的水是热的，就会导致尿频、尿急，所以说大多数小便问题都与肺有关。

9. 射干——咽部气机调旋之药

射干可以治疗咽喉肿痛。例如射干麻黄汤就是治疗哮喘喉间痰鸣如水鸡声。咽喉问题用射干都有用。射干能清热解毒、化痰散结、利咽，其作用的定位点在咽喉，因此咽喉不舒服、咽喉肿痛、梅核气、扁桃体炎、鼻咽癌都可以用。

头部属阳，咽喉部是阴阳交汇之处，所以如果仅有颈部汗出，其他地方都不出汗，可能是阴阳交汇不利，是阴阳分界线出了问题，用调和阴阳的桂枝汤有效。人的阴阳之气要相互转化，因此为了保证各个系统的运行通畅，阴阳相互转化的衔接很重要，要互相渗透、相互协调。就像太极图上的阴阳弦，如果我们把阴阳弦琢磨透了就可以踏入阴阳两界，进入另外的维度。我们人体是无形空间和有形空间的转化，其中最重要就是阴阳弦。如果阴阳弦出现问题，阴阳就不能相互转化，导致阴阳分离。万物负阴而抱阳，冲气以为和，这个"和"就是指怎样把阴阳和起来。阴阳弦和冲气有很大的关系。人体手掌是阴，手背是阳，赤白肉际就是阴阳弦的通道。人体两侧的少阳胆经是个枢纽，非常重要，能够转化阴阳。

有一天我观察树叶，它的一个正面一个反面就是阴阳弦。后来我就寻找什么样的药材是像叶子一样的？最后我发现射干就是这样，它整个就是阴阳弦。射干是转换阴阳的一味大药。太极拳练到一定境界时，人手的赤白肉际处就会发红发热。去年春节我带患者在中医村采药，结果大家在吃射干嫩叶的时候中毒了，咽喉肿痛，不停地吐痰。开始吃金荞麦叶解毒没用，喝淡盐水和甘草水也没用。然后南京中医药大学的一个教授说喝鸡蛋清可能有用，后来试了也没用。然后又喝醋，也还是没用。用了大概十种方案，弄了两个多小时都没弄好，吃饭的时候感觉嗓子都堵住了。最后大家吃了牛黄解毒片就解毒了。

《神农本草经》中记载的药都很有特色。练功的人可以多吃带叶子的菜，对身体好，因为叶子能疏通三焦，疏通阴阳弦。射干的主要作用在咽喉这块，能化痰、消肿、散结。

10. 山豆根——消咽喉之肿

山豆根苦寒，归肺经，功效清热解毒、利咽喉、消肿止痛，是治疗咽喉肿痛的要药。山豆根的根是横着长的，在土里长得很表浅。很多咽喉肿痛的患者都伴有脾胃虚寒，因此多是上热下寒证。治疗咽喉肿痛的中药要记住射干和山豆根，而中成药就是白豆根片。咽喉肿痛要考虑前病后治，因为大部分咽喉肿痛都与颈椎有关。颈部受凉以后，督脉从后面升不上去。督脉有两条，一条从会阴起来以后，从前面腹部走；另一条从背后走。当后面的督脉不通，气就会从前面走，所以很多颈椎不好的患者常常伴有胃气上逆，而表现为恶心、呕吐、咽喉肿痛。要后面往上升就用葛根，前面往下降就用半夏。咽喉肿痛的患者很多都是因为颈部受寒，阳气郁在颈部升不上去，因此治疗就要从前后阳气着手。山豆根和马勃这两味都是苦寒的药，它们没有辛味，就没有发散的力量，所以只是单纯地疏通了督脉郁积的阳气，但颈部受寒的问题没有解决。

急性咽喉肿痛我可以一分钟内就止痛。方法就是把后面的督脉升上去，可以扎飞龙在天。虎口对应咽喉两侧，所以降前面的气就扎虎口这里对应的大通天彻地，扎完后让患者试着吞咽唾液。如果还不好，就在食指螺纹喉轮处再扎一针。因为喉轮是任脉和督脉之气相互交通的位置，扎上后疼痛很快就消失了。

针对感冒引起的急性咽喉肿痛，如果要喝中药就用威灵仙30克，青皮30克，白英30克，煎汤服，一入口咽喉肿痛、扁桃体肿大就消失了，效果非常好；或者用金银花2～3克代茶饮也可以。因为治上焦如羽，非轻不举，金

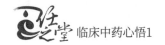

银花透发肺部郁热的效果也很好。

甲状腺的问题或者鼻咽癌等可以考虑用射干、马勃等苦寒、苦降的药，但在使用的时候一定要注意顾护脾胃。射干、山豆根都走右寸，因此右寸独大偏亢、偏实的时候可以用；如果左寸不足，就要配合荆芥、葛根把后面阳气升起来。使用苦寒药一定要注意保护脾胃，不然会产生很多副作用。

咽喉肿痛也可以用按摩手法治疗，如按揉天突穴，用手指揉一揉咽喉就舒服了。甲状腺结节的患者也可以按一按。如果胸腔的压力大，降不下去，气就会往上走，憋着难受，揉一揉天突穴就把气给降下来了。

11. 马勃——阴囊潮湿特效药

马勃属于菌类，能清肺利咽、解毒止血，用于肺热咳嗽、声音嘶哑、咽喉肿痛。我在利咽和止血方面用马勃用得很少。马勃能止血就有收敛作用。有个民间单方：马勃研末外敷，可以治疗阴囊潮湿。阴囊潮湿这个病看似简单，但不好治。农村称这个病为烧裆，就是稍微一干活，体内热重，阴囊下面就出汗，夏天就散发酸味，很不好闻。这个病在男性中的发病率很高。几年前我给一个大爷治这个病，就用健脾利湿的药。喝了之后有点效果，但是没有彻底治好。后来我参加道医会，有个道医说用马勃磨成细粉，像痱子粉一样外涂就可以治好这个病。马勃的外形就和阴囊类似，所以取类比象，用它治疗阴囊潮湿效果特别好。马勃能止血，津血同源，所以也能止汗。马勃还能清热，有收敛作用，所以对于皮肤湿疹也有效果。

12. 马齿苋——酸味药，功效奇

马齿苋在我国南北方都有，夏季采收，蒸熟以后晒干保存可以防止发霉，生用也可以。药材有酸寒和酸温，其中酸寒的药有乌梅，酸温的药有山楂。马齿苋酸寒，可以促进气往下收，用于治疗皮肤病。马齿苋生长在潮湿的环境中，所以它能够祛湿；还能够清热解毒，凡是肠道有湿热的都可以用。前面讲过，大便黏腻的患者用胡黄连、马齿苋就可以治疗。马齿苋能凉血止血，对于结肠癌便血的效果也不错。马齿苋能清热、利尿、止血，所以对于肾病尿血也有好处。如果你们遇到尿频、尿血的淋证可以考虑用马齿苋；如果肺火亢盛，用白茅根；如果心火亢盛，用小蓟、大蓟、马齿苋。马齿苋的含水量非常高，5千克马齿苋晒完可能不到0.5千克。它的生命力非常顽强，随便拿一截插在土里就活了，所以晒的时候要先在开水里焯一下再拿出来晒。用马齿苋泡脚、洗澡能治疗很多皮肤病，因为它能散邪消肿。

马齿苋还能通达三焦，三焦通达百病不生，所以经常吃马齿苋可以预防很多疾病，包括很多癌症患者也适合吃马齿苋。

酸味的药很少，但都很有特点。例如，乌梅丸能治疗很多怪病。乌梅膏能够腐蚀赘疣，治疗鸡眼涂几次就消了。白芍味酸，能治疗多种类型的腹痛。山楂是红色的，就像一个红太阳，像一个丹丸一样，它能把心火输送到丹田，有子宫肌瘤或者宫寒的患者适合经常吃山楂。乌梅、白芍都是把右寸能量往下敛，敛到左尺。乌梅、马齿苋、山茱萸都有很多特殊的作用。张锡纯特别推崇山茱萸，他认为暴脱亡阳的时候就用山茱萸来固脱。酸味药就相当于激素药，能够把浮在外面的阳气收到下面去，很厉害的。醋也能解决很多问题。晚上睡眠很浅的、梦多的，或者睡到半夜容易醒的，喝点醋就能解决问题。中药发酵后带有酸味，有的疗效就会大大提高。很多小孩都喜欢喝酸酸甜甜的酸奶，这些也都能促进气往下收。带状疱疹属于热性病，所以用清热凉血解毒的马齿苋，再加生薏苡仁、蛇床子一起煎汤外洗，效果很好。

小儿手足口病用马齿苋搭配生薏苡仁煎服效果也好得很。手足口病表现为小儿手心、掌心、口腔散发很多疱疹，又痒又痛，是一种病毒感染。这个病用马齿苋10克，生薏苡仁10克，熬水给小孩喝，用药一天症状就能减轻，用两三天就好了。这个水味道淡淡的，又不苦，非常平和。

马齿苋能清热凉血止血，能疏通三焦，治疗崩漏效果也好。很多女性三焦不通畅，热郁在下焦，月经来了血止不住。这时候单纯止血不行，还得把下面的热给清掉。如果单纯用凉血的药可能会导致血瘀在经络，而止血最怕留瘀。单纯用寒凉的药又可能导致寒邪郁闭，用温热的药可能又会加速出血，这时候用马齿苋凉血止血、通利三焦，治疗崩漏效果就很好了。一定要记住，当肺脉亢进的时候就是肺有热，因为肺朝百脉，所以百脉皆热，这时候用清热止血、通利三焦、收敛止血的药一定要谨慎，如果用药错误，就会留下后遗症。

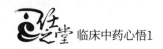

13. 白头翁——能够调理大肠、头脑

白头翁清热解毒凉血，主要作用于大肠，治疗湿热痢疾、下痢脓血、里急后重就用白头翁汤（由黄芩、黄柏、秦皮、白头翁四味药组成）。我的道家朋友常说："白头翁能够直接将大肠的清气升到头上去。"从《易经》的角度来说，大肠和头都属于乾卦，所以白头翁也能治疗头部的病。它对湿热痢疾可以起到解毒的作用，把下面的清气升到头上去，是治疗痢疾的要药。因为白头翁的产量比较少，所以价格比较贵。拳参和白头翁一样也能治疗湿热痢疾、下痢脓血、里急后重，它们都对结肠炎、结肠癌有治疗作用。溃疡性结肠炎患者有时候腹泻同时伴有心慌、气短、汗出。汗出过多会导致亡阳，严重腹泻会导致亡阴，所以不要小看拉肚子。最近有位女患者到十堰找我看病，她就是拉肚子拉到心慌气短了，右手寸脉很亢，双尺不足，已经津亏了，肠道的浊阴丢失太多了，虚阳外越，快要到阴阳离决的状态了。我给她扎针，扎了一针天一生水，将气收到下面去，转起来。第二天开始喝药，例如菟丝子、沙苑子、覆盆子这些填补肾精的药，再加点敛脾的药，先把阴精补起来，阴精补起来以后，腿就有劲了，这时候再调脾胃就能达到目的了。汗出过多可能导致严重的后果，因为汗为心之液，出汗过多就会导致心血虚。肾司二便，肾藏精，腹泻过多就会导致肾藏的精流失，最后可能会导致虚脱。此时不能单纯考虑收敛，还要兼顾补精，然后再用点健脾的药静养，就会慢慢恢复了。

14. 鸦胆子——外用腐蚀赘疣，内服清肠中热

鸦胆子最常用于腐蚀赘疣，可用于治疗鸡眼、寻常疣。取鸦胆子仁捣烂敷患处，或用鸦胆子油局部涂敷，皆能使赘疣脱落。

《医学衷中参西录》曰："鸦胆子……为凉血解毒之要药。善治热性赤痢，二便因热下血。最能清血分之热及肠中之热，防腐生肌，诚有奇效。"所以本品对治疗结肠癌也有效。古书中没有结肠癌的说法，但类似"肠中之热，气血腐败、肿块"的描述通常就是指结肠癌。大家可以查一下关于鸦胆子临床应用的相关报道，如"每次10～15粒治疟疾，或10～30粒治痢疾……""味极苦，不易入汤剂，可装胶囊或用桂圆肉包裹吞服……""已知本品对胃肠道及

肝肾均有损害，不易多用久服……"

这个药我现在很少用，虽然古书上将其描述得很神奇。其实腐蚀赘疣用乌梅的效果也很好，把乌梅泡发，切薄片，敷在鸡眼上，几次下来就消了。

15. 金荞麦——咳嗽伴有食积，用之效果佳

金荞麦苦、平，归肺、脾、胃经，能清热解毒、清肺化痰、健脾消食。金荞麦的根是苦的，茎是酸的。

金荞麦能清热解毒，所以可以消痈肿，用于肺痈咳痰浓稠腥臭及瘰疬疮疖。本品还能清肺化痰，治疗肺痈，可单用或与鱼腥草、金银花、苇茎等配伍。

金荞麦只能蒸服，不能煮着喝。我女儿每次感冒咳嗽就蒸金荞麦杆，再冲一包小柴胡颗粒。

金荞麦有清肺化痰、利咽喉之效，用于肺热咳嗽、咽喉肿痛。

金荞麦能促进脾胃运化功能，增进食欲，用于脾失健运所致的腹胀少食或疳积消瘦，可单用，或与瘦猪肉炖熟，吃肉喝汤，或与其他健脾消食药配伍。很多小儿咳嗽是因为有肺热，然后又有食积。金荞麦既可以清肺化痰，又能健脾消食，用之颇为适宜。还有一味药鸡矢藤，它是以健脾消食为主，又有清肺化痰之效。如果咳嗽严重还伴有食积，就用金荞麦。如果以食积为主，伴有咳嗽，就用鸡矢藤。现在的小孩，舌苔厚，肚子疼，经常不吃饭，脾虚，就煮鸡矢藤给他喝。

鸡矢藤是祛风湿的药，能健脾祛湿。所以脾被湿困，用鸡矢藤的效果很好。如果是脾阴虚腹胀，用鸡矢藤不仅没效果，还会有副作用。这时候用山药、白扁豆好一些。

金荞麦的繁殖能力很强。凡是生命力旺盛、繁殖力很强的药材或食物，进入人体之后都有很强的升发之气。

我每年夏天都会腹泻一次，伴有小便黄赤，因为水液都走大肠不走三焦了。通常我就用苍术代茶饮就好了。苍术会把水分向三焦转移，所以苍术喝下去大便就成形了，小便也不烫了。如果是前一天喝了一罐冰啤酒，晚上不舒服，拉肚子，第二天就泡15克苍术，喝了一会儿就不会腹泻了。苍术可以把肠道的水分向小便转移，转移之后自然就不泻了，小便也不黄了。大家以后遇到大便

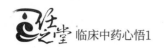

溏、小便黄的患者，就要明白这是因为水分没走三焦而直接走了肠道，这时用苍术或车前子都可以。

金荞麦是中空的，因此能通气道，通中脉。如果是咳腥臭黄痰，用金荞麦块茎的效果更好。金荞麦在农村通常是喂猪吃的，说明这个药很安全。其嫩苗可以炒着吃，涮着吃。如果吃火锅上火就用青菜煮水喝，所有的青菜都是凉性的，能清热解毒。即使什么也不放，就喝一碗青菜煮水，就可以通三焦，如果胃寒的可以加点姜。素食可以通三焦，天天大鱼大肉的就容易脸色发黑。

16. 大血藤——善走肠腑经络

大血藤又名红藤，能清热解毒，活血止痛，为治肠痈腹痛之要药。本品长于清热解毒，消痈止痛，常与清热凉血、解毒消痈的金银花、连翘、丹皮等配伍；又可配伍金银花、白芷、赤芍等，用于热毒痈肿。

任之堂有个小方叫肠六味，又叫通肠六药，有大血藤、鸡矢藤、火麻仁、猪甲、艾叶、苦参。艾叶是温性的，宣通十二经，苦参是凉性的，走三焦，二者一升一降。火麻仁润肠通便。猪甲可以走奇经八脉，治各种痔疮、肠道肿瘤。大血藤、鸡矢藤等藤类药能通肠，通经络，消痞块。好的大血藤切碎后能闻到桂花的香味。用大血藤泡酒，能活血散瘀、通经络，治跌打损伤，比三七效果还好。大血藤的切片有红色和白色，既能走气分，又能走血分，行气活血，很有个性。大血藤酒可以治风湿病关节疼痛、痛经。

17. 败酱草——能治小儿急性肠系膜淋巴结炎

现在很多小孩得急性肠系膜淋巴结炎，这与他们体内寒湿重，三焦不通有关。附子、薏苡仁、败酱草三药搭配可以治肠内痈，如伴有舌根白、小腹胀，加点小茴香。其中败酱草清热解毒，薏苡仁祛湿，附子升阳，寒热配伍可以起到很好的效果。这个方子看似简单，但是在临床上只要用就有效。急性肠系膜淋巴结炎如果去医院输液治疗可能一两个月都好不了，这时喝中药可能三剂就好了。

败酱草清热解毒，消痈排脓，本来就有祛瘀止痛的作用。败酱草和大血藤经常搭配应用，两者都可以清热解毒、活血止痛，败酱草还可以消痈排脓，大血藤又可以通经络。

治疗化脓性阑尾炎，可以用大血藤、败酱草，加鬼针草，只要没有穿孔，喝下去效果都不错。注意鬼针草要用到 30 克以上，不然药效不够。

18. 白花蛇舌草——利湿，通三焦，清热解毒

白花蛇舌草为茜草科一年生草本植物白花蛇舌草的全草，微苦、甘、寒，功效清热利湿、解毒消痈。很多能消痈的药都能用于治疗肿瘤，比如大血藤、败酱草。大血藤能治肠痈，败酱草能治热毒痈肿，所以它们都可以治疗结肠癌。

白花蛇舌草有较强的解毒消痈功效，用于痈肿疮毒、咽喉肿痛、蛇虫咬伤等症。复方中用其与其他清热解毒药配伍，如配伍大血藤、败酱草等，可治疗肠痈；如同金银花、连翘、菊花等配伍，可用于痈肿。白花蛇舌草治疗疮痈肿毒及毒蛇咬伤时均可外用，捣敷患处；配伍紫花地丁、半边莲等内服，可以解蛇毒。

白花蛇舌草能清热利湿，通利小便，可同半边莲、车前草、石韦等配伍用于热淋小便不利。肺为水之上源，肺与三焦相通，三焦与膀胱相通，能利小便、清热利湿就能通三焦，能通三焦就能消腹部肿块。

目前临床上有人将白花蛇舌草用于胃癌、食管癌、直肠癌等多种癌症的治疗，亦取其清热解毒作用，但疗效仍待进一步证实。这就表明瘀在胃、肠道的热毒，通过疏通三焦可以散开。脏器的表面是三焦，当脏器表面的循环畅通了，脏器里的郁热也就散开了。味浓走肠道多些，味淡走三焦多些，三焦通了，很多地方就通了。

我曾经治过一个患者，72 岁，脸发黄，身体乏力，去医院检查确诊胆管癌，手术时发现癌细胞已经扩散到肝脏表面了，没法彻底切除，所以就缝合了。患者手术之后想吃中药，于是找到我。他觉得自己的病目前国内很难治好，而老中医都有自己的套路，还不如找个年轻点的医生，可能误打误撞就治好了。当时是十几年前，我就试着给他治，于是就用了白花蛇舌草、半边莲这些药，并让他一周检查一次 B 超。吃了大概十个月的药，他的肿块一直没长大。肝脏的肿瘤细胞其实一直是倍速生长的，所以很多肝癌患者的生存期都不足三个月。

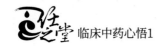

如果你吃药三个月癌肿没有长大就说明已经很成功了。后来医院给她做放疗，做了三次眼睛就不黄了，肝也舒服了；又接着做化疗，就开始腹泻，然后就去世了。这个病其实如果只做放疗，再调理调理说不定还能好一些。

> **❓ 学生问：** 癌症的病毒扩散和'新冠'的形式是不是一样的？

老师答：完全不一样。得了新冠你就该吃药吃药，该补肾补肾，该升阳升阳，靠自身的正气把阳气升上去之后产生抗体。很多时候阳气浮在上，心肾不交，阳气下不去，脚就凉。中医就是要把气机调畅，让自身产生抗体，提高免疫力，病毒自然就消除了。治疗新冠西医没有特效药，中医也没有，只不过中医调的不是病毒而是人。就像治疗感冒，中医不管是不是病毒性的感冒，只要是流清鼻涕就是阳气不足，灸八髎、大椎、印堂穴，升阳气，待阳气恢复，就不流清鼻涕了。不要管其他的，就是让正气恢复就好了。

19. 熊胆——苦降利器，可以抗癌

熊胆为脊柱动物熊科棕熊的干燥胆汁。棕熊胆主要产于我国东北、华北地区，陕西、四川、云南、青海、新疆、甘肃等省也有分布。

熊胆苦寒（极苦），清热解毒，止痉，明目，用于肝热炽盛，热极生风所致的惊风、癫痫、抽搐等证。肝胆互为表里，胆气降，肝气升，肝随脾升，胆随胃降。所以胆一降，上热就到下面去了。这个药很苦，很多时候热浮在上面降不下去，就用这味药，可以促进阳向阴转化。我一个东北的朋友，他用熊胆治疗各种癌症。例如治肺癌，就要让患者拉肚子。肺与大肠相表里，通过内服熊胆把大肠的热都泄出去，也就把肺里的热泄出去了，效果非常好。肝癌患者也可以用熊胆，吃完以后胆气下行，肝的郁热也就跟着往下走。

治疗疮痈肿痛及痔疮肿痛，可以用水调化熊胆粉涂于患部或加入少许冰片。此外，熊胆的清热解毒作用还可以用于热毒壅结之咽喉肿痛。熊胆我以前用得少，但现在治疗癌症患者，基本上乳腺癌、肝癌、肺癌都会用上。我通常用熊胆粉 50 克，灵芝孢子粉 30 克，装到胶囊中让患者服用。灵芝孢子粉对各种肿瘤也有效果。灵芝是从腐朽的木头上生长出来的菌类，即所谓枯木逢春。肝脏属木，灵芝可以促使肝的升发之气。香菇也属于枯木逢春，也有抗肿瘤、

升阳的作用。如果皮肤上长赘疣、扁平疣、丝状疣，都可以用升阳的药。所以经常吃香菇、木耳、灵芝对皮肤有好处，不会长东西。香菇柄，有浓郁的香味，切开烘干后可以直接入药。左关郁、肝硬化、肝癌的患者都可以用，能起到"枯木逢春"的效果。肝硬化、肝癌患者的肝脏表面就像用塑料袋包裹蚕豆一样，表面凹凸不平，所以想治好很难。但是肝脏有很强的代偿功能，只要有一半的肝细胞正常，肝功能就很容易恢复。

鸡蛋是阴性物质，如果没有精神或阳气不足要少吃，可以多吃点香菇升阳。

❓ 学生问：怎么理解鸡蛋是阴性物质？

老师答：鸡蛋是收敛的。你把蛋清抹在手背上，干了会发现它把皮肤收的很紧，就是收敛作用。有些身体很虚的人，一动就出虚汗，可以吃鸡蛋收敛一下。所以鸡蛋可以补虚，指的是脱证的虚，比如产后大出血的妇女可以吃，帮助收敛正气。鸭蛋比鸡蛋性味偏寒，它是晚上下的，皮是白的，也是收敛的。

讲到鸡蛋下面分享一个案例。我曾经治过一例重症肌无力，眼睛睁不开，中气不足。我让他把鸡蛋清抹在眼皮上，把眼皮拉起来，这就减少了能量的消耗。就像打胰岛素一样，能促使胰脏功能的恢复。眼皮睁开也能减少中焦之气对脾胃之气的消耗。五脏六腑之精下藏于肾，上开于目。眼睛就像锅炉的阀门一样，眼睛睁开下面命门的火就烧起来了，脑子清醒，思维敏捷；眼睛闭上，就往下收，气化作用减弱，收到肾，所以说闭目养神。闭着眼睛学习，就会反应减慢，意识昏沉，学不进去。盲人的眼睛不用，神就放到其他地方了。有些时候我们就是要少关注外面的事情，把神收回来，身体才会好。

熊胆很苦，辛开苦降，所以有些上热下寒重的病，就需要用到它。我有个患者咳嗽，干咳，右手脉降不下去，肚子里有肿块，浊气往上冲。我就给他开了 10 克熊胆粉，让他每次吃 1 克，吃完就好了。这种病有熊胆就用熊胆治，没熊胆就重用川牛膝 30～50 克，引气下行，再用麻杏石甘汤、桂枝汤加厚朴、杏仁之类的也可以，如果经常腰酸痛的就加熟地黄、肉桂气化一下。

鹿的督脉的能量向头部输送，如果能量有余，就产生了鹿角。鹿角刚长出来的时候是鹿茸，慢慢地越长越长，就长成了鹿角。长成鹿角之后前面的角会

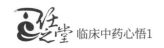

骨化脱落，第二年再长新的。在东北一带的山上，有野鹿，捡拾它们脱落下来的角，就像捡柴火一样，很容易就能捡一捆回来。

鹿角打成粉能消很多肿块，尤其是对阴性肿块消得更好更快。

20. 青黛——肝火犯肺咳嗽之妙药

青黛是菘蓝、马蓝、蓼蓝的叶子或茎加工而成的。青黛我们怎么用呢，第一，针对肝火犯肺的咳嗽，有个方子叫黛蛤散，其中"黛"就是青黛，"蛤"就是海蛤粉。海蛤粉是味药材，它是将海里的青蛤的壳磨成粉得到的。海蛤粉配青黛，治肝火犯肺的咳嗽效果很好。曾经有个肺结核的患者，一直咳血，止不住，找了很多医生都治不好。找我看的时候，我一摸脉，左尺摸不到，这是肾阴虚，右手上亢，脉偏弦，这是肝气太过。本来应该是金克木，他反过来了，变成木反侮金，肝火犯肺。古代经方黛蛤散，就是用海蛤粉30克，青黛10克，治疗肝火犯肺的咳嗽。我给他开了三剂药，他喝了两剂就好了，效果非常好。黛蛤散能清肝经上的热，因为它能清肝火，所以对肝火犯肺很有好处。第二，清热解毒，治疗痄腮肿痛及热毒痈疮。很多小孩子都得过痄腮，也就是腮腺炎，长在耳朵下方，局部红肿热痛。这个病就用青黛和凉开水调成糊状，敷上去，效果很好，敷完之后局部的皮肤发青，就像盖了印章似的。

讲到痄腮，这个病还有没有其他治法呢？其实还有很多的治法，要中药汤剂的话可以用柴胡剂。因为身体两侧属少阳，只要用柴胡很多方子都有效。我用的方子有小柴胡汤、大柴胡汤、柴胡桂枝汤，只要用柴胡把少阳郁热透发出来，这个病就好得快。比如治疗5岁的小孩，柴胡用15克，加上黄芩10克，再加上半夏、竹茹这些降胃气的药就可以了。只要把柴胡用上之后效果就好了，因为柴胡是关键，它走少阳。如果没有柴胡，药效就大打折扣了。

还有个方法是扎针，扎合谷穴，"面口合谷收"。阴阳九针有个思维叫象思维，当我们两手的拇指和食指分别相对时，就像一个"口"字，左手虎口对应左嘴角，右手虎口对应右嘴角。第一掌骨和第二掌骨交汇处就是合谷这个区域，找到痛点，扎上去就可以疏通同侧的面颊。比如第一掌骨和第二掌骨对应我们上颌、下颌交汇的地方，如果经常出现下颌关节炎，那么在第一、第二掌骨交汇处针刺就好了，针入痛消。如果是腮腺肿的，就在第一、第二掌骨附近找到压痛点，扎下去之后留针半小时左右。针刺一次腮腺就好一半了，第二天再扎一次就好了七八成了，第三次扎就好了，这是非常快的方法。

还有很多方法，比如仙人掌的肉捣烂外敷，也可以治腮腺炎。仙人掌能清热解毒、消肿散结。还可以用六神丸，捣碎用醋调敷，治疗腮腺炎效果也很好。但六神丸比较贵，用青黛比较便宜，仙人掌也很便宜，扎针很多患者也能接受。

这里我再插着讲一个临床经验。很多患者没有得腮腺炎，但两侧面颊长了很多青春痘，怎么办呢？一样的，柴胡剂能治腮腺炎，也能治青春痘。成人如果两侧面颊长痘很严重，柴胡量要大，一般用到四五十克，把热透发出来。柴胡是辛味药，有宣散作用，能把郁热透发出来。当柴胡量大的时候，通常能一剂见效。前几天我看了几个患者就是这种情况，在其他地方治了几年了，有的痘已经化脓了，就是两侧少阳的热郁在里面。我用了 50 克柴胡，再加上黄芩、半夏，主要是把他少阳的郁热用柴胡透发出来。

青黛因为它能凉血消肿，所以对痄腮有好处。因为凉血，所以它对热毒发斑、血热妄行之吐血、咳血、衄血等症有效。如果治疗血热妄行导致的吐血、咳血、衄血，单用一味青黛就可以了；也可配伍侧柏叶、白茅根等同用。但以我的经验，最好是用青黛配竹茹。青黛凉血止血，竹茹降逆，降冲脉。冲为血海，任主胞胎，用竹茹来打通冲脉，浮在上焦的热就往下行了，这时候再配上青黛清热就会取到很好的效果。但竹茹要重用，只用三五克不行，至少用到 20 克以上，甚至 50 克都行。无论吐血、咳血、衄血，只要是血从上窍流出，都可以用竹茹。我上次讲过一个医案，患者七窍流血，就是用竹茹、紫草，再加入青黛等治好的。

因为青黛能入肝经，清肝热，所以对肝火上亢导致的小儿惊风、发热痉挛等有好处。小孩子高热，有时候会突然抽搐，有时甚至 39℃ 就开始抽了。我女儿 3 岁左右的时候有一次发热，到 40℃，也没有抽搐，后来热退了，感觉她有些糊涂了。比如你问她一个问题，类似背诵之前会背的唐诗，她就只会笑，都不记得了，就像大脑被格式化了一样。发热的时候会消耗体内大量的阴液，肾水不足，则水不涵木。小儿肝常有余，脾常不足，水不涵木就会导致肝风内动。诸风掉眩，皆属于肝。风胜则动，就是指肢体的活动超过正常范围，比如手抖都是体内有风。湿胜则濡泄，就是说湿气重时大便会溏泄。燥胜则干，感受燥邪重的时候就导致体内阴液不足。风胜则动，当出现抽搐、抖动的时候我们就要想到体内有风。当小儿抽搐的时候，我们就要用清肝、凉肝的药物，同时还要加上补肾的药物。青黛凉血凉肝，因为肝藏血，所以凉血就能凉肝。凉血的药物有哪些呢？生地黄、牡丹皮都可以。只要血一凉，肝的热就能减轻，肝风抽搐就能缓解。

血证有血寒、血热，血寒的时候就要散寒，血热的时候就要凉血。所以下面阴液不足导致虚火上亢就用凉肝的药物，加上补肾水的药物，就能起到止痉的效果。注意，凉血的药用到血凉下来就不要再吃了，一直用就导致血寒了。就像春天的树苗遇上倒春寒，冷风一刮或冰冻一下，就冻死了。凉肝的药物会影响小儿的发育。肝主筋，太凉的药吃了会不长个，所以后期要调脾胃，培土生木，把土养起来木就好了。我们之前讲过，脾功能强了以后就会促进小肠外面的能量通过三焦向肝输送，通过培土就能促进血向肝脏走，而向肝脏走就有养血柔肝的效果。

顺便提一下帕金森病的治疗。我们治帕金森病用到了熟地黄补肾水，再用山药补脾阴，再加上平肝的药物钩藤，再配上天麻、山茱萸，补肝肾，把气收到肝肾里面去，配伍桑叶祛风止惊，配伍蜈蚣疏通经络，帕金森病就能好些了。

帕金森病的抖动和肾水不足有关，而长期肾水不足则脑髓不充，所以其前期治疗用培补脾土和平息肝风的药，后期要用补肾精的药把脑髓填充起来。

头针取额五针，配合腹针引气归原，把气收到关元。

有些患者的舌头一伸出来，就会抖动，非常快又非常轻微。这其实是感受了风邪，风胜则动。还有的患者，胃肠蠕动很快，超过了正常蠕动的频率，肚子咕噜作响，吃进去的东西还没吸收就排出来了，这种情况也和风有关。有个方子叫痛泻要方，里面用到了防风，它能祛风升阳。湿胜则濡泄，体内有湿就会大便稀溏，这时候就要祛湿升阳。祛湿的方法有很多，风能胜湿。比如向地上泼一些水，风一吹，空气流动加快，水的蒸发速度就会加快。那么如果大便稀溏，我们可以用风药，如防风、荆芥、川芎、独活，还有柴胡。它们能把下面的湿气向上提升，让水湿之气往上走，大便自然就干了，就像风一吹大地就干了一样。所以吃风药就可以治疗溏泄。

还有个方子叫荆防败毒散，是人参败毒散加上荆芥、防风组成的。这个方子就可以起到升阳气的作用，尤其是羌活和独活，升阳的效果非常好。如果你们家里人经常拉肚子，可以用补脾的药物加上升提的药物，如荆芥、防风、独活、羌活，就足够了。如果大便溏泄同时有热，就用葛根芩连汤或白头翁汤。

21. 穿心莲——很苦，不宜久服

穿心莲苦得很，它是苦寒之药，所以肠道湿热泄痢以热为主的都可以喝。因为这味药太苦了，不宜多服久服，以免损伤胃气。这味药我用得少，因为太苦了，很多患者接受不了。只有患者舌苔很黄，口苦，手心发烫，大便很黏，体内湿热的症状很明显的时候，我才稍微加点穿心莲给他喝。

22. 牛黄——苦降清心，除热安神

天然牛黄，为牛的胆囊结石；人工牛黄，是用牛胆汁或猪胆汁经过提取加工而成的。胆汁很苦，是苦凉的，入心、肝经。因为肝胆互为表里，胆是往下降的，肝是往上升的。肝属阴，体阴而用阳，主升；胆属阳，体阳而用阴，主降。所以肝胆互为表里，互为阴阳，一升一降，完成木系这部分"太极"的循环。

肝胆互为表里，那心和胆是什么关系呢？心和胆相别通。心每跳动一下，胆就蠕动一下，把胆汁排到消化道中去。

胆随胃降，胃在消化食物的时候会分泌大量的胃酸，胃酸把食物腐熟之后，必须要用胆汁来中和一下。胆汁和肠液都是碱性的，能中和胃酸。如果胆汁分泌不足，肠道就无法消化吸收，吃进去的东西一下全排出去了。所以胆囊不好的人容易拉肚子。

经过一夜的休息之后，胆囊就存满胆汁了，而胆属阳，在气化蒸腾作用下会变得很黏稠。因此早上起床后一定要吃早饭，如果胆汁得不到排泄就会黏在胆囊壁上，久之易引发胆囊炎。

胆气如果降不下去，那么心火也降不下去，就会导致很多病。那么牛黄、熊胆，还有猪胆都可以促进心火往下降。对于那些热入心包或痰蒙心窍导致的神昏，应用牛黄能清心化痰、开窍醒神，因为它能苦降。浊气降不下来就会扰乱心神，牛黄把这个浊气降下来，脑袋就清醒了。

在中医村举办的第二届草医节上，东北来的袁医生，他讲癌症用药时说：肺癌用熊胆，肝癌用熊胆，胃癌用熊胆，甲状腺癌用熊胆，各种癌症都用熊胆。大家觉得他讲得内容很虚，都买不到，讲了有什么用呢。其实熊胆的药效真的很好，比牛黄还强。

有次我女儿额头少阳胆经这块长了湿疹，一直好不了。因为我女儿平时就脾气大，胆胃不降。我治了三个月，想了很多招，比如用马齿苋洗，都好不了，消不下去。后来我弄了一点熊胆，放在杯子里用开水泡一下，然后给我女儿擦脸，第二天就好了。我们很多的皮肤病都和阳气收不回来有关系。阳气收不回来，通常与胃、胆有关，所以要以胆治胆。

有一个河北的老前辈，他就用麝香、乳香、没药来治疗各种癌症，效果很好，因为乳香、没药活血散瘀，麝香走窜所有经脉。吃了牛黄、熊胆后会腹泻，如果患者泻的腿上没劲，要减量并补脾；如果越泻感觉越轻松，就继续泻，大胆地泻，肿块就减轻了。

讲到肿块，我跟大家分享一个心得。人体以膈为界，膈以上为上焦，肺、咽喉、甲状腺、脑，都在阳的位置。肿瘤大多与火有关，与热毒有关。很多患者得了乳腺癌都脾气不好，因为火都浮在上面，而火又能煎熬阴液成痰。上焦膈以上的肿块都可以用清降的方法治疗，以降为主；膈以下，脾、胃、肝、胆这块，要健脾扶脾，调升降。下焦肠道这部分的肿块，以寒为主，比如肠道肿瘤、子宫癌这种情况就不能用熊胆、牛黄。子宫癌大多是有寒毒，寒导致局部气血瘀滞而化成毒。

上焦阳气浮于上，多热，以热病为主；下焦处阴位，以寒为主；中焦是阴阳转换的地方，寒热错杂。

无论是普通的疾病，还是重症，基本上都是这种格局。所以在上焦的病，比如乳腺癌，就尽量少用温热的药，否则热会加重。治疗子宫癌我们用什么药呢？用土茯苓、金刚藤、贯众杀虫败毒，再加上蛇床子，一边扶阳，一边解寒毒。贯众，能杀三虫——上尸虫，中尸虫，下尸虫。上尸虫司名利，中尸虫司口腹之欲，下尸虫司性欲。我们很多人体内都有这个虫，都被这个虫给控制住了。如果你想要主宰自己，就要把三虫清理干净。

讲一个小插曲。我们仰望天空的时候，能发现天上有很多星宿，有的地方就对应我们的头部。你们可以观察这个星象，当天气变化的时候，我们的头部都有感应。有一次我带着十几个患者从中医村下山，突然山边下起了雨，如果雨下过来我们都会变成落汤鸡。这时候我就把手覆在头顶上，说："雨啊，慢点下，别过来，等我们回到九针庄园再下。"然后雨就真的不下了，等我们到九针庄园之后，一阵风吹过来又下起雨来了。

我们每个人都是宇宙的唯一。我们人体就是个小宇宙，外面是个大宇宙。外面的大宇宙都是为你这个小宇宙服务的。所以说每个人都是主宰者，人生更多的时候是一个唤醒的过程，而不是修的问题。

《神农本草经》中记载，厚朴、贯众、蜈蚣、麝香，都能杀三虫。这里的三虫并不是指钩虫、蛔虫、蛲虫。所有杀虫的药都能治疗非常复杂的疾病。一位山东的教授通过观察长了树瘤的树木，发现这些长瘤的树木细胞里面有大量的虫子，是先生虫后长瘤。只要把里面的虫子杀死之后树瘤就消失了，植物就恢复健康了。那么，在人体的肿瘤细胞里面是否也有这样的虫子存在呢？答案是有。他们把患者肿瘤细胞里的虫子杀死后，很多患者都康复了。

厚朴可以杀肠道这块的下尸虫。贯众杀生殖系统这块的下尸虫，所以对于那些手淫过度的患者，要给他用杀下尸虫的药。麝香三虫都可以杀，所以很多肿瘤患者都适合用麝香。

有些中医就是用麝香、乳香、没药、牛黄，治疗乳腺癌等肿瘤。

23. 重楼——能消肿的寒性阳药

重楼也称七叶一枝花，不一定只有七片叶子，因为有的重楼有九片叶子，有的则是十一片叶子，以单数为主。我在太白山采的重楼十一、十三片叶子的都有。重楼的叶子越多，相应的下面的根就越大。

那么重楼可以治什么病呢？我有一个草医朋友，他到武当山采药的时候，不慎失足摔成重伤，被过路人送到医院。因为他家里穷，没钱住院治疗，就让人把他送回家，说自己知道怎么治。他回去之后，用接骨木加上猪脊骨煎服，以形补形，把腰椎骨折治好了。后来到养心山庄休养，临走时为了感谢我，送给我一个方子：重楼研细末，用米汤调和成糊服用，能消食管癌，尤其对于早期肿块效果很好，越早期效果越好。

重楼解毒消肿，能解虫蛇之毒。治疗虫蛇咬伤，我们可以用重楼、蜈蚣、薄荷泡酒服用。蚊虫叮咬会出现肿块，需要用清热解毒的药清里面的热，再用辛温的药把它散开。薄荷辛凉解表，白酒温散，重楼清热解毒消肿，配上蜈蚣这种攻的药，治疗虫蛇咬伤效果非常的好。

对于牙痛、牙龈肿痛的患者，我的一个草医朋友把重楼研成粉，用酒浸泡，然后用棉球蘸取，咬在牙痛部位，效果非常好。重楼能杀虫，杀牙虫，也能消肿。

《神农本草经》中记载，重楼"主惊痫，摇头弄舌，热气在腹中，癫疾，痈疮，阴蚀，下三虫，去蛇毒"。很多患者在癫疾发作的时候痰往上涌。重楼苦降，能把痰热降下去，痰热一降，癫疾就好了。

有些民间中医治疗小儿扁桃体肿大，常用小柴胡汤加重楼。重楼清热消肿，对咽喉肿痛有好处。

我的道家师父张至顺道长，他治疗癌症有个方子，就是用扣子七、重楼，加沉香、灵芝、鹿含草。鹿含草和鹿衔草不一样，鹿含草是太白山八卦顶附近的草。其实我觉得用扣子七、重楼、沉香、灵芝这四味药就可以了。这四味药各等份，研粉冲服，就能消很多肿块。扣子七能走所有的经脉，十二经都走，能把体内所有的郁热透发出来。扣子七和人参、三七一样，都是五加科植物。灵芝是在枯木上生长的一种菌类，所以灵芝、香菇，包括我们吃得很多菌类都有枯木逢春的效果。灵芝是在极浊的环境下生出的清气，因此对类似肿瘤这类浊气很多的情况能够化腐生新。所以古书上关于灵芝的说法很神奇，它确实很神奇。灵芝蒸熟以后就不会长虫，然后可以晒干泡酒。还有就是灵芝的结构，像喷泉一样，喷上去再向周围散开。它能把下面的气通过冲脉输送上去之后，向周围散发出去。它的味道是苦的，苦能降，所以灵芝把气升到上面后又能把上面的热降下去。所以体内有郁热的，如心烦、口苦、失眠，用灵芝都有好处。那些不干体力活的、思虑过度的人，体内都有郁热，都烦躁，吃灵芝效果很好。

肝不好的人可以吃灵芝，因为肝属木，灵芝能让枯木逢春，所以对肝病的效果非常好。

沉香可以调神，让我们的神清静下来。很多时候我们的神是乱的，气是乱的。当清静下来的时候气就不乱了。沉香本身可以行气，把气往下降，可以纳气归肾。很多患者呼吸很浅，就是因为气不归肾，这时候我们就可以用沉香把浮在上焦的先天之气往肾里收。沉香很香，芳香醒脾，所以它喝下去后会频繁排气，排浊气。沉香能把气往肾里收，又能把浊气排出去，还能醒脾把清气升上去。

很多疾病都可以用沉香治疗，例如胸闷可以用沉香，胃胀可以用沉香，肝郁可以用沉香，头昏也可以用沉香。品质好一点的沉香每千克要二十多万元。作为药物一般用的都是品质差一点的沉香，但是价格也要每千克几千元钱。

重楼往下降；扣子七往上升；沉香升中有降，降中有升；灵芝枯木逢春，这四味药能治疗很多肿瘤。把这四味药磨成粉，可以治疗脑瘤、肺癌，我都用过。但是好的沉香很难找，灵芝粉也不好弄，很费劲。现在市面上销售的有灵芝孢子粉，它和灵芝粉还不一样。如果灵芝粉实在打不出来也可以用灵芝孢子粉代替，只是药效差一些。

重楼苦降往下收，所以能息风定惊，对肝上有热、痈疮肿块、蛇虫咬伤都有效。重楼是在土里生长的，可以消肿块。凡是在土里生长的块茎都能消肿，如土豆能消肿，红薯能消肿，芋头也能消肿。

24. 拳参——腹泻、痢疾特效药

拳参，也叫红重楼，是腹泻、痢疾的特效药。为什么我知道呢？有个退役军人腹泻，找我看病，让我给他开红重楼，说他当兵那会儿腹泻一吃这个药就好了。

治疗腹泻用葛根芩连汤、白头翁汤。如果药太多你记不住，那么就记住一个拳参。现在容易买到了，只是因为它的功效没有被渲染，没有被商业运作。我们治疗心脏不好的患者，常用的方子有瓜蒌薤白白酒汤、瓜蒌薤白半夏汤。其中薤白振奋心阳，瓜蒌清痰热，半夏降气。心脏不好的患者，浊气降不下去，所以用半夏、瓜蒌降浊气，而金果榄一味药就可以起到降浊气的效果。食管炎、胃炎、肠炎、胆囊炎等消化道炎症都可以用金果榄。如果你有钱就吃熊胆，更有钱就吃牛黄，没钱就吃金果榄。

再来接着说说拳参，它用于湿热泻痢，下痢脓血，里急后重等。大家把这条记住就行了，其他的都是次要的。

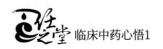

25. 半边莲——解毒利湿，通三焦，消癌肿

半边莲也是清热解毒、利水消肿的药，对于虫蛇咬伤也都有效。半边莲、半枝莲、白花蛇舌草、紫花地丁、蒲公英这五种药经常被用来治疗热毒、肿瘤，效果很好。广东的董草原就经常用半边莲和半枝莲来治肿瘤。

我认为，学中医其实没必要把所有的药材都记住，但一定要记住最好用的那几味药。比如说拳参，是治疗腹泻、痢疾、结肠癌特效药，一定要把这一条牢牢记住。但如果买不到拳参呢，你还要知道还有什么药可以代替。

26. 金果榄——极苦，降胆胃气之妙药

金果榄也叫地苦胆、青牛胆等，极苦，苦降。它是块疙瘩，很重，质地很致密。它非常苦，研成粉末，取一点冲服，能降胃气，治疗胃炎、胆囊炎。很多百姓都知道这个小方。熊胆平时一般不用，可能只有得了癌症时才用。一般胆胃不降时用金果榄就可以代替熊胆，效果很好。在西藏这种海拔比较高的地方人们经常缺氧，脑部就处于供血不足的状态，心脏也供血不足，左手寸脉不足，右手脉偏亢。前面提到的驻扎在高海拔地区部队里经常用到的中成药复方党参片，里面就有金果榄。

27. 山慈菇——消痈肿的平常之物，功效不平常

山慈菇清热解毒，消痈散结，用于痈疽发背、疔肿恶疮。本品内服外用都有清热解毒、消痈散结之效，常与雄黄、朱砂等解毒疗疮之品配伍，如紫金锭。凡是土里长的疙疙瘩瘩的植物，如半夏、山慈菇，都可以消肿。

《本草纲目》载山慈菇"主疔肿，攻毒破皮，解诸毒蛊毒，蛇虫狂犬伤"。《本草正义》言："山慈菇……能散坚消结，化痰解毒，其力颇峻，故诸家以为有小毒……且气味俱淡，以质为用，所以古来未入煎剂。近人不知古意，遂有用入煎方，以为消积攻坚之法，如瘰疬痞积之类，皆喜用之，而不能取效者，则以此物体质坚重，独颗无枝，只能直下，而不能旁行，其力虽峻，而无宣络通经之性，何能行于肤体脉络。且瘰疬结核，病在上部，而此物又专于下趋，更无气味蒸上，又属背道而驰，何能中病。"山慈菇外用效果好些，内服效果差些，独颗无枝，只能直下，不能旁行。

一边滋阴一边清热，效果会好一些。如果单纯用清虚热药效果会差一些。

我们来想象一下，虚热时人体是什么格局呢？此时人体阴性物质少了，水少了。

阴随阳升，阳随阴降。

当下面的水湿需要气化的时候，就要补充阳气，比如吃肉桂、附子、干姜等，用这些温性的药把它气化，阴就能随着阳上升，即阴随阳升。

阳随阴降，上焦的热要降下去，需要用阴性物质。当体内的阴性物质往下走的时候，热自然就往下走了。水往低处流，气往高处走。白云在头顶上飘，雨水往脚下流。阴性物质往下流的时候就把上面的热带到下面去了。这是阳升阴降的过程。

阴虚时，阴性物质少，从上向下流的水就少，所以在用清虚热药的时候，要把下面的阴养起来。

现在阴虚患者很多，但是发展到骨蒸潮热、手足心热的人比较少，处于过渡期的人非常多，比如舌苔有裂纹的、夜晚睡眠不好的，脉细的人非常多。我估计有 1/3 甚至一半的人都差不多是这个情况。

为何会阴液不足呢？阴液不足是结果，大多数人都是由睡觉不好导致的。动则生阳，静则生阴。人处在静心的状态下自然就能生阴了。

熟地黄治疗失眠的效果很好，但药量要重，可以用 50 克、60 克、80 克，甚至 100 克都可以，具体药根据阴虚的状况来决定。把阴补起来之后，阳就沉到下面去了。

1. 青蒿——抗疟之大将，凉血之妙品

青蒿为菊科一年生草本植物青蒿和黄花蒿的全草，功效退虚热、凉血、解暑、截疟。

青蒿能治疗疟疾大家都知道。获得诺贝尔生物学或医学奖的屠呦呦就是应用青蒿素治疗疟疾取得了突破性进展。

青蒿用于温热病后期，邪入阴分，夜热早凉，热退无汗之证；或温热病后期低热不退等证。青蒿有良好的清热凉血作用。清热凉血只是个概念，学医最怕只记概念。肝藏血，青蒿能凉血就能凉肝。如果左尺脉不足说明肾水不足，水不养肝，肝阴虚内热，这时就可以用青蒿了。它归肝经，能凉血，常与鳖甲、

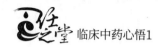

牡丹皮、生地黄等同用。

这味药是苦的、辛寒的。苦是降的，寒是降的，辛是发散的，所以青蒿既能把肝脏的郁热透发出来，又能将上面的阳气往回收。

青蒿还用于阴虚发热、骨蒸劳瘵、日晡潮热、手足心热等。它有显著的退虚热作用，常与秦艽、鳖甲、知母等同用。

日晡潮热，是指发热如潮汛而有定时，通常在下午 3 ～ 5 时发热或热势加重。如果只是自觉发热，体温没有升高，就可以用清虚热的药。如果体温确有升高，但是上午发热，下午不发热，就不是日晡潮热，而是食积、肠积。上午阳气往外散，下午就往回收，如果肠道瘀滞，正邪相争，就会出现高热，就要通过通肠来解决。

如果下面阴虚，阴不敛阳，就会出现阴虚发热，面色潮红，就要用滋阴清热的药。潮热有虚热和实热，要分别清楚。虚热的时候就要滋阴，加清热药。实热的时候就要通肠，用泻药，可以用大承气汤或小承气汤。

2. 地骨皮——能清骨髓之伏火

地骨皮为茄科落叶灌木植物枸杞的根皮。枸杞的果实叫枸杞子，根皮叫地骨皮，苗叫地骨苗。枸杞的嫩苗可以炒着吃。地骨皮凉血退蒸，清泄肺热。皮类走肺，因此地骨皮也可以清肺热。地骨皮用于阴虚血热、小儿疳积发热，以及骨蒸潮热、盗汗等。地骨皮善清虚热，常与知母、鳖甲等同用。地骨皮是地下的根皮，它可以把地下的水分输送到上面的枝叶上去，所以它能够引下部的水分上到皮肤，治疗阴虚皮肤发热，阳收不回去。

地骨皮能清泄肺热，热去则肺气清肃而咳喘自止。地骨皮用于肺热咳喘，常与桑白皮、甘草同用，如泻白散。

地骨皮还可清血热而止血，用于血热妄行引起的吐血、衄血等证，常与白茅根、侧柏叶等凉血止血药同用。

地骨皮泄热邪而止烦渴，常需与养阴生津药如熟地黄、天花粉等配伍；又能泻肾经浮火而止虚火牙痛。

有的患者一动就出汗，阵发烘热汗出，心情烦躁，舌尖红，两尺脉很细，沉取不到。肾阴虚，肾阳虚，肾精虚都存在，用什么药呢？女贞子和墨旱莲是必须要用的。女贞子和墨旱莲能够扶左尺。那么如果右尺阳气不足怎么办呢？

用淫羊藿补精。在前面三味药用好的同时再加地骨皮清虚热。地骨皮、女贞子、墨旱莲、淫羊藿，这几味药是必须用的。这样吃一周就能缓解很多。

更年期是很痛苦的。女性在七七之年，大概49岁左右，月经停了以后，地道不通，下面经血肾精不足就会导致虚热状态。虚热上浮就会很烦躁，有无名之火。这时就要将肝肾补起来，将虚火降下来。单纯补阴不行，要平补，不能大补，大补火就会上炎。还要补精，要把热收到下面去，达到阴阳平衡。

地骨皮甘寒，药性偏凉，所以外感风寒发热及脾虚便溏者不宜使用。

> ❓ 学生问：在辨证时，如果发现患者阳亢于上，下面的阴液不足，有没有可能既有更年期的症状，又有外感风寒发热的情况呢？比如更年期的女性，她可能潮热盗汗，同时又受了风寒。这时她既有外感的情况，又有更年期的情况。

老师答：这种阴虚导致的虚热上攻，外面又受了寒的情况，非常常见。有人三四十岁就会出现这种情况。

我有个患者，她每次感冒咳嗽必须经过我的治疗才能好。很奇怪，她说只有你的药喝了才好，别人的药喝了没效。这是为什么呢？因为她的脾气非常暴躁，左尺脉不足，几乎摸不到。她就处于更年期的状态，虚火上冲，如果外面又受了寒，就会变成后背寒里面热的状态。这时一定要将其体内的热降服，用药时可以用熟地黄、肉桂打底，用女贞子和墨旱莲再搭配一些温性的药物。肉桂可以补命门之火，辛味又能解表。地骨皮清肺经的热，所以这种情况下一般不用，而是用苏叶将热散开。因为用荆芥、苏叶这些辛温解表的药能将寒散开。而用地骨皮清肺经热，因为肺主皮毛，药是凉的，毛孔就会闭住，不利于发散。如果下面阴液不足，虚火浮在外面，一动就出虚汗。所以在养阴的同时，将肺经的热清出去，整个气是往内收的。如果是外感需要打开毛孔，二者正好相反。

桑叶或者苏叶都可以借助正气，将邪气排出去，都可以解表。但地骨皮不能解表。苏叶、桑叶、荆芥、麻黄都可以解表。无论是辛温解表药或辛凉解表药都可以解表。因为地骨皮没有辛味，不是辛的药，不能解表。它把肺热清掉之后，可以促进正气内陷，是往内收的感觉。如果切脉时没有外感症状，如浮

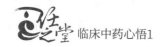

取脉偏空、偏浮大一点，沉取脉是空的，说明阳气浮在外面。这时皮肤外面发热，就可以用地骨皮把表面的热清一下，再往内敛一下。

3. 银柴胡——血液系统疾病常用药

银柴胡为石竹科多年生草本植物银柴胡的根。很多人学了很多年中医，但没有上过临床，就把柴胡和银柴胡记混了。银柴胡退虚热，清疳热，用于阴虚发热、劳热骨蒸、潮热盗汗等症。银柴胡长于退虚热，有类似于地骨皮的退虚热效果，多与青蒿、鳖甲、地骨皮等配伍，如清骨散；又为清肝热药，用于小儿疳积发热、腹大、消瘦、口渴、眼红等症。疳积分很多种，五脏皆有疳积，如心疳、肝疳、脾疳、肺疳、肾疳。消瘦、口渴、眼红等常见于肝疳；毛发脱落常见于肺疳，牙齿不好常见于肾疳。

湖北省的云梦县中医医院治疳积是比较好的。他们认为所有的疾病都是疳积，只不过是不同脏的疳积。他们在治疗时会捏一捏肚皮，拽一拽头发，看一看头发，再翻开眼皮看一看。腹部没有脂肪，说明脾虚得很，是脾积。头发发黄并且脱发严重，是肺气虚，即肺疳。他们就是通过这样的方式看病的。这家医院配有很多药粉，给不同的患儿吃。

《本草纲目拾遗》中说银柴胡"治虚劳肌热，骨蒸劳疟，热从髓出，小儿五疳羸热"。其中"骨蒸劳疟，热以髓出"值得我们深入探索。我曾用清骨散治疗过三例急性白血病，都取得了不错的效果。病重未必难治，病轻未必好治。这其中的关键是要弄清疾病的发展规律，以及体内气机所处的状态。

任之堂门诊部的酒店，每天晚上会免费给客人发放泡脚水。有一个老太太泡脚泡得很舒服，她觉得泡脚水很好，舍不得倒掉，待水凉了之后她又继续泡了 10 多分钟。老太太的腿患有轻微的风湿病，所以刚开始用桃枝水泡脚会觉得很舒服。但是水已经凉了，她还继续泡的时候就觉得不舒服了，因为凉气往上走。她一晚上都觉得不舒服，第二天早上起来就上吐下泻，还晕乎乎的。我切她的脉时，感觉脉沉迟无力，阳气不够。这时首先要把阳气扶起来。上吐下泻，说明中焦气机不畅。当把中焦的气调顺畅了，下面的气往上走，就不会腹泻了；上冲的气往下走，就不吐了。后来我就让她做气交灸。她做完气交灸之后中午继续喝药也没有吐。又过了一天早上起来她就已经好多了。老年人最怕吐和泻，因为他们本来中焦的功能就差一些。一吐虚阳上越，一泻阴精下流，阴阳离决，精气乃绝。这种情况稍有闪失就会出问题，所以一定要注意。注意调脾胃，调中轴。

4. 胡黄连——缓解大便黏滞的特效药

胡黄连苦、寒，退虚热，除疳热，清湿热。退虚热这一点与地骨皮一样。清湿热药用于湿热泻痢及痔疮肿痛，这一点非常重要。本品有类似黄连除湿热和解毒的功效，单用有效，亦可配伍相应的药物同用。

胡黄连清湿热的效果非常好，可以用于肠道湿热，大便黏腻。比如说大便很黏滞，到什么程度呢？像胶水一样，用水冲都冲不干净。这种情况就是体内湿热比较严重，每次用 1 克胡黄连粉就够了，喝两三次大便就通下去了。不要觉得肠道湿热好治，它非常不好治，很多肿瘤患者都有湿热的问题。当肠道不通的时候你吃的食物就不能吸收，食物残渣没有经过分解就会产生湿毒，这种情况持续几年就会得结肠癌。

胡黄连比较贵，1 千克要几百块钱，但如果是磨成粉用，一次吃 1 克也就不到 1 块钱。

大肠从《易经》上来讲属于乾卦，乾卦对应头，所以大肠和头是相通的。我经常开玩笑说脑满肠肥，肠子肥了脑袋就满了，当脑袋空虚的时候肠子里的精血也是亏的。所以只要我用脑过度，反应慢的时候，就去吃一顿肥肠，三五块肥肠下肚立刻脑子反应就快了。当用脑过度的时候，大肠里面的阴液会亏虚。你看我们的右寸浮取对应大肠，用脑过度会消耗大肠的能量，所以右寸是不足的。左寸浮取是小肠，左寸也对应后面，所以小肠寒的人后脑勺是凉的。

只要对肠道有好处的，对脑袋也有好处。为什么很多坚果能补脑？你看核桃补肾，核桃的油脂能润肠通便，所以有油脂的坚果都能通便，也能补脑。

大便黏用大黄也有效，但它不滋阴。大黄清热解毒，苦降，它没有升阳的作用。相比之下，胡黄连比大黄要好。但大黄也有效，如果用大黄就要加上补水的药物，如熟地黄。大黄喝下去会出现腹痛，因为肠道蠕动加快了。

胡黄连是让肠道外面的水往肠道里面走。车前子是让肠道里面的水往肠道外面走。大黄能加快肠道蠕动。厚朴宽肠，是让肠道放松的。芒硝也是让肠道外面的水往里收。如果肠道有干结的宿便，用芒硝把肠道外面的水分往里收，大便就不干。厚朴让肠道变宽，配上让肠道蠕动加快的大黄，最后再用降气的枳实推动一下。一个往下推动，一个把水分往肠道里收，一个加快蠕动，一个扩张肠道，大便就一鼓作气就下去了，就是这个原理。明白了原理，便秘就好治了。

其实我们只要把每个药的作用点、作用原理弄清楚之后，用药就像调兵遣将一样了，每个兵要怎么用就心中有数了。不然你只记死一个方，记不住功效原理，就会糊里糊涂。你把这个方子中的几味药拆开，就像小孩子拆积木一样，拆完之后再组合，就能组合出新东西出来了。

《张氏医通》中将其胡黄连与刺猬皮、麝香共制为丸，内服以疗痔疮。很多患者肠道湿热，大便排不出来，气就会郁滞在肛门处。刺猬皮可以消肿块。再加上麝香可以治疗痔疮。

板栗球上有很多刺，这种刺的锋芒之气有穿透性，所以用板栗刺直接熬水喝，可以消体内肿块，对于甲状腺结节、乳腺肿块都有一定效果。其他乳腺疾病，如乳腺癌，喝了之后效果也非常好。

胡黄连非常苦，可以清肠道湿热，用于小儿疳积。如小儿消化不良、腹胀、体瘦等可以用胡黄连，但是它确实太苦了，小儿通常喝不下去。所以在治疗这些病时，可以用四君子汤补脾。小儿疳积化热，会伤脾阴。鸡矢藤化积效果很好，但也损伤脾阴，用时就要再配伍山药护脾。因此，小儿脾虚肠积可以在四君子汤中加入山药、鸡矢藤等。

中医村有味药材化积食的功效比鸡矢藤还厉害，叫荨麻草。荨麻草也叫老虎麻，沾到皮肤就会痒，起疙瘩。为什么碰到老虎麻身上会起疙瘩呢？它的作用原理是什么？这个作用原理对我们有什么正向的作用？事情都有正面和反面，这是需要研究的。

老虎麻的根熬水喝治食积效果很好，还可以祛风湿。这是味非常厉害的药，大家回去要仔细研究。如果是得来全不费工夫的东西，人们往往不珍惜。

我会对不同的药物进行研究，比如说老虎麻就要研究如何攻克它的毒性。

渭南的孙曼之先生说很多癌症都与体内的湿热有关。肿瘤细胞要生长是需要阳气的，如果没有阳气，肿瘤细胞也不可能有那么强的生命力。就像冬季天寒地冻，有没有哪个植物长得很茂盛呢？哪怕是毒草，在冬天也不会长得很茂盛。有毒的植物需要阳气，所以肿瘤细胞也需要阳气。只是这个阳气不是正常的阳气而是异常的阳气，这种热是给肿瘤细胞提供生命力的。这种能量是正常的细胞不需要的，或者是正常细胞不适应的，但是癌症肿瘤细胞却可以适应。湿热重的患者会觉得浑身疲乏无力、瘫软。为什么会觉得浑身乏力、瘫软呢？因为身体内正常细胞处在缺氧的状态，而此时肿瘤细胞却生长旺盛。肿瘤细胞喜欢无氧的状态，越缺氧它长得越旺盛。所以在湿热状态下，在人很困乏的状态下，肿瘤细胞会长得更旺盛。所以孙曼之先生治疗很多肿瘤患者时都会用胡黄连清湿热。这是孙曼之先生的观点，大家可以参考。我们用清热解毒的药物会发现肿瘤确实缩小了，这说明清热解毒的药物对治疗肿瘤确实有帮助。

　　细胞外的组织液是很黏稠的胶体物质，不能自由流动，因此不会因重力作用流到身体的低垂部位。组织液循环不好时就会形成湿热、湿毒，细胞就没办法正常代谢。细胞的吐故纳新、升清、降浊、开阖就会出问题。因此这些细胞就会处在缺氧状态，而在缺氧状态中的肿瘤细胞就会变异，变异之后就会开始无限繁殖。改变体内的湿热状态，让细胞处在有氧状态，身体就能得到修复。细胞膜上有一种物质，可以促进癌细胞转化成正常细胞。改变细胞周围环境的状况，就需要清三焦湿热。清热解毒利尿药可以将细胞周围的热、湿毒清掉，促进癌细胞的转化。

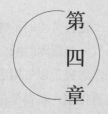

第四章

化湿药

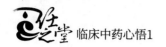

1. 藿香——舌苔浊垢者最捷之药

下面讲藿香，大家先看这段话，《本草正义》言："藿香芳香而不嫌其猛烈，温煦而不偏于燥热，能祛除阴霾湿邪，而助脾胃正气，为湿困脾阳，倦怠乏力，饮食不甘，舌苔浊垢者最捷之药。藿香虽不燥烈，然究是以气用事。"对于舌苔偏厚的、口中有浊气的、不想吃饭的，就用藿香化湿。藿香是化湿不是燥湿，苍术是燥湿。藿香是辛温的，微温。藿香的功效是化湿、解暑、止呕，用于湿阻中焦证。夏天的时候天气炎热，吃西瓜或者冷饮导致外有风寒，内有湿邪，湿阻中焦，就要用藿香行散、化湿浊。

藿香还能和中止呕，看似简单，其实不简单。有些患者湿困脾以后，土不生金，脾的能量没法向上输送，肺气就不足。有些肺癌的患者，不一定要用苦寒的药物，如果舌苔偏厚浊、纳食不馨、腹胀，这时候用健脾化湿的药把脾胃调好，培土生金，肺的能量就会被补养。有些肺癌患者先用苦寒的药清热毒，然后再补脾胃，让肺气恢复。脾不能生金，最大的困扰就是湿，因为脾喜燥恶湿。

藿香的气味走窜性强，一般人吃不惯，但是这个药效果很好。临床上有个方子叫七味白术散，就是四君子汤加上葛根、木香、藿香，用于脾虚泄泻。葛根升阳；藿香化湿行气，促使葛根的辛味往上升，可以起到升阳健脾止泻的作用。这个药对单纯的脾虚泄泻效果最好，如果是湿热泄泻就不适合了。

我们家小孩，七八个月大的时候她奶奶给她喝芝麻糊，喝完以后滑泻，一天泻了七八次。去医院查便常规显示没有炎症，医生给开了治疗腹泻的药，喝了两次就好了。我很诧异这个药的效果怎么这么好。它里面的主要成分就是七味白术散。脾虚腹泻、舌苔很厚的时候就喝七味白术散。切脉的时候如果患者两寸不足，需要升阳，就用七味白术散加荆芥、防风、羌活、独活。独活能把肠道的湿往上升；羌活能把背部打开，让阳升上去；荆芥、防风也能把下面的湿气升上去，所以七味白术散可以加这四味药。

2. 佩兰——芳香的化湿药，除口臭

佩兰是菊科植物佩兰的地上部分，能化湿解暑，用于湿阻中焦证。佩兰气味芳香，其化湿和中功效与藿香相似，治疗湿阻脾胃之证，常与藿香相须为用。以其能化湿，且性平而不温燥，脾经湿热，口中甜腻、多涎、口气腐臭者，亦

所适用。佩兰化湿解暑,用于外感暑湿或湿温初起,治疗暑湿证常与藿香、荷叶、青蒿等同用。

夏天最常见的不是中暑,冬天最常见的不是受寒。夏天最常见的是受寒受湿,因为贪凉易感风寒,就会受湿,患胃肠道疾病,真正中暑的很少。冬天冻伤的少,上火的多,因为冬季大家都知道加衣服,并且烤火、吃火锅,易形成内热。

我曾调研过市场上三黄片的销售情况,很多人认为是夏天的销量最大,调研后才知道是冬天销量大。如果是家庭备药,冬天常备三黄片,夏天常备藿香正气水。

3.苍术——促进五脏六腑之精气达于目

苍术晒干后在阴凉的地方会结霜,就像发霉了一样,不知道的人会以为它是坏掉了,其实这种霜苍术是最好的。苍术辛苦温,辛开苦降,祛风湿,芳香燥烈,有较强的燥湿健脾作用,对于湿阻中焦,运化失司而见的脘腹胀满、食欲不振、恶心呕吐、倦怠乏力、舌苔浊腻者,实为要药。它是一味非常好的药,如果夏天喝冰啤酒、吃冰西瓜导致腹泻,那么用一味苍术就可以代替藿香正气水。对于脾胃虚寒,肠道吸收功能差,大便不成形的患者,用苍术燥湿健脾,能把水湿从肠道里面散出去,向三焦转移,再通过三焦向肝转移,再由肝向心转移,最终奉心化赤而为血。苍术味辛香,所以能向外发散到体表。

苍术尚能明目,用于夜盲症及眼目昏涩,如角膜软化症,可单用,或与猪肝、羊肝蒸煮同食。苍术能把下焦的能量向外向上输送,输送到肝,输送到心,使五脏六腑之精气皆上注于目。它能把这些能量从肠道里面向肝转移,肝开窍于目,所以对于夜盲症及眼目昏涩有好处。我们在治疗肝血不足眼目昏涩的时候,还要加上补肾精的药,因为肝肾同源。有个治疗眼目干涩的专方叫驻景丸。

《神农本草经》但言“术”而未有苍、白之分,书中关于苍术的论述还提到其能“疗死肌”。所谓“死肌”就是指粗糙的那层死皮。苍术能把能量输送到体表,对肌肤形成雾露之溉。有很多患者皮肤干燥、有裂纹、挠痕发白,这是因为脾虚,水谷精微濡养不到体表。用苍术、白术两味药,都能健脾燥湿,区别是白术偏于健脾，苍术偏于燥湿还可以解表。苍术的油性成分含量比白术足一些，所以可以解表健脾燥湿。白术不能解表，因为它的力量只能到达肌肉层。治疗皮肤病就要用苍术，因为它可以走到皮表。夏天如果喝冰啤酒、吹空调，会导致感冒或胃肠受寒而腹泻，浑身不舒服，肌肉酸痛。要想把肠道中的湿气除掉，想把痘痘治好，就用解表的一味药——苍术。苍术能代替藿香正气水，因为它可以升清阳、解表燥湿，效果非常好。夏天只要感冒或腹泻，喝一些苍术水就能好，当天喝当天见效。苍术、白术、黄连就像大山一样，下面有层层的云，都有着很雄厚的力量。但是到体表的时候则以苍术的力量为主，白术的力量达不到表层。

白术炒了之后，药中的油分挥发更少，解表能力更弱，以芳香醒脾为主。如果小儿不想吃饭，就用这一味土炒白术磨成细粉以后拌点糖吃，可以醒脾开胃。白术土炒和砂炒不一样，你们可以比较看看。它只是表面有黄色，里面都是白色。现在门诊的药方，都很难见到炒得很好的白术。白术就这么炒一会儿是不行的，药劲会跟不上。

4. 厚朴——缓解肠道紧张

厚朴，苦燥辛散，温能驱寒，长于行气、燥湿、消积，为消除胀满之要药，凡湿阻、食积、气滞所致的脘腹胀满均适用。厚朴以治实胀为主，注意是实胀而不是虚胀。胸满用枳实，腹满用厚朴。胸满就是胸闷、胀满。有个方子叫瓜蒌半夏枳实汤，其中的枳实能下至高之气，可以把上焦心胸的气降到下面去。腹满就是腹胀，厚朴能行气，使腹部肌肉放松，促进排气，腹满就好了。

厚朴能下肺气，消痰涎，平咳喘，用于咳喘痰多。《伤寒论》记载："喘家作桂枝汤，加厚朴、杏子。"杏仁是降肺气的，如果厚朴能直接降肺气就不用加杏仁了。厚朴降腹部之气，腹部之气一降肺气就能往下降，因为肺与大肠相表里。杏仁和厚朴，一个作用于上，一个作用于下。厚朴是树皮，肺主皮毛，厚朴主要调节肺和大肠之气。

如果是胃的区域壅滞，用枳壳、桔梗、木香更好一些。因为腹部指肚脐周围，其上是脘部，厚朴、枳实就没那么好用了。

5. 砂仁——引中气下达于肾之专药

砂仁为姜科多年生草本植物阳春砂、海南砂、绿壳砂的成熟果实。砂仁用的是去皮后的仁。很多时候砂仁还没成熟就被采下来了，这种砂仁就很小。真正成熟的砂仁很饱满，圆圆的像个糖球一样。砂仁分为进口砂仁和本土种植砂仁，进口砂仁是梭形的或橄榄形的，本土砂仁就是圆球形的。进口砂仁属于伪品，一般不作药用。

砂仁能化湿、行气、温中、安胎。砂仁能够引气，因为果仁都往下走。但是它又是辛温的，能行气，故能引气入肾。"火神派"在用附子、干姜、肉桂的时候常常配伍砂仁，以助引气下行。

治疗如湿阻中焦，脾胃气滞之腹胀、不思饮食、呕吐腹泻等，都可以用砂仁。砂仁能行气和中，止呕安胎，用于妊娠恶阻之胎动不安；如治疗妊娠中虚气滞而致呕吐、胎动不安，可以用生姜、芦根。

砂仁壳为砂仁之果壳，性味功效与砂仁相似，但温性略简，化湿、行气之力较弱，适用于脾胃气滞之脘腹胀满、呕恶食少等。虽然其比砂仁药效轻，但也具备一定的药效。砂仁入药时通常要去壳用，但是药商卖药时砂仁一般与壳是一起卖的。

有些人气滞中焦，吸气困难，用砂仁、沉香纳气入肾；出气困难、大气下陷，就要把气往上提，用升麻、桔梗。比如哮喘，本应该提气，却把药用反了就容易出问题。所以要看患者到底是出气困难还是吸气困难。

6. 豆蔻——芳香之气，散浊气之闭塞

豆蔻用于湿阻中焦及脾胃气滞。豆蔻辛温芳香，能化湿、行气，用于湿阻气滞，脾胃不和。豆蔻和砂仁都可以化湿、行气、温中。砂仁还能安胎，把气往下引至肾；豆蔻还可以止呕。

临床上经常用三仁汤治疗湿温初起，症见胸闷、舌苔很厚、体温升高、脉很粗。湿阻气机，气郁在里面，就用三仁汤把气化开。三仁汤的核心是杏仁、豆蔻、薏苡仁。杏仁从上焦肺往下引，豆蔻是从中焦把郁热散开，薏苡仁从下焦把湿气利出去。所以服用三仁汤会使小便增加，湿温之气也随之散开。

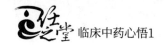

薏苡仁长在水塘边上，能化湿消肿，妊娠初期不可用。还有一味行水药槟榔，能下气行水，用好也可以解决很多问题。

豆蔻能行气、温中而止呕，还用于呕吐，以胃寒呕吐最为适宜，可单用为末服，或配藿香、半夏等。小儿胃寒吐乳，可配砂仁、甘草共研细末，常掺口中。

下面讲一下呕吐的治疗。呕吐不外乎几种情况：一是寒性呕吐，用生姜就可以。还有一种是呕吐物有异味。还有食入即吐，也就是胃中有热，用三黄汤清热苦降，注意禁忌与鸡蛋同服。还有饮食停滞，消化不良，吐完就舒服了。一寒一热一食积要分清楚。

很多小朋友体表受寒不久体内郁滞化热，要认真分辨，例如摸他们的手心、脚心和脐周，如果发烫就是郁滞化热，这时就不能再用热性的药了，需要解表清里。

豆蔻，其功全在芳香之气，一经火炒，便减功力。所以豆蔻不能炒，炒了以后，就没有用了。豆蔻入汤剂，当研细，乘沸点服尤妙。这味药要注意煎服方法，宜后下。砂仁不一样，它的气往下收，用小火焙焦香，气味没那么走窜，收的能量更强。道家用药有焦五仙，即焦山楂、焦麦芽、焦神曲、焦砂仁、焦陈皮。焦砂仁就是炒过的砂仁，收的能量更强。

燥湿药服用过多会伤阴；化湿药就平和一些；利水渗湿药能利小便，通利水道。茯苓利湿，能利小便；苍术燥湿就不能利小便。如果要让水从上往下走，用三仁汤利水。如果要让水从下面往上走，比如脚肿的患者要用辛温药物气化，如真武汤。

利
水
渗
湿
药

一、利水消肿药

1. 茯苓——味淡，通三焦

茯苓水煎味道很淡，微微甘甜。《黄帝内经》云："饮入于胃，游溢精气，上输于脾；脾气散精，上归于肺；通调水道，下输膀胱。水精四布，五经并行。"其中"饮入于胃"的"饮"是指很淡的液体，到胃之后又穿过胃到了外面，经过脾、三焦，上输到肺，经过宣发肃降，一升一降，向下就是通调水道，下输膀胱。所以茯苓进入胃之后首先可以把体内的水湿利出去。脾喜燥恶湿，胃喜润恶燥，所以茯苓可以健脾，但是会伤胃。茯苓把胃里的水湿利出去会伤胃。喝多了茯苓会感觉口干，胃里会不舒服。我曾经一次喝了200克茯苓，喝完以后头部发热、耳鸣、小便多，因为湿气利下去后阴性物质不足，阳气就相对亢盛。这种时候好好睡觉，把阴养起来就好了。因为茯苓能从胃到脾，再到三焦，到肺，通过肺输送到皮毛，再通过三焦输送到下面，通过膀胱排出去，所以治疗脂溢性脱发和皮肤湿疹就可以用茯苓，把体表的湿气利走。

茯苓能宁心安神，用于心悸、失眠，常与朱砂、酸枣仁、远志、肉桂等药同用。还有一味药叫茯神，也叫抱木神。这种茯苓是穿过松树的根生长的，在切片时它的横截面带有松根的部分。茯神有引阳入阴的功效。

我曾经治过一位长期失眠的患者，身材偏胖，偏胖的人通常痰湿过重，中焦阻滞，阳不入阴，阴分不足，就会睡眠不好。这位患者的脉是甲字脉，偏粗，而且思虑过重。当时诊所刚开，她还不太信任我。我就说："这个病我给你开3剂药，有效你再给钱，无效不收钱。"她说可以。当时我的方子里用了50克茯苓，每天按三餐喝药，第二天睡了两三个小时，第三天睡了三四个小时。把她治好后消息就传开了，有很多人来找我治病了。

茯苓还是治痰的主药。痰之本，水也，茯苓可以行水；痰之动，湿也，茯苓又可以利湿。所有利水药都有通三焦的效果，经常喝茯苓可以通三焦、健脾、助睡眠。

茯苓磨成粉可以治疗脂溢性脱发。皮肤湿疹可以用茯苓将水湿从三焦往下排出去。茯苓可以解决很多问题。

临床上常用的茯苓类药材有茯苓、白茯苓、赤茯苓、茯神、茯苓皮。赤茯苓表面是棕褐色的，把皮剥了，就得到了茯苓皮。因为它长在土里面，有相对的湿度才能生长，湿度过高就会腐烂，所以茯苓皮可以利湿。生姜皮、大腹皮、陈皮、桑白皮，很多皮类的药材都有利湿的作用。皮下面稍微带红色的部分是赤茯苓，赤茯苓里面白色的部分是白茯苓，再往里面松根的部分就是茯神。所以传统习惯认为白茯苓偏于健脾，赤茯苓偏于利湿，茯神偏于安神。

2. 猪苓——可以抗肿瘤的通利水道妙药

猪苓通利水道，利小便，与茯苓同功，单论补益作用不如茯苓。猪苓这个药也是寄生在桦树、枫树、柞树、柳树的腐朽的根上。猪苓很轻，比茯苓轻很多，所以我的理解是猪苓能使上焦的水湿往下走。猪苓的味道淡、质地轻，作用于上焦多一些。因为它没有茯苓补的力量，所以喝多了容易伤肾。临床上治疗肾结石用猪苓比较多，配上阿胶、枳壳。猪苓利尿，阿胶补肾阴，枳壳可以使输尿管放松。猪苓有很好的通利三焦作用。三焦通畅，对于很多肿瘤患者大有益处，因此猪苓有较好的抗肿瘤作用。

3. 泽泻——眩晕患者的福音

泽泻也是利水渗湿药，久服伤肾。临床上经常用泽泻汤，治疗眩晕。无饮不作眩，眩晕一定有水饮停犯，才会出现天旋地转。泽泻汤方中白术健脾升清，泽泻利水渗湿，二者升清降浊，把水利出去，把清阳升上去。

五苓散，由猪苓、茯苓、白术、泽泻、桂枝组成，它对体内的水湿代谢很有帮助。我曾经用五苓散加三棱、莪术，治疗过卵巢囊肿。最典型的患者，卵巢囊肿有 8 厘米大，西医建议手术治疗，但有复发的可能，所以她就选择了保守治疗。我按照上述用药思路给她治疗，大概一周就缩小了。

4. 薏苡仁——除湿，能消肿块

薏苡仁是禾本科多年生草本植物薏苡的成熟种仁。薏苡仁很安全，可以当食物吃的，平时煮粥的时候可以放一些。它能够利水渗湿、健脾、除痹、清热排脓，用于风湿痹痛、筋脉挛急。如麻黄杏仁薏仁甘草汤，治风湿病患者一身尽痛，发热日晡所剧者。上午阳气往上升，下午往下收，所以如果下午阳气往下收的时候，湿气停留在筋膜和肌肉层，体内的压力会增大，疼痛会加重。所以用麻黄把阳气升上去，用薏苡仁把湿气利出去。

临床上麻杏苡甘汤可以治很多病，如湿重的病就加白术健脾燥湿。薏苡仁虽然有健脾的功效但不显著，加白术能够帮助健脾同时还能燥湿。麻杏苡甘汤还可以治疗扁平疣。扁平疣是阴性物质，麻黄可以把阴性物质散开，再加入木贼草和香附，则效果很好。

薏苡仁对关节肿痛、风湿热证的效果好一些。遇到患者关节肿大、发红、发热，简单方法就是熬薏苡仁水喝，可以祛湿、健脾、清热。

小便多，固摄不住，会伤肾。人体内的气化过程会消耗阴分。比如健脾药有个很具有代表性的方子参苓白术散，里面的核心药有山药、薏苡仁、莲子。山药可以补脾阴，薏苡仁能除湿，莲子可以健脾收敛。山药补得太过，就壅滞，导致湿气增加。薏苡仁能把湿气排出去，防止湿气太过。然后再用莲子泄热来抑制薏苡仁的副作用。有个简单的健脾祛湿的保健方，就是用山药、芡实、薏苡仁煮粥。山药补肺脾，芡实补脾肾收敛，薏苡仁除湿。莲子和芡实都有收敛作用，可以防止薏苡仁使精华物质流失。这就是互相克制。

薏苡仁能清热排脓，治疗内痈，用于肺痈、肠痈。治肺痈咳吐浓痰，可与苇茎、冬瓜仁、桃仁配伍，即苇茎汤；治肠痈，可与败酱草、牡丹皮、桃仁等配伍。附子、薏苡仁、败酱草配伍可以治疗肠系膜淋巴结肿大。本品力缓，用量需大，宜久服。健脾炒用，其余生用。除入汤剂、丸散外，亦可作羹或粳米煮粥、饭食用，为食疗佳品。薏苡仁要炒1个小时左右，炒好后非常香，芳香醒脾，煮粥喝补脾健脾效果很好。

二、利尿通淋药

1. 车前子——利肝经水湿

车前子能利水通淋，止泻，清肝明目，清肺化痰，用于小便不利、水肿、淋证。车前子甘寒滑利，利水并能清热，为治疗水肿、淋证所常用。小剂量用，可利小便，实大便，止泻；大剂量用，可润肠通便。本品能清肝明目，若肝热目赤肿痛，可与菊花、龙胆、黄芩等清肝药配伍，如龙胆泻肝汤；若肝肾阴虚，可配伍养阴的药如生地黄、麦冬、枸杞子等。车前子具有清肺化痰的作用，常与清肺化痰止咳药同用治疗肺热咳嗽痰多。凡是利水的药都可以化痰，例如茯苓、猪苓、车前子都可以。

《神农本草经》云车前子"主气癃，止痛，利水道小便，除湿痹"。车前子和车前草功能相似，体内有郁热，如口腔溃疡，用车前草利小便。

戴眼镜的人都知道从冷的地方到暖和的地方眼镜会起雾，就是水湿。有些人的眼睛昏花就是因为有水气，用车前子利水除湿就能达到明目的效果。

湿邪有趋下、重浊、黏滞、阻碍气机的特点。利湿药，是通过利小便祛湿；燥湿药，是促进阴向阳转化。切脉时右手关尺偏粗，下焦湿气重，要健脾祛湿，芳香化湿；左侧的关尺偏粗是左侧湿气重，肝胆湿热。左侧归血分，右侧归气分。

2. 滑石——利五脏之燥结

滑石一般用粉碎机粉碎后，筛成滑石粉使用。古法用水飞法，称飞滑石。滑石有利水通淋、清解暑热的作用。

滑石性寒而滑，寒能清热，滑能利窍，故可清膀胱热结、通利水道，是治疗湿热淋证的常用药。滑石有顺滑、使气机通畅的作用。

滑石既能利湿，又能清解暑热，为治疗暑湿证所常用。滑石配甘草，即六一散，可治疗上述病症，并可随症配伍其他清暑化湿的药物。

因为本品可以利水通淋，所以对女子乳难有一定的通乳作用。

滑石对结石也有帮助，遇到肾结石的患者就用猪苓汤加滑石。便秘也可以用滑石，它有一定的润肠功效，还可以解五脏六腑之燥结，让脏腑更顺畅。

3. 木通——导心火于小便

木通有利水通淋、泄热、通乳的功效。木通归心、小肠、膀胱经，用于膀胱湿热，小便短赤、淋沥涩痛；或心火上炎，口舌生疮、心烦尿赤。木通能利水通淋，导热下行。如导赤散，可以泻心火，清利湿热。木通走左寸，主升。

小便短赤有几种可能：一是肺热。肺为水之上源，三焦主水道，所以当肺有热的时候会使三焦也有热，导致小便短赤。二是心热。心火下移小肠也会导致小便短赤。三是肝热也会导致小便短赤。因此，同是下焦膀胱湿热所致的小便短赤，有的是心火导致的，有的是肺热导致的，有的是肝火导致的。木通对于心火导致的小便短赤效果好一些，对肺火导致的小便短赤效果就差一些。肺热导致的小便短赤用桑白皮、白茅根的效果好些，而对于肝胆湿热导致的小便短赤用龙胆、车前子的效果较好。

木通还有通乳之效，用于产后乳汁不足，可与王不留行、穿山甲等同用；或与猪蹄一同煮食。乳汁不通分虚实两类。实证就是指患者形体肥胖，有能量，有乳汁，只是通道没有打开，此时可以用木通、王不留行把通道打开就可以了。如果是气血不足导致的虚证，单纯用药是没有用的，可以煮食猪蹄，补气血的同时又有通乳之效。

猪蹄分为前蹄和后蹄。猪更多是用前蹄刨地，所以能量更强，食用的时候尽量选择前蹄。猪身上有一个部位叫猪活骨，也就是猪下巴，是猪身上最灵活的部位。对于关节僵硬的患者，用猪活骨做药引，效果很好。曾有一位风湿性关节炎的患者，关节肿大，不能弯曲。我买了几十个猪活骨，每天一个熬汤给他喝。有天晚上睡觉时，他听到关节咔嚓一声，第二天起来就可以活动了。还有猪尾巴，猪的尾巴是不断摇动的。猪的百会穴在尾巴根部正下方，所以猪的尾巴有补肾、通督脉的作用。猪蹄甲炮制后很香，能走奇经八脉，可以止血和治疗消化道肿瘤。猪心可以以心养心，同气相求，与酸枣仁同炖可以治疗失眠。如果有血管狭窄，不通畅，可以用三七粉炖猪心服用，能增强心脏收缩能量，促进血液循环。猪肚是补脾胃的一味良药，可以治疗胃胀、食欲不振。猪的脂肪，即猪油，可以润肺止咳，还可以外涂治疗皮肤皲裂。家里老人如果冬天的时候皮肤皲裂，就抹猪油，然后用保鲜膜包住，几天就好了。猪的皮肤，即猪皮，服用后可以增加皮肤弹性，有美容的功效。猪鞭可以营养坐骨神经，有腰椎间盘突出症、坐骨神经痛的患者可以服用。服用猪脊骨对腰痛、腰肌劳损有很好的作用。骨折患者，病后调养就可以用猪脊骨加接骨木炖服。

木通有关木通和川木通之分。关木通会导致急性肾功能衰竭，所以目前临床一般用川木通。

4. 通草——无味极淡，行气利水

通草是五加科植物通脱木的茎髓，能清热利水通乳，用于小便不利。通草味淡，能渗湿利水。这味药有个特点，就是在煎煮的时候，一揭开锅盖就会迅速收缩，但是盖上锅盖后，它又会舒张开。基于它的这个伸缩性，可以推断出通草对经脉和水道有疏通作用，这就是象思维。因为它可以利水，所以体内的痰湿也可以利出去。它的味道很淡，很适合小孩子喝。如果小儿小便不利、短赤，要清里热，都可以熬通草水喝，比较容易接受。

通草与木通功效相似，也用于产后乳汁不足，但是它较木通安全，所以临床一般用通草较多。

通草质轻，所以有些药贩会在通草里加玄明粉、芒硝，加重它的重量。这样的药材熬出来的药汁是咸的、涩的，效果也有，但因为里面含有硫酸镁、硫酸钠，会导致腹泻，甚至会中毒。现在这种情况比较少了，但也有。真正的通草是质量很轻且味淡的。

《本草纲目》载："通草色白而气寒，味淡而体轻，故入太阴肺经，引热下降而利小便；入阳明胃经，通气上达而下乳汁。"

今之木通，古书称通草；今之通草，古书称通脱木。当知其别，不可混淆。

5. 金钱草——除肝胆之湿热

金钱草利水通淋，除湿退黄，解毒消肿，临床上用得最多的功效就是排石。金钱草可单独大剂量煎汤代茶饮，对胆结石、肾结石都有效，但容易伤肾，所以肾精不足的患者可以用三金排石汤（金钱草、鸡内金、郁金、菟丝子）。郁金可以利胆，鸡内金可以化结石，菟丝子可以补肾，促进结石排出。

金钱草也可以用于肝胆结石，一般用量是 50～60 克。因为它可以利湿通淋，所以对肝胆湿热导致的小便短赤、头皮出油，都有作用。这里的头皮出油与肝火有关，木热则流脂。我曾多次观察中医村山上的杉树，每年到了夏天，太阳一晒，气温升高就会流树脂。

我曾治疗过一位温州的患者，他的头发一天洗两次还是很油，治了一段时间效果也不好。后来他因为胆结石自己熬金钱草喝，一次 50 克，喝了 3 天，然后发现头皮不油了。这都是患者试出来的方法。

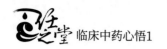
金钱草还用于恶疮肿毒、毒蛇咬伤。

6. 石韦——从肺走到膀胱

石韦利水通淋、止咳，用于热淋、石淋、血淋及水肿等。石韦能利水通淋，为治疗湿热淋证、石淋常用药。因其又能止血，故血淋用之，颇为适宜，可与蒲黄同用。

石韦能清肺化痰止咳，用于肺热咳嗽气喘。如石韦散治咳嗽，即用石韦、槟榔等分为末，姜汤送服。石韦苦、甘，微寒，能清热和中；槟榔下气。二者配伍能把肺部的热清掉，通过三焦，经膀胱排出体外。

石韦、海金沙、金钱草、通草、滑石等，都有利水通淋的功效，所以药物在体内运行的终点在小便、膀胱、尿道口这里。但是它们的起点不一样，石韦的起点在肺，金钱草的起点在肝，木通的起点在心。石韦是从肺走到膀胱。切脉时右手寸脉亢，就可以用石韦，这点作用与白茅根相似。石韦配槟榔即石韦散，既可以清肺热，又可以通三焦，使水气下行。

我们小时候要是不小心被划伤了手，就用石韦表面的褐色的粉末止血。

《本草从新》言石韦"清肺金以滋化源，通膀胱而利水道"。肺与膀胱相别通，因此对于膀胱不利，肺气不降的患者，石韦是个常用药。

7. 萆薢——利中有收

萆薢有一个特点，就是既利湿浊，又可用于膏淋，症见小便浑浊，色白如米泔。萆薢既利湿又分清去浊，为治疗膏淋的常用药。所以只要小便像米泔水的患者一定要用萆薢。萆薢能分清饮治膏淋，即以本品配益智、石菖蒲、乌药。单用萆薢也是有效的。本品亦用于妇女白带过多属于湿胜者。

三、利湿退黄药

1. 茵陈蒿——陈旧中生新气，利湿中扶清阳

茵陈蒿清利湿热，退黄疸。茵是指绿草如茵，即嫩芽；陈是指陈旧，就是去年已经枯死的茎下面的根。茵陈蒿就是从枯死的茎下端靠近根部新发出来的

嫩芽。这味药苦、微寒，是苦降的药。俗语讲，"正月茵陈，二月蒿，三月四月当柴烧"。所以正月十五左右的茵陈是非常好的，它摸起来就像小猫身上的毛一样，而且是嫩芽，具有生发之气。所以它虽然苦降，但能升阳。春天来了，体内有郁热或者肝胆有郁热，就用茵陈蒿疏肝利胆。

茵陈蒿苦泄下降，功专清利湿热而退黄疸，注意用量要大，一般用20～30克。虽然书上写茵陈蒿是苦降的，但因为它是嫩苗，所以有生发之力，很多人喝了还会上火。也有人觉得败火，其实是因为肝胆本就有郁热，通过茵陈蒿释放出来了。

小便不利的患者用茵陈五苓散，利小便，清湿热。

黄疸分为阳黄和阴黄。脸色发黑发暗，属寒湿阴黄，须配附子、干姜等温中药，方如茵陈四逆汤。脸色发黄发亮，属于阳黄，用茵陈、大黄、栀子这些苦降的药，方如茵陈蒿汤。

茵陈蒿亦可用于湿疮瘙痒，流黄水，取其清湿热之功，可煎汤内服或外洗。

2. 地肤子——地肤子的"肤"是皮肤的"肤"

地肤子的"肤"是皮肤的"肤"，所以就要想到地肤子能治疗皮肤病。地肤子有清利湿热、止痒的作用，用于皮肤湿疮瘙痒，可以和黄柏、白鲜皮等同用入汤剂内服；亦可与苦参、蛇床子、明矾等同用，煎汤外洗。地肤子可以走皮肤，临床治疗皮肤病常用地肤子配蛇床子使用。因为地肤子是苦降的，往里收，所以当右手寸脉很亢的时候就用地肤子煎汤外洗；如果下焦肾气不足，怕地肤子过于寒凉，就用蛇床子补命门火、壮阳。地肤子是种子，可以把体表的湿往里收，通过三焦利到膀胱去。

《本草求真》言："地肤子，治淋利水清热，功颇类于黄柏。但黄柏其味苦烈，此则味苦而甘。"所以黄柏用的少。《本草原始》载地肤子"去皮肤中积热，除皮肤外湿痒"，所以治疗皮肤病常用地肤子煎汤外洗。

3. 冬瓜皮——可以当菜吃的利水药

冬瓜皮，甘、微寒，功效利水消肿，用于水肿。冬瓜皮能利水消肿，兼能

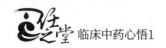

清热，故其治以热性水肿为宜。然单用力薄，常加入利水复方中应用，可与赤小豆、白茅根、茯苓等药同用。

　　冬瓜果实亦能利水消肿。冬瓜是夏末秋初的时候采摘。夏天吃冬瓜清热、利小便，对暑热有好处。炖冬瓜汤的时候不要削皮，吃的时候可以不吃冬瓜皮，但是皮的利水成分已经包含在汤里了，所以喝汤也会有很强的利水作用。

4. 赤小豆——痈疽疮疖，赤小豆外敷

　　赤小豆能利水消肿，解毒排脓。赤小豆性善下行，能通利水，使水湿下泄而消肿。水肿病可单用本品煎服，或配伍白茅根、桑白皮等利水药。《食疗本草》记载："赤小豆和鲤鱼烂煮食之，甚治香港脚及大腹水肿。"肝硬化患者的血清白蛋白通常比较低，所以喝鲫鱼汤也能补充蛋白。目前常用此法治疗肾炎水肿、肝硬化腹水及营养不良性水肿，有一定疗效。赤小豆亦可外用，如治脚气水肿可单用赤小豆煎汁温渍腿膝以下部分。

　　赤小豆能清热解毒排脓，用于热毒痈疮，如痄腮、乳痈、丹毒、烂疮等均可取其外用。痈肿未溃者，取赤小豆末，用鸡蛋清、蜂蜜或醋等调敷患处，干则换药。如配以苎麻根末，可以加强清热解毒作用，并可避免质黏难揭之弊。对于丹毒、烂疮等皮肤病，可用本品煎汤外洗。"诸痛痒疮，皆属于心"，赤小豆是红色的，入血分，入心，能利水消肿，让瘀滞的血脉通畅些。

　　此外，本品尚能利湿退黄，用于湿热黄疸。

　　《神农本草经》曰："主下水，排痈肿脓血。"

　　《本草纲目》言："此药治一切痈疽疮疖及赤肿，不拘善恶，但水调敷之，无不愈者。"所以治疗一切痈疽疮疖，就用赤小豆敷上去，比用三七便宜多了。

5. 泽漆——被忽视的利水消肿抗癌药

　　泽漆为大戟科草本植物泽漆的全草，我国大部分地区均产，每年 4～5 月开花时采收。我每年回老家的时候，泽漆花已经败了。5 月过后如果不采收泽漆就烂了。泽漆有个很有意思的点是"一三五"，即一个茎，三个权，每个权

开五朵花。一、三、五都是阳数。五朵花也叫五朵云，很漂亮。泽漆的茎折断会流出白色的浆汁，所以它通三焦的效果很好。

泽漆能利水消肿，化痰止咳，散结。泽漆有较强的利水消肿作用，单用即有效。我在临床上用的金水六君煎就把茯苓换成了泽漆，因为茯苓的气是先上后下，泽漆是直接往下走，利水效果更好。泽漆和夏枯草有一些相似点，就是看不到夏天，所以可以引阳入阴。

曾经有个草医跟我讲他治过的一例肾炎水肿，患者的全身肿得很厉害，也没有什么好办法，就给他割了一捧泽漆，让他回去煮水喝。因为他的肾功能衰竭得很厉害了，于是就决定试一下，结果全身的肿就都消了。

泽漆还用于肺热咳嗽及痰饮喘咳。有痰就用利水药，没痰就不用利水药，所以干咳就不能用利水药。利水药往下走，就是把肺上的水引向膀胱，然后膀胱把有用的成分吸收了，再把垃圾排出去。

泽漆有化痰散结作用，可熬膏内服，如用于瘰疬溃破形成瘘管者，可将药膏涂于纱布，塞入疮口。所以甲状腺结节、淋巴结肿大都可以用。

《长沙药解》："泽漆苦寒之性，长于泻水，故能治痰饮阻格之咳。"很多人担心泽漆用不好会中毒，其实新鲜泽漆晒干以后就没有毒了。

6. 灯心草——清心火，除心烦，无味道

灯心草为灯心草科多年生草本植物灯心草的干燥茎髓。其与木通的功效相似，能利水通淋、清心除烦，都是从心到膀胱。小便黄赤，如果是心火导致的，就可以用灯心草。晚上失眠多梦，舌尖红，也可以用灯心草。

灯心草有清热除烦的作用，用于心热烦躁、小儿夜啼、惊痫，可单味煎服，或配伍其他清心安神的药同用。婴儿夜啼，可用灯心草煅炭研末，涂母乳头上喂之。治心烦惊痫，朱砂拌用，处方写朱灯心草。朱砂有重镇安神的作用。

小儿肝常有余，脾常不足，心常有余，肺常不足。所以小儿心肝的火偏旺，而很多清心火、肝火的药都是苦的，如夏枯草、黄连、栀子都是苦的，导致小儿服药的依从性差。但是灯心草的味道很淡，在我看来是治疗小儿心火亢盛的专药。如果配伍山楂就是酸味，再加甘草就是甜酸味，比较符合小儿的胃口。

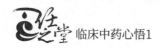
灯心草想做丸、散剂，很难磨成粉，因此可以用粳米粉浆和灯心草揉在一起，晒干后变硬了再研粉。农村家里洗床单就用米汤水，把床单泡一泡，再一晾晒，床单就会很硬。同理，采用这种方法晒干的灯心草磨成粉，然后放入清水中，漂在上面的就是灯心草的细粉，滤出就可以入药了。

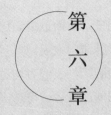

第
六
章

温
里
药

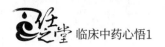

1. 附子——补火救逆有大功

附子能回阳救逆，补火助阳，散寒止痛，用于亡阳证，脉微欲绝。这种病证临床上比较少见，大多数患者只是脚冷、小腹冷、尺脉命门火衰。

附子善于补火助阳，用于阳虚证，凡肾、脾、心诸脏阳气衰弱者均适用。若肾阳不足，命门火衰，而见畏寒肢冷、腰酸脚弱、阳痿尿频者，可与肉桂、熟地黄、山茱萸等同用，如桂附八味丸。

阴寒内盛，脾阳不振，而见脘腹冷痛、大便溏泄者，可用附子理中丸。附子常与健脾利水药白术、茯苓等同用，如真武汤。

心阳衰弱而见心悸气短、胸痹心痛者，可与人参、桂枝等同用。

附子扶阳不是只扶命门之阳，而是整个身体的阳都可以扶。心、脾的阳气不足都可以用附子。如果患者体表阳气不足，动则出虚汗，就可以用桂枝汤加附子、黄芪，使卫阳恢复。阳虚外感风寒者，可用附子与麻黄、细辛同用。附子能温一身之阳，凡阳虚者均可应用。

四川人常用附子炖狗肉吃，吃完身体暖乎乎的。不能单独用附子代茶饮，会中毒。附子像一团火一样，可以把体内的寒散掉，但是没有后续的力量，所以命门火衰用桂附八味丸，里面的六味地黄丸就是补阴的，阴中求阳。

附子使用时剂量要控制好，有些"火神派"医生把附子用到 90 ～ 120 克，喝完以后当然有效，但是长期大量用会消耗体内的阴性物质，导致暴亡，因为没有阴性物质支撑阳性物质的增长，没有由阴向阳转化的物质基础了。

附子用于痹证，以寒湿偏盛，周身骨节疼痛较甚者为适宜，用之能祛除寒湿、温经止痛，可与桂枝、白术等同用，如甘草附子汤。

附子善逐，吃完后会感觉腿有劲儿。腿没劲儿是因为气化不及，附子可以帮助气化，气化好了腿就有劲儿了。

凡是下肢沉重的多与湿有关，因为湿性重浊。脚偏凉是有寒湿，脚心发热、小便短赤是有湿热，都与湿有关。张元素言："附子以白术为佐，乃除寒湿之圣药。"白术健脾祛湿，附子强心强肾。

附子的毒性也不是大问题。将附子与甘草的用量按照 1 ∶ 2 以上配伍，比如附子 10 克，甘草 20 ～ 30 克，就可以解毒了。附子中毒常表现为嘴唇麻、舌头麻、心悸心慌、心律失常。心脏没有阴性物质就像汽车没有油了，就会心律不齐，心气衰。甘草可以缓中，起到伏火作用，让附子的能量从背后升上去。

我在十年前治病附子经常用到 30 克，后来用 15 克，现在基本都用肉桂代替了。有些时候还是用附子的效果好些，比如有些患者水滑苔，伸出舌头都会滴涎，说明他的津液无法气化，就需要用附子。

2. 干姜——温脾阳，散腹部寒

干姜能温中回阳，温肺化饮，用于脾胃寒证，症见脘腹冷痛、呕吐泄泻等。干姜可以散中焦之寒，凡脾胃寒证，无论是外寒内侵之实证，或阳气不足之虚证，均适用。如《备急千金要方》中载治疗中寒水泻，就用干姜做丸服用。张钊汉也是把干姜、小黄姜晒干、磨粉后做小姜丸，供患者服用。如果夏天贪凉饮冷后小腹隐痛、泄泻，就可以吃小姜丸温中散寒。如果胃寒呕吐就配半夏降逆止呕，或者可用半夏干姜散；脾胃虚寒的人，可以与补脾益气的人参、白术、甘草配伍，如理中丸。

干姜还用于亡阳证。干姜辛热，通心助阳，祛除里寒，与附子同用，能辅助附子以增强回阳救逆之功，并可减低附子的毒性。甘草味甜，能化气；干姜味辛，可以将气向阳转化。干姜配甘草，辛甘化阳，可以让气往上走，对心脏有帮助。心脏阳气不足，左寸不足的患者，可以吃甜辣味的食物。咳嗽、咳凉痰，也可以吃甜辣味食物，如姜片糖，能止咳、温肺化饮。

干姜还用于寒饮伏肺，症见咳嗽气喘、形寒背冷、痰多清稀。本品能温散肺寒而化痰，常与麻黄、细辛、五味子等同用，如小青龙汤。风寒束表饮停胸，用麻黄、细辛能把寒散开。

学中医要把自己放在宇宙中看，空气中不能有雾霾，我们的肺里也不能有雾霾；天空中可以下雨，我们的肺气也可以往下降，金生水。当肺里有寒时，背心是凉的，此时就要用温肺化饮药。我之前爬山受寒后肺里一直不舒服，回去以后吃了半瓶剁椒，肺里就舒服了，因为辛辣把寒散了。

《本草求真》云："干姜……大热无毒，守而不走。凡胃中虚冷，元阳欲绝，合以附子同投，则能回阳立效，故书有附子无姜不热之句。"这段话现在看来有待商榷，因为老姜晒干以后会守而不走，但如果年份不够的姜，或者土质不一样，不仅不守，还会往上走。我们也希望它守在中焦不走，还能向肺输送能量，化开寒气。但是现在很多姜并不是守而不走，反而辛味比较重，喜欢往上走。就像茶一样，新鲜的茶往上走，放十年、二十年就开始降。所以好的白茶喝下去，先降，再升上去。好酒喝完，气往下走，发热，再从后背升上去。好的干姜守而不走，在中焦源源不断地产生热量，让后背也暖暖的，慢慢地就把寒化开了。

3. 肉桂——补命门火的树皮，安全效佳

肉桂补火助阳，散寒除湿，温经通脉。其性味辛、甘、热，辛能发散，甘能补脾胃、补中焦。肉桂用于肾阳不足，命门火衰，症见畏寒肢冷、腰膝软弱、阳痿、尿频；以及脾肾阳衰，症见脘腹冷痛、食少便溏。很多妇科疾病，如子宫肌瘤、痛经、多囊卵巢综合征都与命门火衰有关。

肉桂可以温通经脉，从肺往肾上收，它的味道越甜就越往下走。胃脘冷痛的患者可以把肉桂当饼干吃，可能一块肉桂树皮没吃完就好了。

肉桂用于脘腹冷痛、寒湿痹痛、腰痛，以及血分有寒之瘀滞经闭、痛经等。肉桂既能散沉寒，又能通血脉。农民工干活很多，一边出汗一边劳损，就会感受寒湿，天气变冷腰就会不舒服。肉桂既能散寒，又能化瘀，对腰部劳损、瘀血效果非常好。如果家里有长期腰痛的人，久病必虚，舌苔发紫，可以给他们磨些肉桂粉喝，很安全。

肉桂用于阴疽，以及气血虚寒，痈肿脓成不溃，或溃后久不收敛等外科疾患。当下焦阳气不足时，痈疽就会有阴寒在里面，一直就好不了，配麻黄、肉桂把阴寒散掉就好了。

平素气血不足的人就用八珍汤加肉桂促进气的运行。我们喝再好的东西都需要阳气运化，阳气不足是运化不了的。所以我现在给女性患者开处方，如果有气血不足就用八珍汤，再加半夏、肉桂。因为气血不足，胃气不降，喝药也没用，所以加半夏引胃气下行。肉桂配熟地黄，辛甘化阳，喝下去脚就暖乎乎的了。

阴虚火旺、内有实热、血热妄行者及孕妇忌用肉桂。因为肉桂是大补命门之火的，本身下面如果阴液不足的话，再用肉桂会让阴液更加亏虚，所以阴虚火旺之人不适用肉桂。

如果下焦湿热，大便干结，肠道不通，这时候再用肉桂就是火上浇油。如果已经出现崩漏了，子宫内压力比较大，再用肉桂，血流得会更快。孕妇吃肉桂会使子宫温度过高，形成胎毒。妇女妊娠时饮食要注意，早睡早起，清心寡欲是最好的。如果吃大量的花椒、肉桂，生下来的小孩容易生疮、长疖，也就是有疮毒。

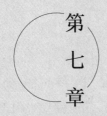

第七章

泻下药

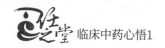

一、峻下逐水药

1. 牵牛子——逐水消积之妙药

牵牛子是逐水药，有小毒，能泻下逐水、去积杀虫。牵牛子既能泻水，又能利尿，使水湿从二便排出。其利水之力较甘遂、大戟、芫花稍缓，但仍为峻下之品。牵牛子既能利小便，又能利大便；既能通六腑，又能疏通三焦。《备急千金要方》载治水肿，即单用牵牛子研末服之，以小便利为度。禹功散治停饮肿满，以本品与茴香共为末，姜汁送服。

牵牛子少量用能通大便。李杲有牵牛子"少则动大便，多则下水"之说。《简易方》中用本品为末，姜汁送服，治大便不通。如果小儿食积，就用牵牛子磨成粉，取 1 ～ 3 克加白糖冲服。当然有时也用红糖，因为白糖是偏凉性的，红糖是热性的。小儿容易发热，肠道有积又有热，所以用白糖比用红糖好一些。这个方子吃起来没有什么异味，和芝麻糊一样，基本上小孩子都喜欢吃。吃完之后三四个小时之内就会泻下，肠道里面的积食就排出来了，热就退了。小孩子如果吃牛肉、糯米这些难消化的食物导致消化不良，都可以用牵牛子。但这味药伤正气，只要小孩子大便通了之后就不要再给他喝了。

很多肥胖的人睡觉爱打呼噜，其实就是痰堵在消化道了，三焦不通畅。打呼噜的人通常肚子都很大，右关脉很粗，右寸脉偏亢。脉粗代表有形物质多，寸脉、关脉大证明堵得厉害。这种情况可以用牵牛子，每次吃 10 ～ 20 颗，当药丸吃，不用研成粉。

牵牛子有白色和黑色两种，叫黑白二丑。用药的时候不区分黑白也可以，一般黑丑多一些。经常少量服用牵牛子可以预防很多疾病。不要认为它只是逐水药，其实既能利大便，又能通小便，还能通三焦。经常吃十个八个牵牛子，不要吃多，三焦就通了。很多人的三焦都是不通的，小便的浊气想排排不出去。我有一个道家师傅就用巴豆来治疗肠道的寒积。其实这些逐水药都可以这样用。

2. 巴豆——攻下寒积的猛将

巴豆辛、热，有大毒，能泻下冷积、逐水退肿、祛痰利咽，用于寒邪食积，阻结肠道，突然腹满胀痛、大便不通，甚至气急暴厥者。巴豆辛热，能峻下寒积，开通闭塞，前人喻其有"斩关夺门之功"。小儿乳食停积、痰多惊悸者可用巴豆消积祛痰。现在有个中成药叫小儿保赤丸，里面就有巴豆，量用得很轻。

牵牛子是苦寒的药，巴豆是辛热的药。如果摸患者肚子感觉发凉、发硬，说明有寒积就用巴豆。反之，就是食积发热，就用牵牛子。

巴豆用于大腹水肿，是取其强烈的泻下作用，以消腹水。但这味药太猛，用了一般受不了，所以在临床上我们都用制巴豆。把巴豆的壳剥开，有一个种仁，然后把巴豆放在蜡油里炸，炸到焦黄之后捞起来晾干。这时在其表皮就敷上一层蜡，它对胃肠的刺激性就减轻了。本来巴豆喝了之后肚子会很疼的，因为它是峻下的，但经过这样的加工药性就没那么猛烈了。开始使用时就两三颗慢慢吃，会开始泻，泻得不是很厉害，慢慢地寒积就化开了。

巴豆还有一种炮制方法——蒸。蒸之前巴豆泡不泡都可以。在蒸屉子上铺一层布，再铺一层小米，然后上面铺一层巴豆，然后再铺一层小米，就这样一层一层地铺满。小米要用水泡过的。上气后蒸半个小时以上，这样巴豆的毒性就被小米吸收掉一部分，还能得到小米的土气，对胃肠的刺激就弱一些，并且对下肠道的寒积效果很好。我采用这种方法做了一批小米蒸巴豆，完了之后就自己开始试着吃。看网上说吃4颗就会腹泻得厉害了，我的道家师傅让我多吃点，试试看有什么反应。我每天吃4～6粒，一周就不敢吃了，确实腹泻，但是腹泻得不厉害，三焦通了。

其实消腹部肿块最好的药就是逐水药，因为三焦主水道，逐水药就能通三焦。所以要消除肠外网膜上腹部的肿块，我们要在逐水的药物中找，这是正路。比如巴豆、牵牛子都是很好的药，都能消肿块。

3. 甘遂——逐水泻肠道痰积

甘遂为大戟科多年生草本植物甘遂的块根。其性味苦寒，有毒，能泻水逐饮、消肿散结，用于面身浮肿、大腹水肿及胸胁积液等症。患有面身浮肿、大腹水肿及胸胁积液等症，说明体内三焦水液不通畅。甘遂泻水力量颇峻，服用可致连续泻下，使潴留之水饮排出体外。本品可单味应用，一般与其他逐水药同用。如《圣济总录》所载的二气汤，治水肿腹满，即以本品与牵牛子同用。现在治疗重型肠梗阻，肠腔积液较多者，以甘遂与大黄、厚朴、桃仁等同用，如甘遂通结汤。本品有效成分不溶于水，宜入丸散，每次 0.5～1 克。甘遂一般不入汤剂，那么有没有入汤剂的呢？也是有的。网上流传着一个医生，他治妇科病效果很好，尤其是妇人卵巢囊肿、盆腔积液。他的处方里面就有 10 克甘遂，还有其他药物，就是直接入汤剂，效果很好。当时我就怀疑，因为我们用药甘遂一般不超过 1 克，用 10 克可能会导致患者中毒死亡。结果他说他的老师用了几十年都是这么用的，没有患者中毒。后来发现甘遂的有效成分不溶于水，那么这 10 克甘遂患者真正摄入的很少，可能也还不到 1 克。

甘遂中毒会不会导致死亡？我有一个朋友得了癫痫。因为我是医生，他经常找我聊天，但是又不相信我，觉得我比较年轻。他癫痫发作了几次之后，就找了一个草医看病。那个草医给他开了个方子：甘遂 20 克，研成粉，一次性冲服。他去买药，所有的药房都不给他抓。最后跑到我这里来让我给他抓。我一看这么大量啊！他说："我现在抓不到这个药。你给我抓，吃死了不找你。"还给我写了个保证书。他说："我癫痫经常发作，活得生不如死，想赌一赌。"因为他癫痫发作时喉咙有痰邪，口吐白沫，发出猪羊叫的声音，很惨。我们现在知道怎么治了。癫痫发作时，角弓反张，督脉不通，清气不往上走。所以通天彻地、飞龙在天一扎马上就好了。

再说那个小伙子。我给了他 20 克甘遂，告诉他不要一次性吃完。我说："你吃了万一中毒死了咋办？分两次吃也行。"结果他早上 7 点多就吃了 10 克。过了半个小时，我给他打电话，问他吃了感觉怎么样。他说没反应。再过了一个小时我问他还是没反应。我怀疑这个药是假的，让他再等等。结果到了 9 点多他把剩下的 10 克甘遂都吃了，过了一个多小时就开始上厕所，开始拉稀，一拉就起不来，就不停地拉，肚子疼，拉完了刚站起来又要拉。他在马桶上坐了一个半小时，不停地泻。开始拉的稀便，后面拉的都是稀水，再后来拉的黏液。中午没吃饭，下午 1 点多的时候给我打电话说拉得虚了，出冷汗。我让他喝一大碗糖盐水，再不行就去医院。他喝了大概 1000 毫升的糖盐水，精气神就好一些了，下午又拉了几次。第二天跟我说，昨天就跟在"鬼门关"一样，但没多大事。虽然他的癫痫最终还是没有好。经过这件事之后，我对甘遂的认识更加深刻了。

癫痫可能是脾胃的问题，或者是督脉的问题。因为脾胃不好，所以会有痰。肺为贮痰之器，脾为生痰之源。胃为贮痰之器，肾为生痰之源。把这两句话搞清楚，痰的问题基本就解决了。痰就是肾和脾的事。胃有痰与肾有关，肺有痰与脾有关。因为土生金，脾土生肺金。

胃和肾有什么关系？胃气往下行就能往肾走，土克水又叫胃为肾之关。如果胃气不下行，下面肾就虚。

肺和胃是贮痰之器。把肾和脾调好。督脉是两条，一条从前面走，一条从后面走。当背部受寒时，后面督脉受阻，气从前面走，胃和肺的痰就会往上涌。阳气升不上去头就会晕。这时就要重视督脉的疏通，要让前面降下去，反转就会造成晕厥。其实这个治起来也很快，扎通天彻地、飞龙在天都有效。知道原因我们就知道该怎么治了，可以用通中脉的药和走督脉的药。

我治过一个癫痫的小孩，大概六七岁，在我这边吃了 9 剂调理脾胃、补肾通督的药，就再也没有发作了。

治病思路要清晰。疝气怎么治？疏肝健脾，因为肝随脾升、胆随胃降。疝气是因为中气升发不够，气往下陷，所以在疏肝健脾的基础上，让气升上去就好了。要补脾，因为脾主肌肉。脾好了，肌肉好了，疝气的孔就收缩回去了。其实很简单，关键是要想到，如果思路不对，只是套用一些方是没用的。思路对了，点破了就很简单。所以治疗疝气可以用逍遥散，它能通治一切疝气。

逍遥散能治疗头痛吗？可以。因为逍遥散能疏肝健脾，把阳气升上去，对于头部阳气不足的、畏寒的都可以。头晕可以用川芎，川芎也是升清阳的。所以逍遥散是帮助正气升上去的。为什么逍遥散也是快活散，会让人高兴？因为阳气升上去了可以养神，炼精化气，炼气还神，炼神还虚，神得到气的滋养就会喜悦，头部就舒服了。

甘遂能够治痈肿疮肿。痈肿疮肿其实是水血互换出了问题。甘遂可以走水就可以活血。所以甘遂末水调外敷有消肿散瘀的作用。要这样想，可以利水的药就可以活血，利水的药也可以利痰，因为这些都是阴性物质。《神农本草经》中记载："甘遂……主大腹疝瘕，腹满，面目浮肿，留饮宿食，破癥坚积聚，利水谷道。"所以对腹部肿块有效果。

《珍珠囊》中记载，甘遂味苦、气寒。苦性泄，寒胜热，直达水气所结之处，乃泻水之圣药。水结胸中，非此不能除，故仲景大陷胸汤用之，但有毒，不可轻用。

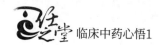

腹部有包块的人，用手探腹时会听到哗哗的水响声，这便是三焦水气所结之处。所以三焦水道不通时，可以用甘遂，只要把剂量控制好就可以了。剂量怎么控制？可以买一些胶囊，将甘遂磨成粉之后装到胶囊里。每一粒胶囊的重量要称清楚，比如 0.3 克，这样就可以根据自己的情况决定吃几粒。可以先吃一粒，然后根据情况慢慢增加，如果吃两粒没效果可以增加到三粒，如果腹泻很严重可以减少为两粒，灵活调控。这样慢慢地就把腹部的水气瘀结散开了。

4. 商陆——民间称为"见肿消"

商陆，苦寒，有毒，归肺、肾、大肠经。泻下药中，除了巴豆是大热的之外，其他的都是苦寒的。

商陆用于水肿胀满、大便秘结、小便不利。商陆可通利大小便，使水湿从二便下泻，以消除肿满。李时珍说，用商陆捣烂，入麝香三分，贴于脐上，以帛束之，得小便利则肿消。这是商陆外治的方法。这个方法很好用，如果没有麝香，也可以用辛香走窜的药。比如可以放一些冰片或香菜籽。香菜籽很香，有走窜作用。用辛香走窜的药配上商陆，通过肚脐让药力进入腹腔，能消腹部水肿。有些肝硬化腹水的患者因为腹水肚子很胀，喝水喝不下去，可以用这种外敷的方法。平时还可以用商陆直接熬水泡脚，效果很好。

因为商陆的泻下功能很强，所以脾虚的人吃了会伤脾。将商陆九蒸九晒之后还有泻下通便的作用，但是对脾的损伤会较弱。此时商陆毒性很弱，是很好的保健药。商陆可以用于痈肿。商陆外用能消肿散结。治痈肿可用鲜根加一点盐，捣烂外敷，这也是水血互换的道理。它能走水道就能消肿，通三焦的都能消肿。农村有一个很土的办法，就是比如小孩子摔肿了，就用五花肉加热，趁热敷在肿的地方，擀一擀，很快肿就消了。猪油能够通三焦，这也是水血互换的原理。

如果有患者说我皮肤有湿疹。这时要想到三焦主水道。三焦不通，就要把通道打开，可以加一些商陆，外用也可以。治湿疹时还可以用马齿苋，帮助往回收。大家的头脑中要有立体的概念，阳气开出去要收回来。开时需要温度，温度升高时往外发散就会加快；收时温度要低。就像春天和秋天，秋天时温度降低就会往回收，春天时往外开。当往里收的时候，要有将通道打开的药。懂了原理就很好办了，所以学中医不要死背书。

　　我女儿两三个月大时长了满脸痱子，因为那时她妈妈体弱，还不能吹空调。七月的时候天气热，于是晚上我让把空调打开，一晚上这些疙瘩就都收回去了。因为温度低时气会往回收，一收回去就好了。温度高时气往外散。所以温度可以对气机起到调控作用。可以利用空调也可以使用药物，比如黄芩、黄柏、黄连、地肤子、苦参这些苦寒的药物。这和用空调其实是一回事，都是在调节气的开阖。除了调开阖之外还要调通道，要看通道是否打开了。丝瓜络走水，滑石粉利湿。把所有药物放在一起，想想它们在体内是怎样运转的，要有立体的概念。比如商陆喝下去之后，会将肠道外面的三焦疏通，从小便排出去；也可以将肠道里面疏通。商陆给我这样的感觉。

　　我们要将书中的描述和中医基础理论结合起来，再加上自己的理解，知道药在体内是怎么走的。其实学医并不是很复杂，只要掌握方向方法，就很简单。有一些中医学院的学生毕业时都在背什么药治什么病，背了很多其实还没用。比如患者头晕，是清阳不升呢，还是肝气郁结呢，或者是肾精不足呢？可能这个患者就是肝郁导致的，要疏肝健脾补气。另一个患者可能也有肝郁脾虚的问题，但是这个问题是由肾精气不足导致的，推不动。如果帮助推一下，问题就解决了。这就是为什么看似同样的病，却要用不同的方法来解决。有时用这个方法有效，有时用这个方法没效。院校的课程太注重具体的内容，总觉得差一点点就能对上，却没效果。但是如果弄懂了原理，知道这个病的源头在什么地方，中间是怎样的，归属点在什么地方。将这一切都弄明白，思路就清楚了。学中医要思路越来越清晰，这样才会越学越好，不会越学越慌。

　　我在大学时就越学越慌，为什么呢？因为在大学学完后我要去医院实习，但是发现我很多病都不会看。方剂虽然背了，但是忘了很多，中医基础理论也忘了不少，中药学也忘了很多。所以在实习前半年，我把所有中医的教材都搬回寝室，从头到尾都看一遍之后，才敢去医院实习。当时是学得慌了，看病时首先想到的是书上怎么讲的，要去翻书。翻翻翻，但是翻这个地方也不对，翻那个地方也不对，总觉得似是而非。看医院里的老师治病都是中西药结合，一边用中药，一边在输液，最后也不知道到底是中药治好的还是输液治好的。中西医结合基本上都是以西医为主。所以后来我大多是自己去采药，反而向一些草医朋友学到了很多知识。

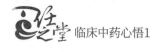

　　所以大家要记住我讲的思路。每天晚上打坐，想一想气是怎么开出去的，怎么收回来的。开出去与我的意识也有关系，跟脏器有关系。去切身感受一下气是怎么动的。慢慢去找感觉。中药吃下去以后就可以帮助能量动起来。考虑它是怎么动的？要多去感受，这是很微妙的感觉，慢慢感受多了你就会更敏感了。在没有找到感觉之前，先把大框架建立起来，有立体的概念。

　　古代圣贤告诉了我们很多方法，他们就怕我们学不会，怕我们迷失方向。所以神农尝药，《黄帝内经》讲了很多五脏的功能，还讲了经络。要把《黄帝内经》的前九章套用到临床中去，它时刻指引着我们的方向。《黄帝内经》指的路是非常准确的。所以学中医先要夯实基础，要有非常明确的指南针。有了明确的地图、良好的基础之后，学什么都会很快。所以《黄帝内经》《伤寒论》都要背。如果不背，你的思路是混乱的。尤其是《黄帝内经》前面的那几章要背得非常熟。要反复背，它不仅会指导你的临床，还会指导你的思路，会影响方方面面。这里面也蕴含着人生智慧、人生哲学，不仅仅是看病而已。

> **？ 学生问**：您刚才提到商陆九蒸九晒，如果加一些辛热的药可不可以代替九蒸九晒？

　　老师答：不可以。九蒸九晒不单单是辛热、辛凉的问题。

> **？ 学生问**：可不可以用烤代替晒？

　　老师答：蒸是水火共制，晒是散散气。晒的目的不是晒干，不用晒干也行，不是非得晒得很干了才蒸，晾晒是为了给它一些化学反应的时间。

二、润下药

1. 火麻仁——补肠道油脂

　　火麻仁的作用主要就是润肠通便，因为它有油脂。因为精亏血少，所以肠燥便秘。没有火麻仁也可以喝芝麻油。喝芝麻油也可以滋润肠道，通大便。

2. 郁李仁——开肺气，通大便

郁李仁和火麻仁不一样。郁李仁是辛味的，火麻仁是平味的。郁李仁有芥末的味道，冲鼻子，能开肺气。肺气郁滞时，可以用郁李仁将其打开并往下降。

郁李仁能润肠通便，利水消肿。郁李仁的核心讲清楚就是开肺气。郁李仁吃完以后浑身出汗。这点明白了，其他的就都明白了。想走水道就用利水药。想走谷道就用润肠药、通便药。

三、攻下药

1. 大黄——推陈出新

大黄吃下去后有什么作用呢？

用牛拉车，我们会用鞭子抽拉车的牛，让牛走得更快。大黄吃下去之后就可以加速肠道的蠕动，就像抽了它一鞭子一样。它促进肠道平滑肌的活动，粪便自然就容易排出去了，同时也会促进气的运行，也能够活血逐瘀。大便泻下去之后，火也就下去了，所以大黄也能泻火解毒。肠道本身就有很多毒素，大便通下去，很多毒素就都跟着下去了。

大黄苦降，所以可以治疗肠道积滞、大便秘结。

大黄用于血热妄行造成的吐血、衄血及火邪上炎所致的目赤咽痛、牙龈肿痛等症。对瘀血证，尤其是妇女瘀血闭经，用大黄可以在让整个气向下降的同时，将郁结打开。所以闭经时必须用大黄。如果患者体质偏虚，可以用八珍汤加一点大黄。如果是实证，用大黄的同时加一些桃仁、红花。大黄是治疗女性闭经的必备药。

因为大黄能活血化瘀，而肝藏血，所以大黄对清肝脏瘀血也很有好处。大黄䗪虫丸治疗肝硬化效果很好。"见肝之病，知肝传脾，当先实脾"。在补脾调肾的前提下再配上疏肝的药，疏肝养肾阴健脾，配合大黄䗪虫丸就可以对肝硬化起到很好的效果。

2. 芒硝——让肠道"发汗"的妙药

芒硝含硫酸钠，吃下去之后，不容易被吸收，会在肠道中形成高渗状态。肠道外的水分会向肠道里走，这样才能保证浓度平衡。当肠道外的水分向肠内走，肠内水分变多了，就能将干结的大便稀释。基于芒硝的作用原理，郝万山教授在讲解《伤寒论》时说芒硝能发肠汗，也就是让肠道"出汗"。麻黄发表汗，芒硝发肠汗。发肠汗也就是让肠腔的水液增加，这样就可以治疗湿热积聚、大便燥结。如果患者肠道津亏，大便燥结，就用10克或15克芒硝让他喝，喝完后大肠内的水就增加了。芒硝是苦的，辛开苦降。芒硝又是咸的，咸能软坚散结，能往下走。单单咸味用好了就能解决很多问题。有患者说我的嘴里一直有痰。我就让他喝点芒硝，因为芒硝是咸的，能够往下走，让痰液往下走。我们用5克芒硝入汤剂，不是取其通便作用而是取它的咸味。

《神农本草经》记载，芒硝能"除寒热邪气，逐六腑积聚，结固留癖，能化七十二种石。"《珍珠囊》中记载："其用有三：治热淫于内一也；去肠内宿垢二也；破坚积热块三也。"很多狂证、精神病患者，登高而歌、弃衣而走、打人毁物，是因为心火亢盛。心火亢盛会导致肠道水分不够，这时就用芒硝。张锡纯对芒硝的评价很高，他让癫狂的患者把芒硝当盐食用。芒硝通泄肠道，心火就会往下走。上可以用朱砂镇心神，下可以用芒硝通便，中间也可以加顾护脾胃的药。一夜睡不着觉，癫狂都可以得到调整。

3. 番泻叶——能通便的茶饮

番泻叶的功效和大黄相似，也是有泻下导滞、清导实热。临床上常用番泻叶代茶饮治疗各种原因引起的便秘。它是一味安全、有效、使用方便的泻下药。

4. 芦荟——遇水膨胀，修复肠道

芦荟用于习惯性便秘及热结便秘。朱砂配芦荟叫更衣丸。更衣丸这个方子可以好好琢磨一下。动则生阳，静则生阴，睡眠不好就不能养阴，肠道阴液就不足。这时用朱砂镇静安神，会让睡眠增加。睡觉好了静则生阴，肠道的水液就积累起来了。

芦荟是肉质植物，是库拉索芦荟及好望角芦荟的汁液经浓缩的干燥物。它的干燥物遇水就会膨胀，像桃胶一样。干燥物在肠道水液中就会膨胀成团，形成黏液一样的物质。这种黏液能够促进肠道的蠕动，也就是治疗便秘的原理。

大家可以仔细研究一下更衣丸，也就是用朱砂配芦荟这个方子。朱砂重镇，不可以用量太大；如果用粉剂，一克就够了。代赭石也是通过物理因素发挥作用，它喝下去后会黏在肠道上，使肠道重坠下沉。代赭石可以磨成粉喝。如果用30克代赭石煎水还不如用3克研末服，因为代赭石不溶于水。代赭石很重，一粒胶囊只能装1克左右。有个患者吃了5颗胶囊，吃完之后拉了一晚上。因为这些代赭石让整个消化道都沾满了药粉，所以就会一直往下坠。

医学很有意思，它超越常规思维。药物起作用有物理作用、化学作用等。代赭石为健胃之妙品，因为胃以降为顺。凡饭后恶心、呃逆、反酸的，用一点代赭石都会很快缓解。朱砂和代赭石都是重坠的药物。

这几味攻下药的作用原理不一样。厚朴是让肠道放松、宽肠的。结肠癌患者可以重用厚朴，80克或100克都可以。当有肿瘤压迫肠道时，粪便就很难排出来，即使用芒硝、大黄也没有用，因为肠道空间有限。这时就要重用厚朴，让整个肠道放松，大便就能排出来了。大家有空看看《伤寒论》中厚朴的用量，便会有所感悟。

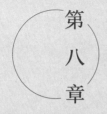

第八章

祛风湿药

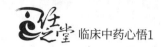

凡以祛除风湿、解除痹痛为主要作用的药物，称为祛风湿药。很多疼痛，中医统称为痹证，西医称为风湿性关节炎。

一、祛风寒湿药

1. 独活——让水从肠道走向体表

《神农本草经》记载，独活"主寒湿所击，金疮止痛，贲豚，痫痓，女子疝瘕。"独活是风药。风药有升阳的作用，能把体内的水湿由阴向阳转化。我去拜访孙曼之老先生，就学了两味药——独活和羌活。大多数的病他都有用这两味药。因为风为百病之长，很多病都和风有关。比如，外面的环境很寒冷，如果没有风吹过来，这个寒冷就感觉跟我们没关系；如果有风吹过来就把寒气带过来了。风可以夹寒、夹热、夹湿，所以风为百病之长。风也是万物阳气升发的一个途径。如果没有风，春天植物也无法发芽。风能够加快水气蒸发，洒在地上的水，风一吹很快就干了。独活能促进肠道内的水液向肠道外扩散，并能引导这些液态物质向肝脏转移，因此对腹泻有很好的疗效。

2. 羌活——祛风猛将

羌活和独活的主要区别：羌活药性燥烈，偏于发散；独活较为和缓，发散力不如羌活。治疗头背部、人体上部的风湿用羌活；治疗腹部、下肢的风湿用独活。对于大便溏泄的患者，独活能把水湿通过小便利出去，大便就能成形了。独活和羌活就像接力一样，独活把下部的湿气由阴向阳转化，羌活再把气升到头部。我曾拟定了一个方子叫双活散，对于清阳不升的、手脚冰凉的、头昏记忆力减退的都可以用。羌活、独活各等份，研粉末，不用很多，一次1克就能发散上去了。

使用祛风湿药有个注意事项，因为祛风湿药的药性偏燥，比如独活、羌活都很燥，所以祛风湿药用多了会伤及胃阴，而胃喜湿恶燥。如果祛风湿药出现伤胃的情况就加一勺蜂蜜，让药性缓和一些。如果损伤了胃阴，导致呕吐，可不可以喝小米粥呢？不可以，小米粥健脾祛湿，如果腹泻可以喝小米粥。而呕吐伤了胃阴之后，再喝小米粥会让胃更不舒服。可以喝小米粥的米油，对胃有个保护层。那么呕吐了喝什么呢？可以喝面汤，它是养胃阴的。

3. 威灵仙——能让全身肌肉放松的药

先好好琢磨一下它的名字，"威"代表有力量，"灵"代表有灵动之气，"仙"则说明它神通广大。所以这味药很厉害，能通经络、止痹痛。很多疼痛是经络不通导致的，当肌肉放松的时候血脉就通畅了，自然就不疼了。所以威灵仙有放松肌肉的作用。

我有一个道家朋友，他有一个秘方，是用硫黄加上威灵仙泡脚，治风湿关节痛，效果不是一般的好。硫黄是补火的，威灵仙把这个火从脚发散到全身去。

威灵仙治诸骨鲠咽。如果被鱼刺卡到了，喝威灵仙就可以缓解。威灵仙本身并不能化鱼刺，它能消骨鲠是通过放松咽喉处的肌肉，让喉咙里的鱼刺下滑到胃里，鱼刺进了胃里之后就会被胃酸化解了。就像钉子在墙上钉得很牢，但如果其本身不牢固，摇晃一下钉子也就松落下来了。如果被鱼刺卡到千万不要吃东西硬吞，会卡得更严重，可以小口慢慢喝醋软化一下，再服威灵仙放松喉咙。

威灵仙能消痰水。痰饮在人体有排出的通道，如果这个通道堵住了，痰饮就瘀在里面了。威灵仙能把这个通道打开，和它能通经络有关系。由于威灵仙能消痰水，所以对于体内有积液的，或者有脂肪瘤的都可以用。我曾用威灵仙加上橘络、丝瓜络、石菖蒲、王不留行等通经络、化痰、行气利水的药，磨成粉，取名通络散，能消痞块，用治脂肪瘤。

风湿病患者的舌苔有两种：一种是舌胖大，苔白滑，就是水都在细胞里面，细胞外面的水少。这种情况我们用辛味的祛风湿药，像五加皮、徐长卿、独活、威灵仙，可以把细胞里面的水散到细胞外面，把阳气释放出去。还有一种是舌瘦小，苔薄。这类患者是因为长期用祛风湿药吃得都没有舌苔了，一切脉还很粗。这种情况就是细胞里面缺水，水都在细胞外面，所以也会有困重感。我们可以用白芍、木瓜，把细胞外面的水收到细胞里面去。

曾经有个患者腰痛，脉很粗，我给他扎了飞龙在天和导龙入海。扎完针之后他的脉就变细了，患者表示浑身都轻松了。扎针之后脉变细了，但体内的水湿并没有通过发汗或利小便的方式排出去，只是被重新分配了。为什么同样重

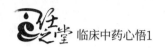

量的人，有些人没有湿气重的表现，而有些人就有呢？有些人 65 千克神清气爽，有些人 60 千克却困重乏力，为什么会这样呢？这是因为这些人本身不是湿气重，而是体内水液的运行分布出了障碍，是水的利用出了问题。所以不一定要燥湿或祛湿，合理的利用水湿更重要。像很多广东人天天煲汤喝祛湿，到头来弄出一身病，所以说把水湿充分利用起来是更重要的事情。

4. 木瓜——化湿又能和胃，不伤胃

木瓜，是酸温的，能把湿气往里收；味酸往里收，所以能止吐泻。另外，木瓜还有化湿和胃、消食的作用。酸味是关键。

我家小孩有一次呕吐很厉害，吃什么吐什么，脾胃不好。家里人很着急，我用面粉加点水搅拌成小颗粒状，再加点酸菜，给他煮了一碗酸菜面汤。他呕吐过后胃阴亏虚，这时候不能喝米粥，因为大米是祛湿的。面汤养胃阴，酸菜能开胃降逆补阴。

5. 蚕沙——浊中生清气之品

蚕沙是蚕蛾幼虫的粪便，能祛风除湿，和胃化浊，还能够升清降浊。这味药用好了也不得了。

有个方子：陈皮、竹茹、蚕沙各 30 克，治小儿高热。在这个方子的基础上我又加上了三根汤（葛根、芦根、白茅根），算是强强联合。小儿发热，把这个三根汤喝下去就可以退热。葛根解背部寒，白茅根清肺热，芦根通中脉、清胃热。小儿感冒一般是后面受寒，前面有热。所以用葛根解后面，用芦根和白茅根解前面。竹茹也能通中脉，和芦根作用类似。芦根偏于滋阴，竹茹偏于通中脉。前面讲过，流鼻血的时候用竹茹通中脉，因为冲为血海，中脉一通热就下去了，如果用白茅根清肺热则只能治标。蚕沙是升清降浊的，既能解表又能降胃气，加上陈皮就能把中焦打开。还有一种情况，小儿有痞块，肠道有积滞，就用三根汤配上马鞭草，再加上陈皮、竹茹、蚕沙。

6. 松节——能量的压缩饼干

松节是松树枝干的结节，就是树疙瘩，是松树能量汇聚的地方。如果一棵

松树死了，倒在地上，就算过了十年整棵松树都腐烂了，但这些疙瘩都不会烂。松节里面的油就像是松树的血液，它是一个高能量的物质。

松节性偏温燥，以治寒湿痹痛为宜，用于风湿痹痛、跌打损伤疼痛。曾经有个患者浑身关节疼痛，痛的睡不着，兼有手脚冰凉，来找我看。我给他一块松节，大概有三五克，让他回去代茶饮。喝完第二天告诉我，他一晚上浑身发热，关节没有疼，睡得非常好。所以松节用好了之后真的非常好。

手脚冰凉的患者，可以用松节泡酒，500 毫升酒里泡上 20 克松节就行；还可以用松节泡茶，一次放上那么一小片就够了，就不一样；还可以磨成粉，加上蜂蜜，制成药丸。松节是温性的，但它是苦温的，能升又能降，形成一个循环，是很好的一味药。

7. 松针——散一切郁滞，上达于头

松针也是苦温的，也有燥湿的作用，但不能多喝，喝多了伤胃。终南山的道士都喜欢在松树下打坐，因为松树的根很燥。

植物叶子的生长，是靠根把地底下的能量向上输送来维持的。当地下的能量不能向上输送，只向下面收的时候叶子就枯萎了。松针升阳，能将阳气通过督脉升上去。身上有湿疹的患者可以用松针吗？不可以。用松针泡酒，松针借助酒力，宣通的力量就更强了，可以祛风湿、强筋骨。在天寒地冻的冬季时喝一点松针酒，可以解决很多问题。酿松针酒不用大曲、小曲，只要将松针用山泉水洗后阴干，加白糖，再加山泉水泡，就会自然发酵成松针酒。它的味道清香，非常好喝。松针可以治疗痤疮、脑动脉硬化、中风后遗症。患有心脑血管疾病的患者都可以用松针。

孤阴不生，孤阳不长，如果松针一直向外释放是不行的。松针带一点辛味、酸味和涩味，所以它不是一直向外释放，还有往回收的作用。因此，松针在升阳的同时还可以帮助能量收回去。这味药非常神奇。有一次我在松林中打坐，感受松树的气场，感受到绿色的松针能量会走到头部、体表。刚刚枯黄的松针向下走，走到脾胃这里，而腐烂的松针走到肾上去了。肾，其臭为腐，所以腐味走肾。松针含有油脂，所以很容易点燃。干枯的松针也是有药效的。有个松针的成药叫作松针胶囊。

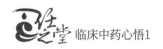

二、祛风湿热药

1. 豨莶草——能祛风湿的苦寒药

豨莶草，味苦性寒，祛风湿，通经络，清热解毒。它是苦降的，其作用原理和羌活、独活完全不一样。羌活、独活是发散的，把风湿散出去，由阴向阳转化；而豨莶草是把阴收到下面，把湿气往里收，通过小便利出去。它既然可以往里收，因此有降血压的作用，对高血压患者有好处。《黄帝内经》曰："清阳发腠理，浊阴走五脏；清阳实四肢，浊阴归六腑。"把浊阴往里收，对脏腑有濡养的作用。

道家把豨莶草作为炼丹的药。道家在山上修炼，而山上风湿之气重，豨莶草苦降能把能量往肝肾收。由于豨莶草有补肝肾的作用，所以对腰膝酸软有好处。苦寒药伤脾胃，所以道家用豨莶草炼丹的时候都是要经过蒸晒，让它的药性平和一些。

2. 络石藤——水浆不下时，别忘了络石藤

络石藤，苦微寒。《神农本草经》记载："主风热，死肌，痈伤，口干舌焦，痈肿不消，喉舌肿，水浆不下。""水浆不下"说明咽喉肿痛已经非常严重了。络石藤能通络清热、凉血消肿，说明这味药对鼻咽癌应该效果很好。

《要药分剂》记载："络石之功，专于舒筋活络，凡病人筋脉拘挛，不易伸屈者，服之无不获效，屡试屡验，不可忽之也。"筋连着骨头，筋的上面是膜，包裹着肌肉。筋膜之间的空隙中运行着卫气，是卫气运行的通道。肌肉被筋膜包裹着，所有当肌肉筋膜一放开，整个卫气的流通就加快了。

3. 桑枝——右上肢专药

桑枝，苦平，祛风通络，利关节，止痹痛，尤其善治上肢痹痛。桂枝和桑枝都是枝条。这两味药的区别是桂枝走左上肢，桑枝走右上肢，左侧主升右侧主降，左侧主开右侧主阖。对于右寸偏亢的患者，我们用桑枝可以把右侧的气苦降下去。治疗上肢痹痛有个方子叫指迷茯苓丸，其中半夏降气化痰、茯苓利湿、枳壳宽胸理气、芒硝把痰湿往下降，整首方药以降为主。同样是治疗手臂

痛，左侧的思路完全不一样，一个是把痰湿往下降，一个是舒筋活血药。左上肢疼痛，如果左寸脉摸不到，用活络效灵丹；肩周炎，如因痰湿壅滞经络，用指迷茯苓丸加陈皮、桑枝，同时配合局部扎针，见效很快。

4. 海桐皮——带刺的皮

海桐皮，苦辛性平，祛风湿，通经络，用于风湿痹痛、四肢拘挛、腰膝疼痛；还能杀虫止痒，煎汤外用可治疗湿疹。辛开苦降，海桐皮既可以辛温发散，又可以苦降内收，形成一个循环，如果没有苦降就治不了湿疹了。杏苏五皮饮其实用一味海桐皮就可以替代了。首先海桐皮有刺，有刺就可以消肿，就可以通。它的刺可以通络，对于很多顽固性皮肤病，只要把络通了，打开了，皮肤病就好了一半。海桐皮是皮，就能以皮治皮。皮可以利水，植物的水循环就是靠它的皮。

三、祛风湿强筋骨药

1. 桑寄生——能长须眉的风湿药

桑寄生，苦平，归肝、肾经，祛风湿，补肝肾，强筋骨，安胎。我治腰痛有个方子"杜寄川"。杜仲、桑寄生、川续断，我治腰痛必开这三味药。杜仲，补肾强腰。很多腰椎间盘突出症患者，稍微活动一下就会闪到腰，杜仲能增加腰部的韧性。对于腰膝酸软的患者，杜仲要多放些，用到 50 克都可以。我曾经看过一个老中医，治尿频尿急、泌尿系统感染，用五苓散加杜仲 15 克。正气存内，邪不可干，治疗肾病要用补肾的药，而扶正大补不行，要平补。所以对于腰椎间盘突出症患者要重用杜仲，而治肾病要用少量杜仲，10～20 克就够了。桑寄生偏于除湿，西医所谓的坐骨神经痛就与局部的神经根水肿有关。桑寄生就可以把腰部的湿气除掉，让腰部肌肉更轻松一些。所以若腰部有风湿就重用桑寄生。比如平常用杜仲 30 克，桑寄生 20 克，续断 20 克；如果湿气重，舌苔水滑，就把桑寄生用到 40 克，杜仲用到 20 克。川续断化瘀血、疗伤。如果腰部有瘀血，就重用川续断。久病多瘀，久病多虚。

桑寄生祛风湿，舒筋络，治疗风湿痹痛，而尤长于补肝肾。为什么尤长于补肝肾呢？桑寄生是寄生在树上的，它没有根，直接吸取树的养分。菟丝子也是，最开始长在地下，长起来后就附在藤上，根部就萎缩了，完全靠吸取其他植物的养分，成了寄生植物。怀孕的时候，胎儿寄生在母体，吸取母体的养分长大。所以菟丝子就有很好的安胎作用。备孕的时候可以多吃菟丝子，增强生育能力，一般用80～100克都行。桑寄生、菟丝子都是安胎之妙品。

《神农本草经》记载，桑寄生"主腰痛，小儿背强，痈肿，安胎，充肌肤，坚发齿，长须眉"。注意，桑寄生能"长须眉"，对于一些人胡子、眉毛稀少的人有好处。

《本草纲目》记载，寄生在桑树上的植物为桑寄生。但我发现很多桑树上并没有寄生植物，所以桑寄生应该是产量比较有限的、名贵的药材。东北的一位草医跟我说，他们那里有胡寄生，产量很大，一棵树上能有几十千克。

腰为肾之府，当肾虚的时候，腰部的水湿代谢就会出现问题。湿性趋下，当白天我们站着的时候水湿集中在下肢腿部，而晚上躺下睡觉的时候水湿就集中在腰背部，一觉醒来会觉得腰酸背痛。所以要用壮腰补肾的药，如桑寄生、鸡血藤、菟丝子。

2. 五加皮——用于下焦的风湿药

五加皮，辛苦温，也是发散的。只要是辛温发散的药，对于舌体瘦小、苔薄的患者就不能用。很多人得了风湿就用五加皮泡酒喝，这是错的。对于舌胖大、苔白滑的患者，如果得了风湿，用五加皮泡酒效果很好。

《名医别录》记载，五加皮"主治男子阴痿，囊下湿，小便余沥，女人阴痒及腰脊痛，两脚疼痹风弱"。湿邪在下，辛温的五加皮能往上升，所以对阴囊潮湿、小便淋沥不尽的症状有效。

《本草思辨录》记载："五加皮……宜下焦风湿之缓证。若风湿搏于肌表，则非其所司。"就是说，五加皮针对的是下焦的湿邪，能引下焦的、里面的湿气往上走，往体表走。如果风湿在体表，再用五加皮把湿气往体表发散，就会出现皮肤过敏。

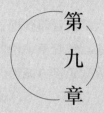

第九章

安神药

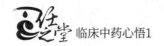

龙骨、牡蛎——安神定魄之妙品

龙骨走右尺，牡蛎走左尺。龙骨是收火的，让天上的能量收到地下，能将虚阳外越收到下面去。牡蛎是把上面的水降到下面去。从脉象来论，阳往右尺走，阴往左尺走，二者安魂定魄，可用于思虑过度、记忆力减退。朱砂重镇安神。

如果左右尺脉是空的，肾精亏虚，导致虚阳外越，用龙骨、牡蛎。如果左右尺脉摸得到，舌尖红，用脑过度，用朱砂。

张锡纯说龙骨、牡蛎为治痰之神品。龙骨把上面的火往下收，牡蛎把上面的痰饮往下收，收下去之后痰就不能上犯了。那些脑梗死、中风昏迷的患者，每天要大量吸痰。因为他们的津液运化不了，都成痰了，如果不吸痰，气机运行不了，就死了。当人体阳气不足的时候，体内大量的阴性物质最终就都成为致命的病理产物了。龙骨、牡蛎能增强下焦肾的封藏能力，促进精气内收内敛。